imaginist

想象另一种可能

理
想
国
imaginist

The Diet Myth
The Real Science Behind What We Eat

饮食的迷思 （修订版）

关于营养、健康和遗传的科学真相

Tim Spector

[英] 蒂姆·斯佩克特 著　李超群 译

上海三联书店

THE DIET MYTH: The Real Science Behind What We Eat
by Tim Spector
Copyright © Tim Spector 2015, 2020

First published by Weidenfeld & Nicolson, an imprint of the Orion Publishing Group, London. Published by arrangement with Orion Publishing Group via The Grayhawk Agency, Ltd.

著作权合同登记图字：20-2021-129

图书在版编目(CIP)数据

饮食的迷思：关于营养、健康和遗传的科学真相：修订版 / (英) 蒂姆·斯佩克特著；李超群译. -- 上海：上海三联书店, 2024.8. -- ISBN 978-7-5426-8590-2

Ⅰ. R151.4

中国国家版本馆CIP数据核字第2024B1X483号

饮食的迷思：关于营养、健康和遗传的科学真相（修订版）

[英] 蒂姆·斯佩克特 著；李超群 译

责任编辑 / 苗苏以
特约编辑 / EG
装帧设计 / 安克晨
内文制作 / EG
责任校对 / 王凌霄
责任印制 / 姚 军

出版发行 / 上海三联书店
　　　　　（200041）中国上海市静安区威海路755号30楼
邮　　箱 / sdxsanlian@sina.com
联系电话 / 编辑部：021-22895517
　　　　　　发行部：021-22895559
印　　刷 / 山东新华印务有限公司

版　　次 / 2024 年 8 月第 1 版
印　　次 / 2024 年 8 月第 1 次印刷
开　　本 / 1230mm × 880mm　1/32
字　　数 / 316 千字
印　　张 / 13.875
书　　号 / ISBN 978-7-5426-8590-2/R·140
定　　价 / 69.00 元

如发现印装质量问题，影响阅读，请与印刷厂联系：0538-6119360

献给我的全部家庭成员和其他微生物

本书所涉英制单位换算表：

1 千卡 = 4.18 千焦
1 英尺 = 30.48 厘米
1 英里 = 1.61 千米
1 磅　 = 453.59 克
1 英石 = 6.35 千克
1 英制品脱 = 568.26 毫升

再版序

当我写作本书第一版时，世界还与现在不同。面对僵化的饮食指南，公众还没有真正开始强烈地反弹；几乎每个国家都仍把低脂、低热量饮食推荐为唯一明智的减重方法；除了少数情况，比如受当时还不甚了解的肠易激综合征或旅行者腹泻的影响，或者出于焦虑，很少有人充分考虑肠道健康；几乎没人听说过"微生物组"一词，益生菌也主要与某些品牌的酸奶有关；啤酒以外的发酵食品都不主流，多数超市没有康普茶（kombucha）、韩式辣白菜（kimchi）或"开菲尔"酸乳酒（kefir），因为没有需求。今天说起来很难相信，但当时大多数不在这个领域工作的科学家和医生都认为微生物组的科学是一阵浮夸风潮，很快会化作泡影，就像谷歌眼镜、细胞疗法和许多其他事物那样。相关学者——就比如我——很难获得研究上的资助。

那些不屑一顾的科学家错了。2015 年，国际上发表的关于肠道微生物组的论文约有 1200 篇；到 2020 年，这个数字已增至 5 倍。同一时段，公众对微生物组或肠道健康的谷歌搜索增加了 6 倍，而"低脂饮食"的搜索量下降了 40%。从那时起，全球亿万美元级的公司便开始利用微生物，不仅添加在食品和补剂中，也用于制药、能源、废物处理和污染防治领域。多样化的微生物产业现在的价值以十亿百亿美元计。益生菌随处可得，酸奶和酸奶饮料已成为日常饮食的常规组成部分，全球销售额年增长 5%。自制发酵食品的情况也如雨后春笋，发面烘焙和自制酸乳酒的情况更是爆炸式增长。辣白菜等发酵蔬菜也不再是餐厅菜单上的新奇玩意儿。

人们越发关注肠道健康及其与饮食的关系这一话题，也对本书中的各种观念越发有兴趣。于是我应邀修订初版，重新阅读文本，看看要花多少时间来更正或更新，因为这是发展最快的科学领域之一。令我惊喜的是，我当时的大部分推测（如益生菌的使用、粪便移植、肉类食材的发展趋势等）在很大程度上得到了证实。

我在伦敦国王学院领导着一个庞大又充满热情的研究团队，我们在肠道和饮食方面的许多发现处于国际前沿。例如我们发现 1/3 的人有一种新的肠道寄生虫叫"芽囊原虫"，它不仅无害，反而有助于人减重。我们目前正试图弄清楚是不是应该用它去"感染"更多的人，好让人们更健康。我们也观察了数千个肠道菌群 * 样本的深层序列，并首次将之与

---

* 译文中"菌群"和"微生物"往往皆对应 microbes，其中"菌群"并不严格指仅有细菌的情况。本书中，需要明示其种类繁多、形成群落时，（转下页）

饮食模式和健康风险因素相关联，从而编制了一份清单，列出了 15 种帮人保持健康的关键微生物，以及 15 种应该努力避免的微生物。这两组微生物都可以通过饮食来改变，我们现在正探索如何尽量往健康的方向操控它们。如今我们所有人也都能了解自己的肠道菌群，随着基因测序价格的不断下降，即使最详细的肠道内容物检查我们也已经负担得起，5 年内它将成为与胆固醇检测一样的常规体检项目。

个性化营养正迅速成为主流——我的团队开展了一系独特的大规模营养研究，引领了这一趋势。该研究名为"饮食组成的个体化反应试验 1 期"（PREDICT），纳入了来自英国和美国的 2000 名志愿者（包括双胞胎），能基于个人的肠道菌群预测什么样的食物和饮食方案最适合此人。现在它已开放为商业检测，你可以在家订购，然后在智能手机上下载生物技术公司 ZOE 的应用程序开展自己的实验。应用程序，能处理海量数据集的强大计算机，这些现代技术正在革新我们的生活，最终也可能挽救它们。除了记录数据，这些应用程序还可以就你的心率、应激水平、睡眠质量、运动和健身水平等提供反馈。若与微型采血装置结合使用，它们还能每 5 分钟追踪一次你的血糖水平，并就血脂和炎症水平给出很好的估算。很快，这些应用能给你的建议不仅有该吃什么，还有关键生活方式的选择，如一天中的最佳进餐、睡眠和锻

（接上页）用"菌群"翻译，其他情况用"微生物"。（本书脚注均为编辑添加）

炼时间。

就在两三年前，我们还无法想象这些健康生活方式应用程序会对生活产生如此大的影响。2020年3月，当新冠疫情袭击欧洲时，正是我们一直用于营养和肠道健康研究的应用程序技术，使我得以领导或可算迄今全球最大的公民科学项目。超过400万英国人、20万瑞典人和30万美国人在我和我在国王学院的同事的帮助下下载了也是由ZOE开发的"新冠症状研究"（COVID Symptom Study）应用程序。健康应用程序现在突然成为主流，我们须将其作为未来的一部分欣然接纳。多亏数百万人记录了自己的日常症状并创建了算法，我们得以为卫生部门就疾病的变化率和新热点提供关键警示。关键是，我们收集到的报告包含了政府忽视的异常症状和对病毒各种各样的反应。我们也将这些结果告知了世界卫生组织，他们也得以更新症状清单。后来，我们还成功地游说英格兰公共卫生局最终将嗅觉和味觉丧失列为第三种正式诊断症状，这对公众产生了重大影响。未能保持开放的心态并意识到人们对病毒（及食物）的反应大为不同，是一个错误。我们在《柳叶刀》杂志发文指出，有16%的人在两个月间只诉称有嗅觉丧失症状，因为忽视了他们，仅英国就有超过10万例额外病例及或许1万例死亡未纳入统计。[1]

因为进行了覆盖100多万人的全球最大规模饮食调查，我们还发现，威胁肠道健康的重要风险因素如糖尿病、肥胖、过敏和不良饮食等，也是影响新冠严重程度和致死可能性的关键风险因素。了解到为什么糖尿病、肥胖症等代谢疾病会大大加重新冠这种神秘、复杂的新疾病的风险，我们就会比以往任何时候都更关注通过饮食来改善肠道健康。我们借"新冠症状研究"应用开展的调查还显示，大多数维生素补剂无效，不能取代良好的饮食。

事实证明，新冠大流行和科学的更新并未令本书总体上传达的信息失效，反而强化了它。现下的焦点是改善我们的免疫系统以对抗感染、代谢和体重问题，而幸好，现在比以前更容易找到对肠道有益的食品和产品，希望将来我们还能找到这些食品、产品的个性化版本。毫无疑问，理解何为健康饮食，关键不在于计算卡路里或执着于食物中的脂肪或糖含量，而在于了解食物对肠道健康的影响。现在的我，比刚开始这段旅程时更加确信这条重要又简单的思想：照顾好你的肠道微生物，它们就会照顾你。

每周我都会收到读者的电子邮件和来信，说这本书变革了他们看待食物的方式，并永远改变了他们的饮食习惯。这本书会向你展示如何在没有任何重大压力或牺牲的情况下做到这一点，希望你阅读后，在选用减重饮食方案时再也不去尝试那些必然失败的短期法门。仅仅是写作本书及进行相关搜集调研，就改善了我和我家人的饮食，让我们变得健康，更重要的是还提升了我们对食物的热爱。希望它对你也有类似的作用。

目 录

引言
现代饮食危机

　　那是一次艰难的登山旅行。我们踏着旅行雪板（上面贴了人工海豹皮防止倒滑），花了 6 个小时登高 1200 米，抵达山顶。

　　和其他五位同伴一样，我累坏了，还有些头晕。但我还是想在 3100 米的高处欣赏位于意大利与奥地利边境的博尔米奥（Bormio）的壮丽景象。过去六天来，我们一直在这一带滑雪旅行，住在高海拔的山区小屋里，享受大量的运动，品尝意大利美食。我们把滑雪板脱下来，徒步走上通往山顶的 10 米路。可我觉得有些站不稳，就没有站到峭壁上去看风景，可能是犯了轻微的眩晕。往山下滑的时候，天气变糟，乌云压顶，下起了小雪。我看不清前面的路，心想肯定是旧滑雪镜起雾了。一般下滑很轻松，可是我却感到莫名疲累，1 小时后下到了山脚才觉得轻松些。

　　等我赶上法国登山向导的时候，他指给我看 50 米外一棵大树上的两只高山松鼠。我看到了松鼠，不过有四只：两只斜着重叠在另两只上方——我意识到自己看到了重影。根据在神经内科当低年资医生的经历，我知道在我这个年纪看到重影有三种可能原因，每一个都不太妙：多发性硬化、脑瘤或中风。

回到伦敦，过了紧张忙碌的几天后，我做了磁共振成像（MRI）检查。很幸运，没有任何迹象表明我得了前两种病，但不排除我可能经历了一次小型中风。

最后，一名眼科同事在和我通话后告诉我可能是第四颅神经"堵"*了。我只隐约听说过这种情况，好消息是这种病症会在几个月里自动好转。确切原因不明，与之有关的可能是为控制眼球运动的神经供血的动脉痉挛收缩并发生了微堵塞。我大大松了一口气，只用静静地等待视力恢复。我先是遵医嘱戴上眼罩，后来又换成了一副傻乎乎的眼镜，上面装着减少重影的棱镜镜片。

我读书或用电脑一次只能几分钟，还出现了高血压问题，这让事态变得更复杂。我的眼科专家同事也很困惑，因为血压一般不会这样突然变化，但我很确定我的血压升高了，因为两周前我恰好自己量了一次。在做了很多排除罕见病变的心血管检查后，医生给我开了降压药和降低血黏度的阿司匹林。

两周的时间里，我从一个热爱运动、比平均水平健康

---

* 严格说神经不会"堵塞"（occlusion），或是对"麻痹"（palsy）的比喻。

的中年人，变成了一个大把吃药、高血压且抑郁的中风患者。在视力恢复缓慢、只得休息的日子里，我有很多时间来沉思。

这件事唤醒了我，让我重新评估自身的健康，也让我踏上了自我发现之旅。我不仅想了解怎样可以活得更久、更好，也想知道如何减少对处方药的依赖以及能否通过改变饮食而变得更健康。我本以为最大的困难是改变长期的饮食习惯，结果发现要找寻关于食物的真相才是更大的挑战。

现代饮食法的迷思

即使对我这样一个学过流行病学和遗传学的医生兼科学家来说，找出饮食中对我们有益或有害的成分也变得越发困难。我写过几百篇关于营养学、生物学各方面的论文，可我发现从给出一般性建议到做实际决定这一转变很难，到处都是让人困惑、互相矛盾的信息。要相信谁、相信什么成了一大难题。一些饮食大师建议少吃多餐，另一些人却表示反对，建议不吃早餐，而吃一顿丰盛的午餐，或别在晚间大量进食。有些人推荐只吃一种食物，比如卷心菜汤。还有一种名为 le forking 的法式饮食法，声称只用叉子吃食物，就能甩掉赘肉。

过去 30 年，我们饮食中几乎每一种成分都曾被某位专家指摘为导致健康问题的元凶。尽管审慎如斯，全球范围内我们的饮食质量却持续下降。[1] 自 20 世纪 80 年代发现高胆固醇与心脏病有关以来，低脂饮食才健康的观点已深入人心。大部分国家减少了官方推荐的从脂肪中摄入的热量，特别是肉类和乳制品。减少脂肪意味着增加碳水化合物，这已是主流的医学建议。表面上看来也挺有道理，因为每克脂肪所含热量是每克碳水的 2 倍。

与此类官方态度相反，自本世纪初变得流行的复杂度不一的各种饮食法，如阿特金斯（Atkins）饮食法、原始人（Palaeolithc）饮食法、杜坎（Dukan）饮食法等，都呼吁人们别再大量摄入碳水化合物，而要只吃脂肪和蛋白质；血糖指数（GI）饮食法认为某些因释放葡萄糖而快速提高血液中胰岛素水平的碳水化合物是罪魁祸首，而南海滩（South Beach）饮食法则认为碳水和脂肪都不健康。有些饮食方案如蒙蒂尼亚克（Montignac）饮食法，会禁止特定的食物搭配。近年流行的超高脂肪的"生酮饮食"则禁绝碳水。还有 5∶2 饮食法（5 天正常饮食，2 天禁食），推荐定期减少热量摄入的间歇性禁食。更切近的还有限制进食的时间段。还有无数其他方案……我惊奇地发现，市面上有 3 万多种图书，都有配套的网站和推销，宣传各种从合理到危险甚至疯狂的饮食方案和营养补充剂（补剂）。

我想找到一种能保持健康的饮食法，减少患常见现代病的风险或减轻相应症状。可大多数饮食方案关注的都是减重，而非健康和营养方面。有些人超重，但并没有什么代谢问题，而另一些人看着苗条，皮下脂肪很少，可内脏周围却脂肪堆积，使健康蒙受灾难性后果。科学家还无法解释这种现象。

节食成了一种风潮。任何时候都有 1/5 英国人在以某种方式节食，可是我们的腰围仍在以每 10 年约 2.5 厘米的速度增长。如今，英国男性和女性的平均腰围分别是 98 厘米和 89 厘米，且还在持续增加，这导致越来越多的健康问题，如糖尿病、膝关节炎甚至乳腺癌——裤子和裙子每大一码，乳腺癌的风险就增加 1/3。尽管有 60% 的美国人想减重，但只有 1/3 的人付诸过行动，和 20 年前相比明显下降。原因是大部分人不相信减重饮食法真的有效。我们被大量且越来越多的廉价食物包围，还经受节食减肥失败的惨痛打击，于是经常没有足够的毅力去减少热量摄入或增加锻炼。甚至还有证据表明，"减肥—反弹—再减"这一恶性循环会让人变得更胖。有些流行的饮食法，特别是低碳水、高蛋白的食谱，对许多人短期内的确有效，但长期效果就是另一回事了。证据表明，即使是那些坚持某一饮食法很长时间的人，其体重通常也会逐渐回复以前的水平。

并不"科学"的科学和增粗的腰围

20 世纪 80 年代以来，专家一直教育人们吃一点儿油腻食物都对健康有害。这一宣传效果显著，在食品行业的配合下，很多国家的人摄入的脂肪总量都减少了，可尽管如此，肥胖和糖尿病患者的比例却增长得更快。此后我们发现，那些世界上最典型的食用脂肪的人，如希腊南部克里特岛的居民，却最是健康长寿。为取代产品中的脂肪，食品行业逐渐增加了加工食品中的糖含量。这也引发了称糖是当代毒药的严重警告。事实上，糖的利弊更加复杂，古巴人消耗的糖平均是美国人的 2 倍，他们没有美国人富裕，但是健康得多。

于是我们会被各不相同甚至彼此矛盾的信息迷惑，也就不足为奇了——别喝汽水、果汁，别吃糖分、脂肪、肉和碳水，感觉我们除了生菜已经没什么可吃的了。人们的困惑以及政府对玉米、大豆、肉类和糖实行的不合常理的补贴，可以解释为什么在政府花重金大力倡议下，英美两国国民现在吃的蔬菜水果比 10 年前还少。2014 年，英国政府将一天 5 份蔬果的建议提升为一天 7 份，试图扭转这一趋势，结果只是徒劳。这一举措及大部分官方饮食推荐背后的逻辑都令人费解——对他们来说，口号简单明了比科学证据更重要。而且每个国家的政策都不一样，有些国家不做饮食推荐，有些国家现在推荐一天 10 份蔬果，还有一些国家如澳大利亚，提出 2 份水果、5 份蔬菜，以区分水果和蔬菜，以免人们只喝 7 杯橙汁而不吃蔬菜。食品行业对这些观点表示欢迎，给他们的加工食品贴上"健康"标签，以遮掩其中的其他成分。

英国"一天 7 份蔬果"的建议是在一项针对 65000 人的观察性研究基础上提出的，该研究比较了两组人群的健康状况：一组自称在调查前一天完全没吃蔬果，另一组则称吃了超过 7 份蔬果。研究报告称，吃蔬果会将死亡率降低 1/3 以上，但吃蔬果人群的绝对死亡率只降低了 0.3%，数字不大。遗传因素，或者更有可能是社会因素，是造成人们食品偏好的原因。住在格拉斯哥东部的人，可能比住在富裕的肯辛顿地区的人少活 20 年。另一项规模更大的研究（观察人数是上述 10 倍）发现，将每日蔬果摄入增至 5 份以上不增好处。

我不是说指南总是错的，但关系到健康和饮食的时候，我们要更谨慎，对官方的指南和建议要多加考量。官方那些条件反射式的应对通常是基于薄弱的证据或是错误的研究做出的，甚至仅仅是政治家和科学家因为害怕引起公众"迷惑"或丢颜面而不愿意改变策略。

同样危险的是用过于简单化的"常识"态度来看待饮食问题。管住嘴、迈开腿就能减轻体重，如果做不到，那就是你意志力不够。这也是过去几十年来的一条医学箴言。尽管人的寿命增长了，医疗技术越来越发达，生活水平也已提高，可肥胖和慢性健康问题却成了空前的社会流行病，没有消失的迹象，难道真像我们常被灌输的那样，是因为所有人都缺乏毅力吗？

我研究过的许多英国双胞胎都执行过一些饮食方案，将执行某方案的双胞胎一方的状况和没有如此的另一方相比，就有了一些有趣的发现。当问及有没有执行某减重饮食方案超过三个月时，回答有的那个平均而言比回答没有的那个要胖。所以为合理比较饮食而非不同性格或身体特征的影响，我们研究了双胞胎之间的区别。这就排除了基因、成长环境、文化和社会阶层的差异，因为大多数双胞胎这些方面都完全相同。我们选的是两个人都超重，体重指数（BMI，体重 [千克] 除以身高 [米] 的平方）超过 30 的同卵双胞胎。出于医疗和科研的需要，医生们将 BMI 大于 30 定义为肥胖。

实验开始时，这 12 名经过精心挑选的女性双胞胎平均体重为 86 千克，BMI 是 34，你可能会猜，双胞胎中有决心长期节食的那个在付出多年牺牲后应该有些成效。但我发现，过去 20 年里长期节食的那名双胞胎和从没认真执行过饮食方案的那个，体重没有差别。青年双胞胎身上也发现了相似的结果，他们在 16 岁时参与研究，起始体重相同。到 25 岁时，节食的那个，体重平均高出 1.5 千克。[2]

热量摄入减少后，身体会适应这一变化，按演化的规则做出反应，身体保存脂肪的冲动会占上风，大部分单纯的节食都无法发挥作用。某人只要一度肥胖，身体就会产生一系列变化来维持或增加脂肪储备，改变大脑面对食物时的奖赏机制。[3] 这就是节食常以失败告终的原因。

全球定时炸弹

2019 年，在美国，有 1/5 的儿童肥胖，这一比例在 30 年间增长了 2 倍；连婴儿也在以惊人的速度变得越来越胖，这显然不能用婴儿没有决心和毅力，或者他们选了不健康的食物来解释。其他国家也不甘落后：英国有 2/3 的成年人超重或肥胖；墨西哥人在这方面是非正式的世界冠军，儿童和成人肥胖率都超过了美国；30 年里中国和印度的超重或肥胖率增长了 2 倍，两国现有近 10 亿的超重人口；普遍被认为国民较苗条的国家如日本、韩国和法国，也有超过 1/10 的儿童被划为超重。

肥胖尽管有时视同法定残疾，可并未被划为疾病，但它同样造成致命的后果。肥胖造成十亿百亿的医疗开支，带来的主要健康问题是糖尿病：全球有近 5 亿人患糖尿病，这一数字仍在以每年 2% 的速度增长，是平均人口增长率的 2 倍。在诸如马来西亚和中东海湾各国等地，近半数人口患有糖尿病。按现在的趋势发展下去，到 2030 年，英美两国会再有 7600 万人被诊断为肥胖，使肥胖总人数占人口的一半。这意味着会增加千百万心脏病、糖尿病、中风和关节炎患者。纳税人将为天文数字的账单买单，而政府和医生却告诉我们，他们知道问题的症结所在：人们吃得太多。

那为什么在博茨瓦纳和南非这样一些收入较低的国家，肥胖人数也出现了爆炸式增长？30 年前我们预测这些地方会因食物短缺出现大规模的饥荒，而现在却有近半数的女性被诊断为肥胖。

我第一次碰到肥胖引发极端后果的情况是在 20 世纪 80 年代。当时我在位于比利时的首个肥胖治疗科室当低年资医生。一开始我和同为低年资医生的同事开玩笑，把这里叫高价减肥疗养所。我收治的第一个病人改变了我的看法。她因为肺栓塞在家里昏倒，被消防队员送到了医院。体重 260 千克的她无法乘救护车，消防队员也不得不动用绞车将她从窗户运出来送到医院。她只有 35 岁，可大量的垃圾食品和碳酸饮料使得她因肥胖困在家中多年，无法出门，越来越胖，直到身体崩溃。尽管住院期间她减掉了 100 千克体重，但饱受糖尿病、关节炎和心脏病等一系列严重疾病之苦。两年后，她死于心脏和肾脏衰竭。

那是 1984 年，当时此种肥胖还很少见。目睹肥胖对一个真真切切的人的伤害，彻底改变了我对肥胖及其后果的看法。这样的悲剧现在很是常见，比如之前在威尔士的阿伯德尔，人们就不得不拆毁一面墙，好把一名体重超过 350 千克的少女从家中救出。

后来我回到英国，又过了 20 年，医生们才开始严肃对待肥胖率上升的问题。即使现在，肥胖患者也常常得不到治疗和同情，也没有可利用的医疗资源。他们得不到急诊手术，当需要医疗服务时，他们在全球范围内都被当成二等公民。肥胖仍是医学中被大大忽视的领域，缺乏资助、专业培训及共识来与拥有十亿百亿英镑营销预算的食品公司抗衡。

在伦敦做低年资医生时，我的上级主任医师常教导我要告诉患有器质性病变的肥胖患者多运动，"掌握自己的生活，用毅力控制自己，别再吃太多"，或者跟他们说"集中营里没有胖子"。不用说，这些毫不委婉的"医疗"建议都以失败告终，病人越来越胖，越来越抑郁，糖尿病进一步加重，活动能力进一步丧失。有时我们推荐他们去看医院的营养师，这也没有帮助，因为营养师也只是建议他们改变生活习惯，别吃饼干和薯片。这无异于要用一张创可贴止住大出血。我们需要彻底改变应对肥胖问题的方法。

如果在一个可控的环境里，将肥胖患者的日摄入热量降至 1000 千卡以下（通常推荐日摄入量为 2000—2600 千卡）并持续很长一段时间，可以解决肥胖问题。但除了军队或医院，我们找不到这样的环境，因此也没有行之有效的解决肥胖问题的办法。不过在不改变生活环境的前提下，有一种激进的"治疗"（肥胖型）糖尿病的人工干预方法：胃旁路手术。尽管这一手术有 50 年历史且相对安全，但医生们并不热衷于推荐此法，部分原因是医生也不清楚该手术为何如此有效。

医生、教条和饮食——改变人们的无知

遭遇登山途中的健康危机后，我的第一反应就是应该调整饮食，不吃某些食物。我决定放弃肉类和乳制品，避免从这些食物中摄入饱和脂肪。不过我也可能不吃碳水、谷物、添加剂、麸质、豆类或果糖，这取决于我最近读的关于饮食的论文是怎么写的。随着"所有脂肪都有害"这一 20 世纪

叙事逐渐瓦解，我想要探索这一观点和其他饮食迷思背后的科学真相，看看那些所谓的专家们有没有遗漏什么。

我不吃肉是明智之举吗？人类吃肉已经有几百万年的历史。真的像许多研究所声称的，牛奶、奶酪和酸奶会引起过敏？为了弥补饮食中缺少的脂肪和蛋白质，我吃的碳水或谷物是不是太多了？我用不用担心碳水中会引起血糖升高的成分？实际上，在科学和医学领域，医生及其他健康专家所推崇的非黑即白的观点一般都是错的，每种观点背后几乎总有没考虑到或被认为不重要的更深一层的生物复杂性和调控机制。本书旨在利用最新的科研成果去挖掘这些深层复杂性。

除了自身的经历，我很幸运有一个60人的大型研究团队做后盾，更有13000名跟踪研究超过20年的成年双胞胎数据的加持。将饮食环境与基因的影响分开是营养学研究的一大难题，双胞胎提供了这样一种可能。这些来自英国各地的志愿者提供了他们的健康状况、生活方式和饮食习惯的详尽信息，加之我们还掌握他们本人及其孪生同胞的基因信息，他们可能是地球上被研究得最透彻的人。本书对我来说是一本不平凡的个人发现之书，我希望它能帮你在面对令人困惑的教条、商业利益驱动下的行为和饮食的迷思时，找到一条正确的路。

我想把最新的研究和发现带给大家，跳出医学和科学的界外来考虑这一问题。我想推翻解决肥胖就是计算热量摄入和消耗、少吃多动或是不吃某类食物这些误区。如今每个人俨然都是食品和饮食方案的专家，但大部分饮食方案是由未受过科学训练的人制订并推广的。尽管其中也有不少我有幸参与的非常专业的方案，但令人担心的是，每个人都可以自称营养学家、营养咨询师。有一个广为流传的故事，美国营养咨询师协会（AANC）曾给一位"亨丽埃塔·戈德克尔"（Henrietta Goldacre）颁发了职业资格证，而事实上，亨丽埃塔是医学作家本（Ben）·戈德克尔医生家里过世的猫的名字，这反映出许多营养证书的"高"标准。[4]

即使是德高望重的医生也会固守自己的理论和观点，当出现新证据与之相矛盾时，不愿承认自己的失误。在科学或医学中，没有哪个领域像营养学一样充满内讧、缺乏共识，也缺少严谨的研究来支撑各式各样的饮食建议所声称具有的健康功效。对我而言，也没有哪个领域像营养学一样，仿佛集合了大量互相竞争的宗教，每一种都有宣教者、狂热分子、信徒和异教徒，而大部分人也和信教一样，即使面对生命危险也不愿改变信仰。

营养学从业者总是在互相批评，难怪少有大型的合作研究或项目得到资助。从个人亲身经历，我知道许多为项目申请资金的学者刻意不提研究中某种重要的食物，因为他们知道会受到同行的严厉抨击。尽管每年有大量的小型研究得以开展并获得资金，但与其他学科相比，研究的标准远远落后。大部分都是横断面（cross-sectional）研究和观察性（observational）

研究，充满了可能的偏倚和瑕疵；有一些跟踪较长时间的优秀的观察性研究，但只有极少数是符合金标准的随机试验——在研究中被试被随机分配进食某种食品或执行某种饮食方案，并得到长期随访。

我们仍缺少对营养和饮食背后科学原理的理解，多数饮食方案是建立在狭隘的传统观念或简单观察甚至江湖骗术的基础上的，个体间的巨大体差异及对食物的不同反应依旧得不到解释。如果引入饮食中的每种新的加工食品都是药厂生产的新药，而肥胖也被理解为一种疾病的话，那应该会有很多关于它的风险和收益的数据；可对食物来说，哪怕是纯化学合成食品，也没有这样的安全机制。

缺失的拼图

这张关于营养学研究的拼图少了一大块。为什么有人规律进食可体重还是增加了，而另一些人吃完全相同的食物却在变瘦？现在，许多国家中瘦人（体重正常，BMI 小于 25）占少数，是什么原因令他们与"正常"的胖人如此不同？我们是不是该把前者当作"不正常"的人来研究？

其中一些差异显然与影响我们的食欲和最终体重的基因有关。在研究了英国和世界各地的双胞胎后，我发现相较于异卵双胞胎，同卵双胞胎在体重和体脂方面更为接近，因为后者实际互为基因克隆体，拥有完全相同的 DNA，这就能显示出遗传因素的重要性，这方面因素能解释不同人之间六七成的个体差异。成年同卵双胞胎的体重差异平均不到 1 千克。我们也研究了其他一些相关特征，如总的肌肉和脂肪含量以及脂肪在身体哪些部位囤积，同样发现了受基因影响的相似性。饮食习惯如对食物的好恶甚至运动或进餐次数的偏好都和基因有关，但是，一项特征 60%—70% 受基因影响，并不意味它就是先天的。

事实上，尽管拥有完全相同的基因，有些同卵双胞胎的腰围却差异很大。我们正仔细研究这些特殊的同卵双胞胎，以找到其中的原因。单是遗传因素并不能解释在过去两代人的时间里人群所发生的巨大变化。1980 年英国的成年人肥胖率是 7%，2018 年是 28%。由 DNA 片段构成的基因不可能如此快速改变，一般来说，在自然选择的作用下，基因的改变需要经过至少 100 代的时间才能产生。

显然还有别的原因。21 世纪的科学家在研究肥胖的遗传因素和大脑的化学过程方面取得了重大突破，新发现的基因肯定在肥胖的产生中发挥了作用，但作用比较次要。我们可能一直忽视了影响饮食和健康的另一要因：肠道菌群，它们也许会为现代肥胖流行的问题提供解法。

肠道菌群是理解现代饮食的关键，下一章我将详细介绍。这一有趣的科研新领域，正在令我们对身体和食物关系的所有认知发生巨变。我们片面狭隘地将营养和体重简单理解为能量的摄入和消耗，没有考虑菌群的影响，正是各种饮食方案和营养建议通通惨败的主要原因。因为这一失败，也因为我们能大规模地生产越发廉价的食品，还因为我们在治疗某些疾病上也取得了成功，现在人的寿命增加了，代价却是活得越来越不健康。

有了这一新的科学发现，我们应该重新思考如何看待食物、营养、饮食和肥胖的关系。20世纪我们是从食物中含有的供能成分（常量营养素），即蛋白质、脂肪、碳水化合物等的角度来研究它们的。我们已经习惯于在食品标签上看到这些信息，许多医疗和营养建议也是基于对食物复杂性的此种过度简化做出的。我要揭示为什么这种方法是错的。我不是提倡不吃药或在饮食方面不遵医嘱，只是希望你——还有医生——能问问背后的原因。我要从典型的食品标签上的营养成分信息入手，说明为什么我们不应该局限于标签上给出的肤浅建议。在这一过程中，我希望能驱散许多围绕着现代饮食的危险迷思。

第一辑

转变思路

第 1 章

标签上没有的成分：微生物

如果我告诉你有这样一种生物，它分享我们的食物，跟我们有共同的习惯，和我们一起旅游，共同演化，因此了解我们的好恶，而我们还为它们提供庇护，你可能以为我说的是人类喜爱的猫猫狗狗。其实，我说的是另外一种体型才是猫和狗几百万分之一、肉眼看不到的生物。

微生物是最早定居地球的原始生命形式，也是一种常常被我们忽略或视为理所当然的生物。我们以为这些肉眼看不见的微生物只存在于泥土中或是其他一些不洗澡的动物身上或体内，但其实，我们的身体包含着百万亿微生物，数量和人体细胞一样多，光肠道菌就重近 2 千克。大部分人知道微生物，只是因为它们与罕见的食物中毒事件有关，比如未烤熟的鸡肉中有沙门氏菌，或者在可疑的深夜摊吃烤肉遭遇了大肠杆菌感染。除此之外，随着知识的增长和科技的进步，我们觉得这些微不足道的生物绝不可能影响到无比强大的人类。其实我们错得离谱。

舞动着的微小生物

1676 年春，安东·列文虎克又睡过了，起来时天色已亮，楼下代尔夫特的街道上已经有了喧闹。前一晚他工作到深夜，忙他的新实验，现在还很疲倦，不过新发现让他精神焕发。他在用自制的特殊显微镜观察辣椒、研究辣椒为什么会辣的时候，无意中取得了具有划时代意义的发现。

他是一名布商，充满好奇。不像他的众多朋友，他还有着一口好牙，每天都一丝不苟地清洁：先用粗盐粒用力摩擦，接着用木牙签剔牙，再漱口，最后用特殊的洁牙布擦亮牙齿。

这天他饶有兴致地用他做工精良的放大镜观察牙齿表面的白色糊状物（现在叫牙菌斑）。跟他检查过的其他人相比，他的牙菌斑很少，可即使他清洁牙齿后，菌斑也没完全消失。他刮下一些放在玻片上，滴了几滴干净的雨水。观察玻片时，他惊呆了：上面到处都蠕动着小生命。这些他所谓的"微小生物"（animalcule）形状大小各异——至少可分为四大类——都在"美妙地舞动"。震撼他的不是它们的存在，而是数量，他写道："人牙表面的这些微小生物数量众多，我认为甚至超过了一个王国子民的数量。"

列文虎克可能是第一个发现微生物（用显微镜才能看见的生物）的人。他无疑是首个描述微生物，并意识到正常人的肠道内和皮肤表面都遍布着微生物的人。他发现从口腔到食物，从饮用水到大小便的样本，到处都有微生物的踪迹。

尽管有这样了不起的发现，但与牛顿、伽利略等把探索的眼光投向星辰从而名声大噪的同时代科学家不同，他似乎被人遗忘了。

迄今为止，你可能都没怎么关注过微生物。这可能是因为没有放大镜看不见它们。不妨试想一下地球上有多少沙粒，或者宇宙中有多少星星吧。有人算过星星的数量，做了比较精确的估计，得出的数字是 10^{24}（10 后面跟 24 个 0，相当长一串）。把这个数字再乘以 100 万，得到 10^{30}，这个天文数字，就是地球上所有细菌的大概数量。假如你是一名园丁，不小心吞下一小撮泥土，其中就含有十亿百亿的细菌；而一把泥土里含有的微生物就比银河系中的星星还多。在水里游泳也不怎么"安全"，每毫升的淡水或海水中都有 100 万细菌。这些微生物才是地球恒久的居民，人类只是过客。

微生物存在于大部分生境（habitat）之中，从最普通到最极端，从酸性热泉、放射性废料中到地壳的最深处都能找到它们。在太空中它们都能存活。我们不是从亚当夏娃而是从微生物演化而来，此后也一直和它们紧密相连。这在肠道中表现得尤为明显，在这里有成千上万种微生物发挥着不为人知的巨大作用，而它们之间的差异就像你我与水母间的差异一样大。

微生物大体名声不佳，但千百万种之中只有极少一部分对人有害，大部分实际上对人的健康至关重要。它们不仅是消化食物所必需，也控制着热量的吸收，生成重要的酶和维生素，并维持免疫系统的健康。几百万年间，我们与微生物共同演化，相依为命，而如今这一精细调节和选择的过程被扰乱了。和生活在城市之外、饮食丰富多样且不用抗生素的祖先相比，我们肠道微生物的多样性只及得上他们的一小部分。科学家们现在才开始认识到这对健康的持久影响。

早期殖民者

从出生起，我们就开始与微生物打交道。一个健康无菌的婴儿出生后几分钟，身上就会聚集大量微生物：成百上千万细菌和更多更小的病毒（后者是细菌的食物），甚至还有一些真菌。几小时内，婴儿就会被成百上千万的更多细菌完全占领。

当婴儿经母亲柔软的阴道娩出时，他的头、眼、口、耳是微生物最先定植的部位，这些生长在温暖湿润的黏膜层的微生物迫不及待地想开疆拓土。因为阴道和肛门邻近，身体的括约肌在压力的作用下收缩，母亲尿液和粪便中的微生物会略略沾到婴儿的面部和手上。在进一步娩出的过程中，婴儿因为和母亲的大腿摩擦，全身其余部位会被另一些微生物覆盖。这些微生物被婴儿的手带到嘴唇上和口腔里，通常会被大量的唾液所冲走，难以幸存，侥幸通过的也要面临强酸性的胃液环境的挑战，大部分都会阵亡。

在吞下第一口碱性的乳汁（起了抗酸作用）后，一些位于婴儿口唇或母亲乳头的细菌，会在乳汁的神奇保护下安全通过胃部。这些大胆的冒险者将在婴儿肠道的黏膜层大量繁衍生息，形成新的殖民地，同时期盼着更多乳汁的滋养以及其他微生物同伴的到来。如果条件适宜，即使只有少量细菌在每 40—60 分钟分裂一次的速度下繁殖，也能一夜之间生成数十亿甚至数万亿。

直到 20 世纪 90 年代中期，人们都认为大部分体液是无菌的。一个马德里的团队宣布从健康人的乳汁中培养出数十种微生物时，还受到人们的嘲笑。[1] 现在我们知道人类乳汁中有几百种细菌，虽然还不知道它们是如何出现在其中的。我们也不再确定哪个身体部位完全无菌——即使是子宫和眼球。而且微生物还可能会在人们毫无察觉的情况下四处迁移。[2] 下次上厕所的时候，想想排泄物中数以万亿计算的细菌吧。你冲走的那一坨里，微生物占了近一半的重量——于是排便以后，你也变得离人类更近了一点。

尽管出生时我们都是无菌的，但这一状态只持续几毫秒。微生物定植的过程并不是随机的，而是在几百万年间经过周密的安排和精细的调节形成的。事实上，微生物和婴儿共生共荣。对微生物和人类微妙的共同演化来说，至关重要的首个微生物定植不能全凭运气。所有哺乳动物，还有得到研究的许多其他动物如青蛙，都会将精心挑选的微生物传到后代身上，这样的过程至少已有 5000 万年的历史。演化就这样帮助微生物从一代传至另一代，而我们每个人拥有的独特微生物群落，即"微生物组"（microbiome），就这样形成了。

多样的微生物花园

土壤、灰尘、水和空气中有万亿级的微生物包围着我们，但它们对去新生儿体内生活兴趣寥寥。它们还没有演化出相应的机制在人类体表或体内存活并获得所需的营养。因此人体内的微生物是高度特化的，其基因经过削减，以确保没有与人类宿主重叠的冗余机制。人类与体内的微生物共享 38% 的基因。鉴于将微生物从亲代传到子代的现象在动物中非常常见，它对我们的健康肯定意义重大。[3]

女性一旦怀孕，身体就开始做准备，以便借上述的微生物基因传递尽可能帮助后代。孕妇体内相关的基因被激活，启动一系列预先精细设定好的变化，以确保特定的激素在调控代谢和热量摄入时保存能量，在乳房和臀部囤积脂肪，提升血糖水平，储备乳汁。控制免疫系统的白细胞也发生改变，因为免疫系统必须接纳母体内的异物——胎儿——而不发生排异反应。母亲的菌群也会变化，等着被传给婴儿进而助力其成长。这些微生物的变化作用巨大。

研究者把孕妇的大便接种到无菌小鼠身上后，接种的小鼠比未接种的胖了更多。[4] 用这些无菌小鼠开展实验是我们科学家研究这一领域常用的重要方法。这些小鼠是在通氧的隔离环境里通过无菌剖宫产接生出来的，从而避免了与同窝幼鼠、母鼠及其他微生物的接触。研究者将它们饲养在无菌的隔离笼子里，饲喂无菌食物并加以观察。无菌小鼠可以存活，但也只是存活而已。它们肯定不是小鼠中的佼佼者：它们身材瘦弱，脑、肠道和免疫系统都发育不良。喂养无菌小鼠开销巨大：为保持正常体重，它们需要比正常的小鼠多摄入 1/3 的热量——这说明肠道微生物在消化食物的过程中起了重要作用。[5]

大部分的细菌生活在大肠（结肠）部分。结肠位于直肠之前，长约 1.5 米，吸收食物中大部分水分。结肠的前端是小肠，大部分食物和能量在这里吸收进血液。通常食物先被牙齿切碎，被唾液和胃中的酶消化，再到达肠道。小肠中也有微生物，数量要少一些，我们对它们本身及其具体作用知之甚少。需要更长的时间消化吸收的高纤维食物，就从小肠进入聚集着大量微生物的大肠。

就算给无菌小鼠喂食正常菌群几个星期，它们也不能正常发育；但如果它们出生时有正常的菌群，后来再用抗生素杀灭细菌（就像人类常做的那样，这带来了灾难性的后果），尽管它们仍不健康，但会比无菌鼠好得多。

细菌比基因更能准确预测肥胖

肠道微生物及其群落（"微生物组"）的变化，可能是导致肥胖这一流行病，以及随之而来的糖尿病、癌症、心脏病等严重疾病的原因。研究肠道菌群的脱氧核糖核酸（DNA）比研究人体全部 2 万个基因能更好预测人的肥胖或健康程度。随着我们也开始关注病毒和真菌，预测的准确性应会进一步提高。不同人肠道内微生物种类的微妙区别，可以解释饮食和健康之间的许多关联，解释为什么对不同人、不同人群的食物研究结果如此不一致。比如，个体肠道菌群的差别能解释为什么低脂饮食能使一些人成功减肥，为什么有人摄入高脂饮食能保持健康而另一些人却面临健康风险，为什么有人吃很多碳水化合物也没有问题而另一些人吃的量相同却吸收了更多热量并发胖，为什么有人可以放心地大啖红肉而另一些人却患上了心脏病，甚至为什么老年人搬到养老院居住、饮食改变后，常常很快就会生病。

提倡和施行只吃某些种类食物的限制性饮食方案，必然导致微生物多样性进一步减少，并最终损害健康。间歇性禁食或限时进食可能是例外，因为短期的禁食会促进有益菌的生长，但前提是一般时候的饮食健康且多样。15000 年前，我们的祖先一个星期会吃约 150 种食物；现在大部分人只吃了不到 20 种，且其中许多甚至大部分种类都经过人为加工。令人沮丧的是，大部分加工食品只来自四种主要原料：玉米、大豆、小麦、肉。

2012 年，我开展了一项当时全球规模最大的肠道菌群研究"微生物双胞胎项目"（Microbo-Twin），依靠当时最先进的基因技术和 5000 名双胞胎被试，研究他们的菌群及其与饮食和健康的关系。接着我发起了"英国人肠道项目"（British Gut Project），这是一项与"美国人肠道项目"（现名"微生物罗塞塔计划"/Microsetta Initiative）有关的众筹性研究。任何能上网并能使用邮递服务的人都可以接受肠道微生物检测并将结果与全世界分享。[6] 我也亲自尝试了一些饮食方案，并将探讨这些实验如何加深对新营养观念的认识。只有理解如何使体内菌群正常工作，与身体相互影响，我们才能解开关于现代饮食和营养的困惑，重获祖先的平衡态。

2015年一项对纽约所有地铁站微生物的调查显示，它们与之前的宿主——城市里特色各异的人群——完全匹配。研究还发现其中有半数微生物完全不为人知。[7] 尽管显然还有许多科学知识有待我们去了解，但可喜的是，已掌握的部分就足以引导我们改变生活方式、饮食习惯和食物种类，以满足个人需要、改善健康状况。

你可以把身体中的微生物群落想象成需要你打理的私人花园。你要确保植物（微生物）生长的土壤（肠道环境）状态良好，营养丰富；为防止杂草或毒草蔓延，我们得种植尽可能多样的植物，撒下各种种子。我给你一条线索：关键在于多样性。

第 2 章
热量与能量

"少吃多运动就能消耗热量，减轻体重。"像大多数医生一样，我也曾经常这样告诉病人。专家说，近年来人们体重迅猛增加，是因为动得越来越少，吃得越来越多，也就是说摄入的热量超过了所需。表面上看，这一说法无可反驳。

只考虑热力学的基本定律——摄入的能量必定等于释放出的能量——让我们忽略了"怎么和为什么"的问题。我们不会说酒鬼之所以是酒鬼，是因为喝了太多代谢不了，我们首先会问是什么让这些人而不是其他人成为酒鬼。可是我们却心安理得地说胖人之所以胖，是因为吃得比消耗得多，而不问问为什么。

误导性的医学热量教条

"1 卡路里就是 1 卡路里"，这一同义反复的教条是传统的饮食及营养建议中的金科玉律。这说法基本是对的。1 卡路里的定义是 1 标准单位干燥食物燃烧所释放的能量。该说法意味着不管热量来自哪种食物（蛋白质、脂肪还是碳水），获取热量所消耗的能量和产生的能量都相等。几十年来，这一说法是计算热量出入的基础，也是食物营养标签的基础，而人们正是通过营养标签来选择食品。可如果这个实验室中的方法一直在误导我们，让我们自以为了解营养和饮食呢？

一项现实生活中的研究揭示了其中的一些谬误。研究人员在受控的环境下，用成分不同但热量相同的两套饮食喂养 42 只猴子长达 6 年。食物的组成除了脂肪其他都一样：其中一组有 17% 的总热量来自天然植物油，另外一组 17% 的热量来自人造的、不健康的反式脂肪。饮食方案是为了保持体重而精心设计过的。但与植物油组相比，反式脂肪组的猴子的体重增加了，囤积了 3 倍的内脏（腹部）脂肪，胰岛素曲线看起来也更糟糕（这意味着血液中的葡萄糖没有快速代谢）。[1] 这表明，并非所有的卡路里都一样。来自快餐食品的 2000 千卡热量与来自全谷物、蔬果的 2000 千卡，各自的能量有着完全不同的影响。2019 年有一项研究比较了人吃超加工食品和含有相同热量及脂肪的健康食品的情况，发现两组志愿者的增重情况在 14 天后出现了重大差异。[2]

长久以来，我们想当然地认为食品营养标签很准确，但其实热量计算公式的历史已逾百年。它是通过燃烧食物再加以计算，来说明不同的消化吸收率，但没有考虑食物的新鲜程度及不同烹调方式的影响，而这些情况能决定吸收程度及血糖上升的速度。另外，大肠更长的人从食物中吸收的热量比短的人要多，而一些研究表明，人的肠道长度差异可达50厘米。

这些公式不过是建立在估计出的"平均值"基础上，无法反映不平均的真实世界。研究发现一些食物如扁桃仁的热量被高估了30%多，而法律允许食品厂商给出的营养标签有高达20%的错误率。[3]许多常见食品如加工冷冻食品列出的热量可能比实际值低70%，高纤维食品可能低30%；尽管食品健康功效的宣传受监管者的审查，但大部分国家竟然都没有怎么监督营养标签的准确性。

此外，人们每天为补充能量消耗平均应摄入多少能量，这一问题更加没有定论，让错误雪上加霜。英国最新的重估将推荐平均值增加到女性每天2100千卡、男性2600千卡。很多人认为这太多了——首先，指南明显没有考虑年龄、身高、体重、活动量等因素。

显然，计算饮食中的卡路里不仅取决于这套计算方式的准确性，也取决于人们能否正确估计食物所含的热量。研究一致表明只有1/7的人能做出比较准确的估计。热量来源不重要的观念也会导致蛋白质、碳水化合物、脂肪摄入的重大失衡，任何一种偏离正常比例太多都会带来严重的健康问题。有一项政策美国已经实施了好几年：餐馆和影院必须在菜单上标出所售食物的热量，尽管这些完全靠不住，没有证据表明此举有助于人们减重。[4]英国也将引入类似的法律。

依食物来源、是否容易消化及与之搭配食物的不同，身体消化食物产生能量的过程会有很大差异。一项研究甚至表明，用筷子而非勺子吃米饭会大大减慢血糖上升进而触发胰岛素释放的速度——这称为食物的"血糖指数"（GI）。[5]许多专家认为食物的 GI 值对控制体重很重要，但少数几项临床对照研究直接比较了高 GI 与低 GI 饮食，发现两者对体重和心脏病风险的影响没有任何明显差别。[6]不过对热量的反应也取决于身体状况和基因构成，特别还有肠道菌群。2015年有一项聪明又细致的研究调查了 800 名以色列人对相同食物的血糖反应，研究发现了 4 倍之大的个体差异，这些差异与肠道菌群的关系远大于其与碳水类型或 GI 值的关系。[8]食物被化约为营养标签上的热量数字时会出现许多问题，GI 值的过度简化和滥用只是其中一例。因此，尽管 1 卡路里就是 1 卡路里，但对真实的肠道来说，它们的作用大不一样。

盛宴款待和 3600 千卡饮食

1988 年，作为魁北克 24 名学生志愿者中的一员，热罗姆（Jerome）参加了一项特殊的研究。这是一份完美的暑期工：3 个月无限量供应的免费食物及住宿，还能以支持科研的名义拿到报酬。他通过了选拔，表明他没有家族肥胖史或糖尿病史，身高体重都正常。和其他志愿者一样，他是一名健康还有点懒散的学生，没有规律运动的习惯。签了知情同意书和弃权声明后，他发现自己仿佛成了一名囚犯，被关在研究组租来的学生宿舍里，与外界隔绝。接下来的120天，他只能吃、睡、玩电子游戏、读书、看电视。他被置于24小时监控之下，实验期间不能抽烟喝酒，只能每天户外散步半小时。

头两周，研究人员每天给他称重，让他填写食物调查问卷，并且泡在水中计算体脂含量。和其他也偏瘦的志愿者一样，他体重只有60千克，BMI为20，正常。他在餐厅就餐，每顿都是种类丰富的自助，他吃的每份食物都经过仔细称重。经过两周，研究人员算出了他的基线摄入量：平均2600千卡。接下来的100天，志愿者们每天都必须多吃1000千卡的食物。实验很严格，他们不可能蒙混过关或交换食物。食物是常规饮食，由50%碳水、35%脂肪及15%蛋白质组成。研究开始和结束时热罗姆都接受了称重和扫描检查。

每天摄入3600千卡且基本不运动，持续100天后，热罗姆的体重增加了5.5千克。在比较学生们的结果时，研究人员惊讶地发现增重数字的范围很大。热罗姆是增重第二少的人，同期一些学生的体重增加高达13千克。3个月里，体重增长和他一样的唯一一名学生叫文森特（Vincent），他碰巧和热罗姆在同一个地方出生，上的同一所学校，还有相同的基因——对，文森特是热罗姆的同卵双胞胎兄弟。加拿大魁北克拉瓦尔大学的克劳德·布沙尔（Claude Bouchard）教授和同事巧妙地选择了12对双胞胎志愿者作为研究对象。

不是同胞的人，体重增长差别很大，但每对双胞胎的体重增长都非常接近。[9] 而且，尽管所有双胞胎的总体重和体脂都增加了，但细节上也有差异。有些双胞胎不仅将热量转化为脂肪，也增加了肌肉。每对双胞胎的脂肪囤积部位也一样，在肚子上，或是在肠和肝脏的周围——后者即内脏脂肪，对健康的危害更大。

这样拿学生当小白鼠让他们过量进食的经典实验，现在可能通不过伦理审查（但没人觉得演员布莱德利·库珀/Bradley Cooper 为出演《美国狙击手》增重 18 千克并得到数百万美元的片酬违反伦理并加以干涉）。这项双胞胎研究明确了：我们吸收能量、储存脂肪进而增加体重的速度，很大程度上由基因决定。我对上万名英国双胞胎的研究以及世界范围内的其他研究一致显示，与异卵双胞胎（有一半基因相同）相比，同卵双胞胎（如前所述，他们互为基因克隆体）的体重和体脂都相似得多。这再次证明了能解释 70% 个体差异的遗传因素的重要性。而且我们发现在另一些相关特征上，如肌肉和脂肪含量、脂肪囤积部位等，双胞胎间也存在相似性。[10] 我们不知道是何种机制产生的信号导致脂肪往往聚集在腹部和臀部，而非其他部位如胳膊肘上。

个人饮食习惯，比如喜欢细嚼慢咽还是狼吞虎咽，不仅是通过观察家人朋友怎么吃而学来的，部分也与基因相关。这也包括对某种食物比如沙拉、零食、香料和大蒜的好恶。对世界范围内双胞胎的研究也表明，人们规律运动的频次也和基因密切相关。[11]创新性的跨国双胞胎研究显示，拥有肥胖基因的人也有让他们比天生苗条的人更不爱运动的基因，这也凸显出肥胖人士想减肥时面临的额外压力：他们想要消耗热量时，基因和身体会合谋与他们作对。

节俭基因

在很长一段时间里，能较好阐释人们的体重为什么迅速增加的是 20 世纪 60 年代的"节俭（thrifty）基因假说"。[12]该假说提出，在过去约 3 万年里（就我们的祖先离开非洲的时间而言，这是一个相对切近的过去），人类从诸如小冰期或是为寻找食物被迫长途跋涉等灾难中幸存下来，但大量人口因疾病和饥荒而死。一个例子是为寻找食物和宜居地跨越重洋的太平洋岛民，航行途中人口锐减。假说提出，那些事先有足够的脂肪储备且在途中保持了体重的人最可能活下来（有时靠吃掉瘦同伴）。脂肪可作为能量来源让人免于挨饿，这在文献中多有报道。[13]当剩下的人到达梦想中的土地时，瘦人都死绝了，经过这样的选择，岛民的后代就拥有了储存脂肪的基因。

这个假说貌似有理，因为世界上最肥胖的人来自瑙鲁、汤加和萨摩亚等岛国，他们是近年在环境变化、周围有充足易得的食物而又缺乏动力去运动的情况下才发胖的。非洲奴隶被运往美国途中的高死亡率也被用来解释如今非裔美国人的高肥胖风险；不同国家之间任何肥胖率方面的差别，也都可以解释为它们处于从食物匮乏到富足的不同发展阶段。于是该假说提出，其实我们都是少数几个从饥荒或气候灾难中幸存下来的族群的后代，因此许多人都继承了曾带来巨大优势的节俭基因变异，但如今它们反倒成了问题。

但该理论存在重大缺陷。首先它假设大部分时候人类祖先都只有仅能果腹的食物，一旦食物有剩余就会很快长胖。但他们总是缺少食物、少有剩余的假设可能是错的，对历史上及当下以狩猎采集为生的人的研究表明，他们大体有充足的热量来源。这合情合理，因为人类曾经是由50—200人组成迁徙群体的形式生活，成员的身材、年龄和所需食物都大不相同。这意味着，如果大多数时候都有足够的食物给体型最大人和最困难的人吃，那其他人肯定有吃不完的食物。

节俭基因理论也假设，使人免于饿死是节俭基因经演化的选择而得以保留的主要原因。但其实，就像当今发展中国家的情况一样，儿童期的感染、腹泻而非饥荒导致的死亡，可能才是推动演化的主要因素。无论儿童还是成人，提升体脂并没有多大防感染的作用。

另一误区是我们的祖先就像亢奋的超长距马拉松选手一样，一天到晚都在为找寻食物而奔波。尽管其中可能有些人热衷于奔跑，但上述对狩猎采集人群的研究显示，一天中的大部分时间里，他们可能都在休息、睡觉，消耗的总热量不比我们多多少。一些研究表明，被关起来的野生动物，即使有大量食物可吃也不会突然变胖。最后，所研究的各组人群中都存在不符合节俭基因理论的苗条人士。即使在肥胖和患糖尿病已成常态的国家（如太平洋岛国或中东海湾各国），在大量廉价高热量食品或慵懒同胞的包围下，仍有至少 1/3 的人能保持体型。这些越发罕见的苗条人士可能是最佳的研究对象。

漂移基因

基于对节俭基因理论漏洞的思考，英国生物学家约翰·斯皮克曼 (John Speakman) 提出了另一种不像前者那样广为人知的模型来解释肥胖："漂移 (drifty) 基因假说"。[14] 这一假说提出，直到 200 万年前储存脂肪的基因和机制都受到严格控制，长得太胖的人可能无法生存下来。我们的远祖南方古猿的骨架留有许多痕迹，表明他们经常被饥饿的动物捕食，其中一些猛兽比如恐猫，以及多种重达 120 千克的凶猛的剑齿虎，甚至专门捕食古人类。长得胖不仅意味着跑不快，更容易成为猎物，而且意味着比干巴巴的瘦削同伴更肥美。这两个原因很好地解释了为什么肥胖基因在远祖身上不受青睐，脂肪量的上限也得到了控制。

当然长得太瘦也一直是劣势。尽管食物大体充足，但在冰箱冷柜问世前，人人都需要脂肪储备以应对突发情况，因此基因设计了相应的机制，让我们远离胖瘦两极，向中间状态靠拢。人演化为智人后有了容量更大的脑以及捕猎和制造工具的技能，不再害怕猛兽，但偶尔仍需与饥荒和气候变化抗争。因此基因对脂肪的严格控制得以保留，以确保身体只有最低限量的脂肪，特别是在实用的储脂部位。许多女性从个人经历或许知道从屁股和大腿上甩掉最后一点赘肉有多难，哪怕已经付出了节食和在健身房锻炼数月的努力。

慢慢地，随着捕食天敌的消失，人也不再有快速逃跑的需要，相应的，在过去大约几百万年间，基因对体脂上限的控制也有所放松。有些人身上可能偶然保留了这些基因，而在另一些人身上该基因的作用减弱了，体脂上限向上"漂移"。这意味着有些人的脂肪水平会持续上升，直至达到新的可变上限，而另一些人——约占人口的1/3——即使被食物包围也能保持苗条。[15] 这也可以理解，因为苗条基因与增大运动量的基因有重叠。[16]。

另一个常见误解是，近几十年来瘦人也变胖了。对肥胖趋势的研究证实，在过去30年肥胖在全球流行的过程中，大部分苗条的人依然苗条；是偏胖的人在变得肥胖，肥胖人士变得极度肥胖。大多数人似乎都有这样一个上限：一旦达到特定的体重，不管接下来吃多少，都不会再长胖太多。

1999—2009年对25个国家开展的一项调查显示，有些（但非全部）西方国家的人可能终于要达到某种体重上限了：肥胖曲线开始变平缓，特别是在儿童和青少年中间。[17] 在最先出现肥胖流行问题的美国，肥胖成年人的数值首次稳定下来（但并未下降）。[18] 但这一情况并未得到大肆宣传，原因很明显："只有" 1/3 的人口患肥胖症很难算什么成就。反常的是，从基因上看，美国人或许比亚洲人更不易发胖。从亚洲人体重增长、与美国差距日益缩小的速度以及易于囤积内脏脂肪的倾向看，有可能亚洲人的体脂上限更高，体重持续增长的时间更长。

好味道及超级味觉者

味觉能提示食物中的营养，因此也被叫作"营养守门人"，味觉全失的人不会长胖。我们有多达上万个味蕾分布于舌头表面，区别五大味道：甜、苦、酸、咸、鲜（与谷氨酸单钠即味精有关的味道）。甚至可能还有第六种味觉"浓厚味"（kokumi）。有误区认为味蕾是分区的，但其实舌头的任何部位都能尝出所有这些味道。味蕾每 10 天更新一次，受决定其敏感性的基因控制。基因的差别决定我们对某些食物的敏感度、对苦味和甜味的嗜好等方面的差异。

味觉基因的演化，或许是为了当祖先们四处漫游，见识到越来越多的植物时，可以更好地发现有营养且可食用的植物而避开有毒植物。味觉敏感度的可观个体差异可能是为防止整个部落都因吃下同一种有毒果子而灭绝。1931 年，杜邦公司的一名化学家在实验室中无意中发现，30% 的人尝不出一种名为丙硫氧嘧啶的物质的味道，50% 的人觉得它苦，还有 20% 的人觉得很难吃，这有力地证明了每个人的味觉体验都是独特的。

人类可能有几百个不同的味觉基因，且每年还会发现更多的变异型。迄今发现的此类基因都属于两大基因家族——TAS1R 和 TAS2R。负责甜味（对应水果）的基因至少有 3 种变异，鲜味（对应蛋白质）基因有 5 种以上变异，苦味（对应毒素）基因的变异至少有 40 种。拥有哪种基因变异不仅决定了我们对食物的好恶，也决定了脂肪、蔬菜和糖分的摄入。我们的鼻腔和喉部也有苦味和甜味受体，而它们竟也参与向免疫系统发出微生物感染的预警信号这一过程。当异常的持续性感染如鼻窦炎或新冠病毒感染使免疫系统超负荷工作时，味觉受体也会出现功能异常。[19]

说到苦味，人群中有一小部分人是"超级味觉者"，他们拥有某个 TAS2R 族基因的罕见变异，对极低浓度的丙硫氧嘧啶都有强烈反应。这些人对浓烈的风味十分敏感，对食物也挑剔得多。这些基因使得他们对许多营养丰富的蔬菜，像是芸薹属蔬菜如卷心菜和西蓝花等的细微差别都很敏感，对绿茶、大蒜、辣椒和大豆也同样敏感，因此往往不吃这些蔬菜，也不喜欢喝啤酒或其他酒类，不喜欢烟草的苦味。因为敏感味蕾的影响，他们虽然可能会和一些营养丰富的食物无缘，但通常也更健康，更不易发胖。[20]

不同种类的食物热量组成很不一样，因此杂食性的我们在面对大量选择时，食物偏好是能量摄入和体重的重要决定因素。2007 年我们开展了一项纳入英国和芬兰两国双胞胎的研究，探究为什么有些人更爱吃含糖食物。研究发现，爱吃甜食和不爱吃甜食的人的差别，50% 由基因决定，其余受文化和环境影响。[21]

导致对甜味更敏感的基因的变异型（属 TAS1R），在欧洲人中比在非洲人或亚洲人中更常见，这表明北方的欧洲人是在离开赤道前往新居住地时演化出了这些基因，好帮他们发现新的食物来源。当面临例如冰期等困境时，能从味道判断新发现的根茎蔬菜能否食用、有无营养，显然是生存优势。可惜，在我们面对琳琅满目的超市货架时，这些基因并无帮助。多数研究表明，嗜好甜食的基因与体脂量增加的关联性很小。[22]人们以前认为一个人要么爱吃甜，要么爱吃咸。但最新研究表明这一观点起码在孩子身上并不适用，他们可能既爱吃甜，也爱吃咸——而且与成人相比，孩子的口味更甜也更咸，年幼的他们对加工食品更缺乏抵抗力。[23]

运动与毅力

我们的运动量真的减少了吗？前面已经讨论过，卡路里就是燃烧食物所释放能量的单位，摄入的卡路里没有作为身体的燃料完全消耗掉，就会以脂肪的形式储存起来。那么，在消耗热量方面，运动的作用是什么？运动会让人健康，不用做复杂的荟萃分析（meta-analysis）也能说明这一点。连专家和营养学家也一致同意，规律运动有益于心脏和肌肉，能延长寿命。不过他们还未就需要多大运动量这一点达成一致。推荐运动量为每周 90 分钟到 6 个小时足以让人出汗的中等强度运动。另一些专家有不同意见，他们认为每天全速跑步或骑车几分钟就能让身体自以为得到了充分的锻炼。[24] 慢走的好处更不确切，但肯定比完全不运动要强。

不过，运动不仅仅是毅力的问题。几年前，我们分析了欧洲和澳大利亚两地双胞胎的主要数据，研究近 4000 名成人双胞胎的运动习惯。21 岁之后，父母和家庭的影响开始减弱，每周愿不愿意做些运动，约 70% 是遗传，即高度基因相关。[25] 这表明，做运动对某些人来说要容易得多，他们比那些看电视体育节目都头晕的人更能享受运动的过程。当然人们的心态和身体反应会变，但起点可能很不一样。

和回想吃了什么、抽烟喝酒情况如何一样，我们对自身运动习惯的回忆也并不可靠，而且倾向于夸大运动量。要消除这些影响，方法之一是使用活动监测器，一种将心率与传感器所探测到的活动关联起来的新型仪器。它能精确计算每日活动量，揭示出有多少人高估了它。观察结果表明个体间存在巨大差异。而且有些人即使休息时也动来动去，这也消耗能量。有些研究指出，坐不住的人不容易发胖。在小鼠体内发现的"活泼基因"也在人脑中发挥作用，令有些坐不住的人比安静的人多每天消耗 300 千卡热量。

我们用一款心跳活动监测仪来检测双胞胎被试，让他们佩戴这种时髦的腕带一星期，记录下脉搏和活动量。不出所料，他们自行汇报的活动量有 70% 由基因决定，但意外的是，考虑实际能量消耗时，多数指标只有不到 50% 由基因决定，而"闲坐"一项只有 30%。这意味着对实际能量消耗来说，环境比基因的影响稍大一些。[26]

有些研究不关注运动量，而将久坐视为风险因素。不管你运动量有多大，看电视或乘车时的久坐都是心脏病和死亡率的独立风险因素。英美两国的多项大型观察性研究表明，即便考虑了其他风险因素的影响，每天看电视两小时仍会使心脏病和糖尿病的风险增加 20%。

我父亲不太看电视，但他一生都讨厌运动。在他成长的年代，人们认为运动对身体有害。他天生瘦弱，我祖母想尽办法，想让他长得壮一些。我们小时候他会开玩笑地说："年轻的时候我体重 9 英石，弱不禁风；现在我人到中年，体重 12 英石，还是弱不禁风！"他讨厌学校的家长体育活动日，总是找借口不参加。他有扁平足所以不能跑，平衡感很差所以不会溜冰、滑雪或骑车，骨头太沉所以不会游泳。他说自己是不擅运动的犹太世家后代。

我们似乎忽略了，对健身和运动的热衷是最近才开始的，20 世纪 80 年代，穿着酷似睡衣的跑步装的人会被当成怪物，受人嘲笑。纽约马拉松始于 1970 年，当时的参赛者只有 100 名出头；伦敦马拉松始于 1981 年。而截至 2019 年，已有逾百万人冲过了马拉松终点，每年有 40 万人申请参加。

到 21 世纪初，参与健身或某项运动的成年人已为数众多，且还在不断增加。2019 年，15% 的英国成年人是健身房、运动场馆的会员，还有更多的人在公园做户外锻炼或参与团体运动。50 岁以上的英国人中，超过 1/3 的人经常打理花园。

英国健身产业每年产值近 30 亿英镑，而美国有 510 多万健身会员，自 20 世纪 70 年代以来，该产业的规模增长了近 20 倍。很多国家也出现了类似的情况。可如果我们真的运动得越来越多，不是应该变瘦吗，怎么反而变胖了？除非真实情况是，大部分人只是去健身房看电视，躺在按摩浴缸里喝果昔（smoothie），心安理得地越来越胖。

那是不是像人们说的那样，尽管休闲活动增加了，但现在的人与三四十年前相比，生活方式静了许多？因为机器的使用，工作中的体力劳动是减少了，但我们比以前更有可能在休闲时间去做运动。而且，要是工作中的运动量可以预防肥胖，为什么消耗更多体力的蓝领总是比办公室白领更胖呢？又由于过去几十年里准确的热量消耗数据难以收集和比较，我们没有多少过硬的证据可以依靠。

一项针对生活在明尼苏达州的主妇群体的长期研究表明，现在许多主妇的生活都变得更轻松舒适了，与看电视之类安静的活动相比，日常家务耗能情况出现了重大变化。较之于 1965 年，现在她们每天少消耗 200 千卡。[27] 但 1981—2004 年间，从荷兰收集的更详尽且更有代表性的调查数据显示，虽然这段时间里人们的休脂含量显著增加，但与预想不同，休闲活动的量也略微增加了。[28] 回顾 80 年代以来美国和欧洲的研究数据会发现，和普遍看法相反，人们每天消耗的总能量（包括工作中的消耗）和以前相比并无总体差异，体力活动也没有减少。[29]

运动及其他体力活动始终与骨骼和肌肉的强健程度相关，后者又与骨折发生率的变化有关，特别是影响 1/3 女性的髋部骨折。20 世纪 80 年代，我和几名同事研究了 40 年间英美两国髋部骨折率变化的准确数据发现，校正年龄和人口结构变化的影响后，美国的骨折率直到 60 年代中期一直大幅上升，而后开始下降。而英国的骨折率在 50 年代开始上升，80 年代达到顶峰，而且从同事们的进一步研究来看，之后没有再上升过。[30] 这样的结果当时对我们来说有些意外，但现在看来刚好与证据吻合。与人们普遍以为的相反，美国人的运动量自 70 年代以来就没怎么变过，英国人的运动量80 年代后也一直较为稳定。

运动真的有助于减重吗？

"如果你通过运动额外消耗了 3500 千卡，就能甩掉 1 磅赘肉。"这是营养师和健身教练的标准建议。"超越极限"这句口号当然可以激励那些健身狂人。但不幸的是，大部分人每周在健身房挥汗如雨地锻炼所消耗的能量，仅仅和事后为犒劳自己而吃的一大个甜甜圈的热量相当。

为弥补我因写作本书而连坐若干小时所带来的健康危害，我尝试了铁人三项训练，心想应该可以结结实实地消耗一些热量。在巴塞罗那休学术假期间，我享受着大量运动的乐趣，每天在海里游 1 英里，周末在附近的山上骑行 40—60 英里，每天走路半小时，间或跑步（在烦人的伤病间隙）。根据 GPS 运动手表的记录，我估计平均每周都消耗了 3500千卡热量，而吃的和平常应该没有不同。10 周下来，我只瘦了 1 千克，而如果上述神奇的脂肪热量转换公式无误，我应该要瘦 4.5 千克——显然这种计算公式不成立。[31]

　　我的遭遇尽管是不可靠的个体经历，但并非特例。在一项研究中，有人跟踪调查了 12000 名订阅了美国《跑者世界》（Runner's World）杂志的跑步爱好者，记录他们每周跑的里程和每年的体重。尽管研究发现长跑和体型较瘦有相关性，但不管跑多远，几乎每个人的体重都在逐年缓慢增加。作者建议，如果每星期都多跑 4—6 公里，你或许能保持体重。到最后，你每星期可能要跑 100 多公里。[32]

　　大多数人运动减重失败的原因在于身体的代偿作用。身体的自我保存机制会阻碍脂肪的消耗。要减去脂肪，消耗的能量要比减肌肉多 5 倍。[33] 运动可能将部分脂肪转化为肌肉，但体重不会有什么变化。小时候父母常常让我们到户外去玩，这样就会胃口大开，其实这还有一个原因：运动后第二天我们仍然会很饿，身体的代谢也会不知不觉中减缓。在一些精心设计的运动研究中，不爱动的志愿者们进行了 6 个月的高强度运动，与预期可减少 4.5 千克体重相反，他们只减了 1.5 千克。他们的饥饿感和食物摄入量也增加了，但每天只增加了 100 千卡，这不足以解释为何减重不及预期。[34] 其他多项研究表明，休息时的能量消耗会维持在较低水平，如果运动量加大，它会下降多达 30%，原因主要是代谢率降低或同样会耗能的下意识动作（比如动来动去）减少了。

如果单靠运动不能明显减重，那对那些借 3 到 6 个月的节食减重成功的人来说，运动能不能防止反弹呢？简单说，不能。有一篇文章对多项研究做了荟萃分析，所涉研究比较了只运动或运动加节食的减肥，与只节食的减肥的功效差异。运动组与安慰剂组或说对照组相比毫无减重作用。几乎每个研究对象的体重都反弹了，在不限制饮食的情况下，运动无甚效果。[35][36]

健康还是太胖？

如果运动不能减重，那还有运动的必要吗？一直有个有意思的争论，是又瘦又不爱运动好，还是虽然胖但身体强健好。研究结果相当一致：后者的心脏病风险和总死亡率都比前者要小。心脏病的主要风险因素都与不健康的生活方式有关，比如抽烟和不吃蔬菜，都比体脂超标的风险更大。一项跟踪了 30 万欧洲人的研究发现，从不做任何运动的人，过早死亡的风险是肥胖者的 2 倍。每星期快走 20 分钟，就能让一个久坐不动的人（超过 1/5 的欧洲人如此）过早死亡的风险降低 1/4。[37] 因此找到正确的总体平衡很重要，对超重的人同样如此。患糖尿病的风险是唯一的例外，即使你既不健康也不运动，只要体重越低，患糖尿病的风险也越低。[38][39]

我父亲不胖也不抽烟，但他的生活方式很不健康，57 岁时死于心脏病发作（心梗）。这是沉痛的教训，哪怕对一些人来说克服天生不爱动的基因比其他人更难，也应该去运动。对大多数人来说，运动是一项特别划算的时间投资：每年运动 270 小时就能延长 3 年的寿命，并推迟大多数疾病的发病。

爱动的微生物

运动之所以能减少疾病和早亡风险，微生物肯定是发挥了重要作用，但机制现在还不清楚。可能是运动以有益的方式激活了免疫系统，后者又传递信号给了肠道菌群。[40] 但也可能是通过其他的途径，运动本身能直接影响肠道微生物区系（microbiota）的组成。

研究人员在运动的大鼠身上进行了一项实验。健康的大鼠喜欢奔跑，当被分成笼子里装有滚轮和没装滚轮的两组后，那些平均每天跑 3.5 公里的大鼠，肠道产生有益的丁酸盐的比例是缺乏运动的大鼠的 2 倍。

丁酸（又名酪酸）是由肠道微生物生成的一种对免疫系

统有益的短链脂肪酸,运动能促进菌群产生更多这种物质。[41]
拥有有益肠道菌群的人跑得更快,游得更远。可能是因为这些菌群及其产物有抗氧化特性。抗氧化剂是一种重要的化学物质,能阻止细胞释放自由基——自由基会引起一系列反应使细胞寿命缩短。因此抗氧化剂被认为是有益的化学物质,它存在于许多食物中,并能由微生物产生。或许将来能改变肠道菌群的药会成为体育界最新的热门禁药——尽管到目前为止,游泳健将鼠是唯一被抓获的违禁者。[42]

在英国人和美国人肠道项目(微生物罗塞塔计划)及我们对双胞胎的研究中(都是横断面研究,我也都参与其中),我们发现,自我汇报的运动量是影响3000多名观察对象的肠道微生物丰富性的一项有力因素。不过在这种类型的研究中,无法将运动的影响与其他影响,如健康饮食的影响区分开。迄今为止,最详尽的人类资料来自一项独一无二的研究,这项研究表明了精英体育营养学界对微生物的兴趣在日益浓厚。如今许多高水平运动员都会由营养学家记录肠道菌群情况,并相应调整饮食。

在一项研究中,研究人员在爱尔兰国家橄榄球男队队员们参加高强度的赛季前训练时,留取了他们的大便样本。[43] 其中40名强壮的运动员,体重101千克,BMI为29,这似乎表明其中有40%的人符合肥胖的定义,而其他人则都超重(不过你可能不想当着他们的面指出这一点)。但实际上要在他们身上找到一丝赘肉都很难,他们的平均体脂水平只有极低的 16%。这凸显了 BMI 并不可靠，在衡量人群的肥胖程度时腰臀比或单纯的腰围可能是更有效的指标。研究人员想给运动员找一组情况相当的对照，结果当然以失败告终。最后他们选取了 23 名来自科克市（Cork）的拥有相同 BMI 的同龄人，但是他们超标的 BMI 主要来自脂肪（体脂率 33%）而非肌肉，因此研究人员又选取了一组体型瘦长的当地人作为额外的对照组。

结果差异很大，与这两组人相比，运动员拥有最丰富的肠道微生物区系多样性。橄榄球运动员摄入热量较多，但拥有较正常的炎症标志物和代谢标志物水平，多数种类的微生物数量也较多。微生物区系多样性的指标与更高的蛋白摄入量和高强度的运动呈正相关。选择高水平运动员作为对象并不能真正将运动和饮食的影响区分开，而是表明，运动和饮食都会影响微生物多样性。最重要的是，尽管运动不能减重或减脂（除非你是专业运动员），但对健康有好处，能改善心脏功能，延长寿命。运动大概也会让你的肠道菌群更健康、更多样，对人有益。

健脑食品

对于那些因为基因或文化原因，一想到要运动就痛苦万分的人来说，还有一种耗能方式：苦苦思考。人脑日常消耗 20%—25% 的能量，比其他动物都要多。比如猴子的脑相对于它们的身形来说，比人脑的体积就小多了，也更节能，因为它们负担不了一个超级耗能的豪华脑。要给一个与人脑比例相当的脑供能，猿猴需要一天进食 20 小时以上。大约 200 万年前人类的祖先开始经历一个演化步骤，在此过程中，脑增大了体积，而肠道缩短了 1/3，特别是结肠缩短得更明显，短得不成比例。这一变化是由烹饪带来的。

用烹饪来改变植物和肉类的组成，正是这一想法让我们演化成了现代人类。突然之间，通过加热来分解根茎蔬菜和叶菜中的复杂淀粉分子，我们只需以前时间的一小部分，就能吸收能量和养分。我们无须再像牛那样，把一天中的大部分时间都花在咀嚼食物上，因此可以冒险走得更远去打猎。这也意味着我们不再需要维持复杂的人体内燃机——长度可观的大肠——的运行。大肠本是为了给粗硬的植物充足的消化时间。和猿猴不同，我们不再依赖肠道微生物发酵植物、释放能量（如短链脂肪酸）。

肠道变短意味着有更多的能量可用于别的部位——最明显的就是用于脑。现在人们认为发明烹饪，能以简单的方式获取能量，是导致脑容量增大、现代人类出现并随后统治地球的主因。人脑耗能巨大，即使在不大量运用的情况下，一天也要消耗 300 千卡，这相当于一只弱光灯泡，而且还无法关闭——睡眠时脑的耗能与清醒时几乎一样。

脑的能量主要来自葡萄糖，即使在禁食和睡眠期间，脑也会确保自身获得血液中一半以上的葡萄糖，从不令自己匮乏。脑是最耗能的器官，尽管只占 2% 的体重，却会耗用 1/5 的总静息能量。[41] 每天只是维持静息状态下身体的正常运行，就会消耗 1300 千卡。其中透露的好消息是，消耗能量并不难，比如看电视 1 小时耗能 60 千卡，读本章书需要 80 千卡以上，而如果你偏胖或者读得很艰难，耗能会更多。

我们前面讨论过，指望靠计算热量出入来减重是不行的，纯靠运动减重也会徒劳无功。不过直到设计出更好的方法之前，人们还是会继续沿用卡路里的概念，至少它能提供关于食物能量成分的大致信息。食品标签上的其他细节提供了食物中常量营养成分的信息，这些是食品行业和政府达成一致展示给公众的。有了营养成分表，我们就可以自行判断哪些食品健康，哪些食品应该注意。但这些我们以为理所当然的健康信息究竟有多可靠呢？

我会沿用传统的食品标签——这有点讽刺，因为这些标签过分简单化，也容易误导人。所有营养素——特别指那些对身体的正常机能很关键的微量成分——都很重要，它们几乎存在于所有有益的食物中，而健康的食物又都是不同类型食物成分的复杂混合体。

第二辑

脂 肪

第3章

总脂肪

吃太多脂肪对健康有害。这很有道理。高脂食物引起脂类在动脉中沉积，堵塞血管，引发心梗；这些脂肪还会在人体内囤积，引人发胖。传统上，胆固醇被认为是罪魁祸首。它是血液中第一种医学能检测的脂肪指标，因此也就和心脏病风险画上了等号。自20世纪80年代以来，医生们一直这样告诉病人，至今依然如此。不幸的是，这并不属实：胆固醇一直蒙冤受屈。其实饮食中的某些脂肪不仅对人有益，而且还不可或缺。

脂肪约占人体重量的1/3，没有脂肪，人无法存活。但"脂肪"（fat）一词和它的用法一样，让人迷惑。fat既是"肥胖"或"体型宽"的同义词，又可以指啤酒肚里的肥肉，还是科学用语，指任何由脂肪酸构成的物质，它有多种形式，其中多数是人体细胞的必要构件，为生命所必需。组成脂肪的脂肪酸统称为"脂质"（lipid），这是更准确的术语。我在谈到饮食或血液中的脂肪时，指的就是脂质。脂质不溶于水和血液，主要在肝脏中合成并打包，与蛋白质结合后由血液运送到身体各部位。脂类分子形态和大小各异，参与构成细胞，并为重要器官如脑供能。没有脂肪人活不了多久，饮食中如果缺乏脂肪，肝脏会不惜代价转化生成。

脂质与蛋白质结合生成的脂蛋白，意义比总胆固醇更大、更重要，因为现在可以准确地测出血液中的脂蛋白。它们分为高密度脂蛋白（HDL）和低密度脂蛋白（LDL），作用是运载胆固醇。LDL是"坏"的脂蛋白，会让小脂滴沉积在血管壁，形成斑块，引发心脏病或中风。如果肝脏生成大量的HDL这种"好"的脂蛋白，大部分脂质就能安全运送到目的地再卸货，没有任何附带损害。由短链脂肪酸构成的脂质通常为液态（比如油）；由长链脂肪酸构成的，在室温下通常是固态（如脂肪）。

胆固醇——彻头彻尾的错误

胆固醇作为检测指标来说，一般意义不大（有特殊情况）。这是因为它是一好一坏两种脂质的混合，而且比例在不同人之间差异很大。总胆固醇高有一定的健康风险，因为平均而言，它包含的坏脂质比好的更多。不过对女性来说，它的意义更小，而且在老年人群中，高胆固醇水平反而对心脏病有防范作用。HDL和LDL这两种运载蛋白的比例正逐渐成为风险指标，尽管我们还不能直接检测LDL的水平。

最近，许多实验室和心内科医生都提到了一种测量指标，叫"非 HDL 胆固醇"，测量它成本不变，但对风险的预测好于 LDL。载脂蛋白 B（ApoB）是身体中另一种能更好反映高风险脂质水平的标志物，它会将胆固醇运送到不需要的部位，打开脂质在血管壁上形成斑块的通道，从而危害健康。和以前的看法不同，重要的不是血液循环中胆固醇的总量，而是胆固醇的分布，后者又非常因人而异。大部分心内科医生采用非 HDL 胆固醇和这一更精确的血液检测来评估风险，但因为对总胆固醇的执念，这一方法尚未得到充分应用。[1]

脂肪是饮食中重要的常量营养素，存在形式多样。食品标签上第一个指标往往是总脂肪，它意义不大，可能很有益也可能很有害，要看脂肪的类型。多数食物同时含有许多不同类型的脂肪，最常见的是饱和脂肪、单不饱和脂肪、多不饱和脂肪和反式脂肪。每种类型又可分为多种亚型，比如饱和脂肪至少有 24 种，食品标签上通常并不区分，全部混为一谈。科学家一直认为他们研究得很透彻，知道哪些脂肪组合对人有益，哪些有害。事实却并非如此。

如果将脂肪按从传统上认为的对身体有益到很可能有害的顺序排序，Omega-3——一种多不饱和脂肪——往往排在首位。它是一种必需脂肪酸，需从饮食中获取，主要来自肥美的野生鱼类和一些植物如亚麻籽。Omega-3 能减少脂质，减轻炎症（抑制身体对感染威胁的反应），应对心脏有益。据称它对许多疾病都有效，如失智、注意障碍及关节炎等。

容易混淆的是，还有一种很相近的 Omega-6，它也是一种多不饱和脂肪，广泛存在于植物油和坚果中，也存在于肥肉及用大豆、玉米等饲料人工养殖的鱼体内。与完美无瑕的近亲 Omega-3 相比，Omega-6 有着对心脏不好的坏名声。说饮食中 Omega-3 对 Omega-6 的比例高有益健康，这样的结论只是基于看似合理但大体薄弱的观察性证据得出的。[2] 在随机试验中，研究者给被试补剂以改变两者之比，但并未发现明显的益处。这一结果也得到了纳入总计逾 2.5 万人的多项大型随机临床试验，以及针对观察性研究的周密荟萃分析的证实，结果同样表明，较高的 Omega-3 与 Omega-6 之比没有确切的益处。[3] 事实上，一项对多个国家人群血液浓度的分析显示，高 Omega-6 比高 Omega-3 对心脏更有益。[4] 这样看来，吹捧 Omega-3 补剂，让人们服用鱼油胶囊好免受Omega-6 之害，都是夸张不实的。

2015 年，新西兰的一项对来自 32 个国家的 32 种产品的研究显示，只有不到 10% 的产品含有标称浓度的 Omega-3，大部分产品的含量都远少于标注。[5] 这一结果与早先在美国、英国、加拿大和南非开展的调查一致。[6][7] 作为消费者，你应该对补剂的功效心存警惕，大部分受测试的鱼油补剂都不含有标称那么多的 Omega-3。况且，Omega-3 和 Omega-6 可能都对身体有益——起码作为食物成分是如此。

单不饱和脂肪主要来自橄榄油和双低菜籽油（canola

oil）*。尽管这两种油大体都对人体有益，但质量不一的证据表明还是橄榄油健康得多。多不饱和脂肪酸（PUFA）来自天然植物油，对人无害或有益，但说含 PUFA 的人造黄油有益心脏健康，实在是夸大其词，缺少过硬的证据。

来自肉类和乳制品的饱和脂肪，根据其来源，常被认为有害健康。来自棕榈油和椰子油的中链甘油三酯，是饱和脂肪的一个亚种。斯里兰卡和萨摩亚的居民大量食用棕榈油及椰油，约占总热量的 25%，是世界上摄入饱和脂肪最多的人群。[8]尽管对椰油的商业推广尘嚣日上，但实际上仍缺少关于其利弊的可靠证据，这主要是因为人们仍不了解这种特殊的饱和脂肪，这种中链甘油三酯，对健康是有益还是有害。许多推广网站声称大量研究证明了椰油的功效，但我发现其中大部分研究都不科学，一些纯属编造。现在一些明星厨师比起橄榄油更推荐椰油，强调后者的健康属性，此种趋势令人担忧，因为它完全缺乏证据。

反式脂肪也称氢化脂肪，†是最不健康的。它纯系人工产物，主要来自加工食品和油炸食品。发明之初，人们认为它是黄油的健康替代品（后文详论）。

在美国和许多其他国家，胆固醇含量都会在食品标签上

---

* "双低"即低芥酸、低硫苷。亦称"芥花油"。
† 全氢化（极度氢化）植物油理论上是不含反式脂肪的饱和脂肪，但历史上长期有部分氢化的植物油存在，因而表达习惯上有此等同。且实际中的全氢化工艺依然有产生少量反式脂肪（低于 1% 则可在食品标签上标注为 0）的风险。

单独列出，位于其他脂类成分下方，以帮助消费者选择避免其"致命"危害，这种做法毫无道理，因为等重量的"健康"食物如龙虾、蟹肉或鱼油中含有的胆固醇，几乎是"不健康"的猪油、牛肉或猪肉的 3 倍。鸡蛋富含胆固醇，因为听从了必须不惜一切代价避免胆固醇的错误建议，许多人几十年前就不再吃鸡蛋。胆固醇是一种复杂的脂质分子，是人体几乎所有细胞的组成成分。80% 的胆固醇在人体内合成，只有约 20% 从食物中摄取。它是具有保护和营养细胞作用的细胞膜的组成成分，也是合成许多维生素和重要激素的关键原料，只是因为有方便的胆固醇血检方式，加上有失公允的公共宣传推波助澜，胆固醇才背上了坏名声。

脂肪何时背上的恶名？

许多地方的人都因种种健康事件发起了反对脂肪的运动，但此类运动起源于美国，原因之一是 1955 年艾森豪威尔总统的心脏病发作成了公众事件。随后他尝试低胆固醇饮食，饮食方案没能降低他的胆固醇水平，也没能阻止心脏病发作，他最终死于心梗。推动反脂肪运动的是流行病学家安塞尔·基斯（Ancel Keys），他因制定了二战期间美军的"K 口粮"（K-rations）＊方案而声名卓著。在英国休学术假期间，他

＊ 当时美军有 A、B、C、K、D 等口粮方案，K 方案是单兵口粮，起初主要配给空降兵、轻步兵，营养不均衡，是短期、临时的方案。

对英国人含大量油脂的饮食不以为然，觉得英国饮食基本上就是包在报纸里的油腻的炸鱼薯条，香肠土豆泥，还有培根煎蛋。他发现那些买得起大多数食物的富裕英国人和富裕美国人一样，慢慢开始死于心梗，这在以前相当罕见。回到美国后，他决心申请资助证明自己的假说：心脏病与脂肪有关。

他的理论的核心就是著名的"七国研究"（Seven Countries study），该研究将七个国家的心脏病发病同各国的膳食脂肪摄入量联系起来。这七个国家包含心脏病患病率近乎为零的日本，也有心脏病患病率很高的英美两国。他建立的关联令人信服，结论明白无误：膳食脂肪水平等同于心梗风险。事实上，他研究了22个国家，并不是在所有国家此两者都存在令人信服的关联（这些国家的数据也未广获宣传）。但没关系，反正饮食难以准确计量嘛。这项研究对媒体、医疗界及公众认知都产生了重大影响，政府重新制定政策，推荐人们减少脂肪摄入。

另一些观察性研究也在佐证脂肪有害的观点。有一项大型群体研究（后命名为"中国研究"），收集了20世纪70年代中国65个县120个村村民的饮食数据。彼时的中国还很穷，自行车是主要交通工具。研究人员将几年前收集的各县饮食数据与当时50余种疾病的患病率及一系列血液标志物做了详尽对比。[9]结果显示，这些中国村民的膳食脂肪水平和血液中的胆固醇水平都只有美国人的一半，西方国家最常见的疾病如心脏病、糖尿病和癌症几乎不见踪迹。

负责该研究的科林·坎贝尔（Collin Campbell）及其团队认为，饮食中缺少动物蛋白和高脂的乳制品，以及大量食用蔬菜，是中国村民远离癌症和心脏病的原因，由此得出结论：应该吃蔬菜，而完全舍弃肉及乳制品。这一发现为正在兴起的素食及纯素运动*提供了关键证据，却与高蛋白的阿特金斯饮食法格格不入。坎贝尔所著的《中国健康调查报告》(The China Study)成了全球畅销书。[10] 据称罹患心脏病的比尔·克林顿读罢该书，遵照这一饮食法减掉了 9 千克体重。

早期研究脂质的科学家发现了一些罕见的家族，他们的胆固醇水平是正常人的 2 倍多，常常在青年和中年时期就死于心脏病。后来发现他们患有一类由基因异常引起的遗传病，名为"高胆固醇血症"。医生给予他们严格的无脂饮食。这些罕见病人的心脏病患病率与血胆固醇水平有明显的相关性。如果通过饮食或药物使其胆固醇水平降至正常，他们的死亡风险会大大降低。对其余 99% 的人来说，高脂饮食会使总胆固醇水平稍稍升高，据称这也会增加患心脏病的风险。据此，胆固醇全都有害的看法更加深入人心。

随着"脂肪致命"的观点在发达国家流行开来，我们的饮食状况却愈加糟糕。因食物多样性的减少，我们就无法再摄取许多营养素。我们已经知道，食物中的脂肪种类不一，形态各异，有好有坏，所以在你习惯性地去拿货架上标有"零脂肪"的食品前，应该多了解一些关于脂肪的知识。

---

* "纯素"（vagan）和"素食"（vegetarian）的差别是，后者包含蛋类和乳制品。

第 4 章

饱和脂肪

　　如果饱和脂肪严重危害健康，那为什么摄入饱和脂肪比英国人多的法国人，心脏病患病率不及英国的 1/3，平均寿命还比美国人长 4 年呢？法国人摄入的饱和脂肪有近 1/3 来自乳制品。自 20 世纪 80 年代末流行病学家发现英法两国死亡率相差 4 倍以来，所谓的"法国悖论"一直是引发争论和思索的话题。[1]

　　多年以来，英法之间的竞争从橄榄球赛、政治、英国脱欧、对骂一直延伸到死亡率的比较上。从法国开始准确地收集数据时起，法国发布的本国死于心脏病的人数就远少于英国，法国人寿命也更长，他们为此十分自豪。不过英国同事跟我说，两国间的差异很大程度上是因为法国人没有用"盎格鲁-撒克逊式的严谨"来统计死亡人数。另一些人表示反对，认为统计失误最多只能解释 20% 的差异，并指出欧洲的北部和南部历来存在差别。即使在法国国内，南北差异也很明显，这表明英法两国的差异大部分应归因于南部人有更健康的生活习惯。

法国人何以有如此优势？原因不一而足：常喝红酒，每餐都有奶酪或酸奶，晚餐时就政治问题发表长篇大论，文化和食物，对婚姻更放松的心态，一周只工作 35 小时，整个 8 月都在海边，热爱经常罢工和街头游行，不然就是对巨富征收高额税金？也许不过是因为他们更懂得享用食物，喜爱和亲朋分享菜肴。他们的食物喜好也很不寻常：常吃生肉，像是鞑靼牛排碎和几乎不煎的滴血牛排，爱吃用肠衣做的带土腥味的香肠、未灭菌的奶酪、生牡蛎和海鲜、蜗牛和蛙腿肉，而且他们基本上什么菜都用香蒜黄油或橄榄油来烹饪。

他们的日常饮食富含活物。奶酪、红酒和酸奶中活跃着大量微生物，在发酵过程中令食物变得美味可口而又不会腐烂变质。饮用红酒导致英法两国心脏病患病率的差异成为流传最广的理论，这很大程度上推动了英美两国红酒销量的上涨，稍后我们会谈到。

高脂奶酪健康吗？

肉类和奶酪可能是两种食用最多的高饱和脂肪食物。先看奶酪，每个胆固醇偏高的人都对"少吃或不吃奶酪，服用他汀类降脂药"此类医嘱很熟悉。奶酪含有 30%—40% 的脂肪，大部分是传统上认为应该避免的饱和脂肪。其余是多不饱和脂肪和单不饱和脂肪，只有约 1% 是胆固醇。

法国人食用大量的奶酪——每人每年 24 千克，是英美人均消耗量（13 千克）的近 2 倍。法国人食用的奶酪大部分是店里买的天然奶酪，而不像美国和英国（英国的情况比美国好一点）来自加工食品中含有的奶酪成分。20 世纪 70 年代这一差异更大，当时英美两国的总消耗只有现在的 1/3。1962 年，戴高乐总统曾感叹道："一个拥有 246 种奶酪的国家要如何治理？"

戴高乐以不符合他个性的谦虚低估了他的国家奶酪品种的丰富度：法国现有奶酪品种大概是这个数字的 2 倍（英国的品种则多达 800—1000），其中许多传统制作工艺受法律保护，像葡萄酒分级一样拥有原产地命名控制（AOC）认证。销量最好的 10 种奶酪中至少有 4 种是未灭菌奶酪。法国人认为这会让奶酪有更好的、更特殊的风味。法语中有 27 个词来描述奶酪的不同味道，区分繁杂的分类。奶酪中含有各种各样的微生物，如细菌、真菌（包括酵母）等，包括几百个物种以及数千种已知和未知的菌株。

奶酪的制作工艺越是偏手工化，生产条件越不灭菌，其内部和表面的微生物就越是多样。几百种天然微生物，外加酵母和霉，特别是奶酪外皮上的微生物，赋予手工奶酪比工业产品更丰富的味道和更好的质地。尽管别的国家对这种生产方式仍有疑虑，但罕有由手工奶酪引起的食物中毒事件发生——除了一些自制墨西哥奶酪，这种最好避免。法国的奶酪研制产业规模庞大，支撑着其全球市场，且已经开始认真研究微生物的作用。毫不意外，法国的各种奶酪研究中心发布的主要是关于法式奶酪的正面报道。

一些临床试验显示，给服用抗生素的人食用奶酪制品，有助于维护其肠道微生物组，而抗生素通常会杀死大量的健康肠道菌种。与经过灭菌的工业化奶酪相比，未灭菌的硬奶酪在与抗生素共同使用时，能加快病人的痊愈，减少细菌的耐药性。由此推断，奶酪中的微生物有助于维护肠道微生物的多样性。[2]

不久前我去法国萨瓦（Savoie）地区访友，了解到了传统高山孔泰奶酪（Comté）的制作过程，它使用的配方已延续了千百年。解说过程有一小时（佐以大量葡萄酒和奶酪），基本步骤包括将冷牛奶和热牛奶在春日的山间进行露天混合（其他种类的奶酪会添加酶类），这个化学过程会切掉牛奶蛋白的"尾巴"，使之结块并与脂肪结合，然后将凝乳用细麻布网过滤，去除部分水分，最后把过滤物储存在潮湿地下室的老木架上。地下室里有装满乳清混合盐卤的大缸，人们用抹布蘸上这种混合液，频繁擦拭乳块表面，使奶酪结出硬壳，上面布满细菌、真菌等微生物，能改变奶酪的酸度和味道。法国奶酪有这么丰富的口味，关键就在于擦奶酪的抹布所蘸取的液体——比如说过去的人会用马尿使奶酪变酸，并产生独特风味。

大部分天然奶酪都是自然老化熟成的（包括像切达奶酪/cheddar一样的硬奶酪），有一层硬壳或外皮，上面长的是另一种微生物：奶酪螨。这种微生物体型较大，高倍放大镜下肉眼可见。这些贪婪的家伙以奶酪外壳上的微生物及奶酪为食，打出小孔洞，提升奶酪的风味，不过在奶酪出售前通常会被清扫干净。有一种米莫雷特奶酪（Mimolette），在运到美国时一度表面爬满了小螨虫，直接被美国卫生官员禁售。在其遭禁后，一种亮橙色奶酪——陈年荷兰豪达奶酪（Gouda）的一种 17 世纪法国仿品，在黑市热卖。奶酪食客们喜爱外皮的泥土味。在放大镜下，或是一段硬核的 YouTube 视频中，你都能看到胖乎乎的透明虫子一边欢快扭动，一边大吃奶酪，视频最先就警告你：你可能再也不想吃法国奶酪。[3]

奶酪螨凸显了奶酪的生物活性——它是充满了微生物的活体，从常见于奶中的乳杆菌，到给洛克福绵羊奶酪（Ro-quefort）、斯蒂尔顿奶酪(Stilton)等带来美味蓝纹的酵母和真菌。美国食品药品管理局（FDA）"英明"地决定，鉴于奶酪中含有活菌，有健康隐患（相比之下枪支倒比较安全），须在美国禁售由未灭菌的牛奶制作的一系列手工奶酪，如孔泰、勒布罗匈（Reblochon）、博福尔（Beaufort）等。他们甚至宣布可能对那些在难以灭菌的陈年木质表面上存放熟成的奶酪采取同样的措施。从 FDA 认为美国民众食用传统食品存在健康隐患，而工业产品则很"健康"这件事上，我们可以看出当今食品卫生政策是如何考量风险的。

当具有"安全意识"的食药局和充满商业头脑的美国农业部大力推广灭菌工艺生产的、几乎不含任何活菌的工业化奶酪制品时，法国人还是更乐于享用他们的传统奶酪，即便是那里的超市出售的奶酪，也含有万亿级的活菌。如果你把奶酪从冰箱拿出放在外面，你有时会发现，在细菌和酵母相互作用并争相分解奶酪以产生能量的过程中，奶酪会逐渐变形。这些细菌的代谢会生成大量的酸，使杂菌无法生长，奶酪也不会酸败。

天然奶酪开始变质的唯一迹象常常是表面长出了霉斑（像众人皆知的青霉菌），或者是浓烈的氨味，后一种情况见于含水更多的塔雷吉欧奶酪（Taleggio）、林堡奶酪（Limburger）或者伊泊斯奶酪（Epoisse），它们的保质期更短。奶酪中的真菌产生的毒素本来是有毒的，但在奶酪中已经分解，可以安全食用。不管闻起来怎样，如果吃起来不错，那就可以放心享用，这是吃奶酪的原则。

我很想知道，法国人天天吃奶酪从而摄入了大量有益微生物，这种情况能否解释法国悖论，因此我拿自己及实验室的四位志愿者同事做了大量摄入法国奶酪的实验。我想用最好的法国奶酪来实验，以获取多种微生物，为此我咨询了我家本地奶酪店的一位专家。

讨论（并品尝）了几天后，他为我挑选了三种未灭菌奶酪：莫城布里奶酪（Brie de Meaux），口感浓郁的洛克福蓝纹奶酪和臭臭的流质伊泊斯奶酪（熟成后可用勺子舀取）。我每天要吃大量奶酪：180 克——通常的一大份是 30 克。为了助食并遵循法国传统，我每天喝两杯酒体厚重的红酒；为免饥饿，每天再喝三份酸奶。平常我每周吃一到两次奶酪，实验前一周我没有吃，以便收集粪便样本，检测我在三天密集吃奶酪前通常的菌群水平。

对我这样一个奶酪热爱者来说，实验看似小菜一碟。第一天的早餐很轻松——黑面包配上一大片莫城布里奶酪；午餐是饼干夹洛克福奶酪，加一个苹果冲淡那强烈的气味；晚餐是沙拉和美味的伊泊斯奶酪配面包和红酒——完美。第二天食谱也一样，早餐很容易就吃完了；但洛克福奶酪午餐让我有点难以消化，可能是因为它的脂肪含量高达31%；晚餐的奶酪依然美味，但我开始觉得腹胀。

等到第三天，我感到了解脱，实验终于快结束了。从早上开始我就有些怪怪的胀气感，因为吃的纤维太少了，我一连几天都便秘；尽管总热量并没有超限，但我感觉很饱。每天光是奶酪就给了我800千卡热量和45克饱和脂肪，远超过"推荐限量"，这还不算吃的其他食物和酸奶。实验结束后两个星期，我继续收集粪样，观察奶酪中微生物所带来的效果能持续多久。

直到10年前，探查微生物的唯一方法还只有将其培养成肉眼可见的菌落。你必须将其挑入培养皿培养数周——过去我们以为粪便中只有少数种类值得关注的细菌，后来发现是只有1%的肠道微生物容易在培养皿中生长，而这些一般是致病菌，或者叫病原体。新的基因测序法改变了这一过程，检测出了其余99%的菌种，它们大多数对人都绝无害处。

当我的合作伙伴罗伯·奈特（Rob Knight）从科罗拉多实验室发回测序结果时，我已经迫不及待了。他们从我的样本中提取了所有微生物的DNA，利用基因测序仪检测了所有细菌都有的一种基因：16S基因。每种细菌都有独特的16S基因型，可作为区分的标志。通过分析，约1000种细菌被分成不同的群体或说亚科，而后研究人员可以比较不同人体内的菌群情况。结果显示，英国人的平均菌群特征并不健康，也缺乏多样性，但还是比大多数美国人强。

我的肠道菌群的基准结果有点出人意料：我粪样中的微生物组成比起大部分美国人，更接近委内瑞拉人。最常见的两类（门）肠道细菌是拟杆菌门和厚壁菌门的细菌。我的厚壁菌门细菌的初始数量比我想的要多。一大疑问是奶酪中的微生物能否安全通过胃和小肠。人们曾以为胃酸的酸性足以杀死任何细菌，好在奶酪中的微生物并不会全部阵亡。施行奶酪饮食一天之后，我的肠道菌群就开始起变化，特别是青霉菌和一些种类的乳酸菌（如乳杆菌）*数量明显增加。

在停食奶酪后，乳酸菌的作用又持续了几天，然后肠道菌群开始向常态恢复。这说明如果不持续补充，奶酪中的微生物无法在肠道久活。2020年，我们在研究了数千名常吃酸奶的双胞胎后发现了类似的结果：他们和只是偶尔吃酸奶的人相比，肠道中有很不一样的"酸奶"菌，微生物组多样

---

* "乳酸菌"是能利用可发酵碳水化合物产生乳酸的细菌的通称，包括双歧杆菌、粪肠球菌、一些链球菌等，当然也包括乳杆菌属。

性也好得多。[4] 两周后，我的肠道菌群多样性有所增加，程度不高，但有统计显著性，这是一个好消息。然而，另外四位志愿者的实验结果与预想的不一致，有些人的肠道菌群甚至根本没有变化。

不管饮食如何，每个人的菌群都承载着个体的独特印迹。我的实验表明，人体内微生物的组成差异巨大，而这可能是人们对同样的食物反应迥异的原因。超量奶酪实验结束后又过了大概两周，我的肠道才完全恢复常态——对奶酪才重新有了食欲。这就像孩子掉进糖果店里：有时候好东西吃多了也会腻。

对饱和脂肪的恐慌

20世纪八九十年代，媒体大肆报道了人们对食用大量乳制品会引起心脏病的恐慌，而这种恐慌延续至今。它部分是由动物实验引发的，在这些实验中，研究人员用含有大量饱和脂肪的食物饲喂大鼠，造成其血脂升高，出现心脏病迹象。可是大鼠和人很不一样，特别是在饮食和健康方面。另外一部分恐慌出自流行病学领域，但我们知道，许多早期研究特别是观察性研究是有缺陷的。

如前所述，不同国家心脏病患病率差异巨大，可能与其他多种原因有关。勇敢的批评人士称，"反脂肪大师"安塞尔·基斯研究的国家和使用的数据是经过精心挑选的。其他人使用同样的数据，就得出了相反的结果。[5]之后开展的进一步研究，也没有得出一致或确定的结果。尽管如此，"乳制品中的脂肪会引发心脏病"这一盛行的假说已深入人心。

多年来，反对这一假说的医学、科学界人士被当成异端分子而不能发声，他汀类药物的发明和普遍使用进一步强化了这一观点。理论上说，与饮食不同，他汀类药物能快速降低血胆固醇水平，从而降低心脏病风险和死亡率。根据英美有关部门的推荐，1/4 的成年人应服用他汀，据信是因为这种药物能降低胆固醇，但这是找错了重点。降脂药的主要功效来自能阻止血管的炎症反应，它们同样能缓解或加重许多其他疾病。[6]现在我们能重新客观地分析累积下来的饮食数据。2015 年有一项研究重新检视了 20 世纪七八十年代的 6 项早期试验，结果发现，虽然控制饮食可以降低胆固醇水平，但与当时的结论相反，这样不能减少心脏病患病率。[7]多数表示饱和脂肪不好的证据，来自四项较旧的随机临床研究，它们纳入 117 至 312 名被试，并在随后多年跟踪、评价这些人在减少脂肪摄入后，心脏是否更少受影响。这几项研究没有确凿结论（汇总后有不同解读），而且有缺陷，因为其中的饱和脂肪水平并不高，反而基本都提升了健康脂肪（多不饱和脂肪）的水平。另一些荟萃分析归纳了 21 项大型观察性研究，这些研究调查了全球范围内饱和脂肪的消耗情况，共纳入 34.7 万人。其中 1.1 万人在此后 20 年患上了心脏病，但在他们身上并没有发现饮食中的饱和脂肪含量与心脏病或中风有相关性。[8]

如今大量证据已经转向支持相反的观点。2020年，就英国生物样本库的50万人进行的观察性研究发现，饱和脂肪对心脏病没有明确影响；而前瞻性城乡流行病学（PURE）研究更发现，饱和脂肪在较贫穷国家其实在起保护作用。

另一个问题是，指南制定者们把所有饱和脂肪都打包了在一起。这很荒唐。研究表明，橄榄油、肉类和乳制品中的饱和脂肪，在结构和对健康的影响方面都有明确的差别。

要评价长时段的含乳饮食并不容易，一个折中的办法是开展较短期的饮食研究，观察心脏病风险因素的变化，以补充长期的观察性研究。有超过21项此类研究表明，摄入牛奶、奶酪和酸奶不会增加心脏病风险。将这些小型研究汇总后发现，奶酪和酸奶（正好都是发酵食品）都有益健康。[9]还有一项研究纳入了609名美国被试，让其中一半人吃健康低脂的饮食，在12个月中将他们的饱和脂肪摄入量减少1/3；另一半人则吃健康高脂的饮食，亦即奶酪及其他乳制品。两组人在各风险因素和减重方面未见差别。[10]

结果看来很明确，特别是将奶酪和黄油区分开的情况下。全脂奶酪尽管含饱和脂肪，但它不仅不是心脏病的风险因素，对健康无害，而且能保护心脏，降低死亡率（黄油不行）。[11]因此，即使我们不能指望曾误导人们的观察性流行病学研究有多可靠，但起码有了一个合理的假说，经常食用传统奶酪可增加肠道微生物，从而预防心脏病和其他疾病。

深加工或煮制、烤制的奶酪，所含活菌大大减少，也就没有上述功效。其他如牛奶或含有微生物的发酵品，对人或也有同样的益处，稍后我们会谈到。

至于法国（或地中海）悖论：奶酪肯定发挥了作用，但现在还没有谁说得准。因为随着 30 年前尚未发明的新疗法问世，英国、法国和其他大多数发达国家的死亡率都大幅下降。尽管心脏病人数仍高居不下，但现在的人有过一次心脏病发作后，比以前能活得久得多。这主要得归功于能疏通动脉的微创手术，以及降低血黏度和控制血压的药物。

奶酪比萨饮食

丹·詹森（Daniel Janssen）今年 39 岁，来自马里兰的一个小镇，这是棒球名将"宝贝"鲁斯（"Babe" Ruth）举行婚礼的地方。丹爱吃奶酪也爱吃比萨，实际上过去 25 年来，他每一天每一餐吃的都是比萨。

他可以勉强吃一点比萨上的番茄酱，但一点蔬菜馅料也不碰。他一般一个人吃一个热量 1300 千卡、含 45 克饱和脂肪的 14 寸比萨，再喝一杯可乐。很显然他患有强迫性进食障碍，但奇怪的是，他其他方面都正常。他很苗条，除了因为自小就有糖尿病需要注射胰岛素外，他看起来比较健康。医生建议他改善饮食习惯，但惊讶（也略有恼火）地发现他的血胆固醇和血压都正常，血糖通过注射胰岛素也得到了控制。他在当地的达美乐比萨店工作了好些年，后来自己做起了木工生意。

人们逗他说"你再这样吃会死"的时候，他会反驳说："人都会死。但我要吃饱了比萨再死。"他的未婚妻玛德琳（Madeleine）和他一样也是素食人士，她会劝他吃点蔬菜（严格来说，西红柿是一种水果）。为了让她高兴，他试着吃过，结果一角带蔬菜的比萨都吃不完就会干哕。"好好一块比萨，干吗要加上蔬菜给毁了！"玛德琳鼓励他去看心理治疗师，医生认为他的问题是从童年开始的。

"大概我四五岁的时候，我们住在北卡罗来纳的一个边远小镇。父母送我去一位女士在家开的日托所。她每天都做布伦瑞克炖肉给我们吃。谁会给 5 岁孩子吃炖肉呢？炖肉的主材是某种肉类比如鸡肉、猪肉或兔肉，再配上秋葵、利马豆、玉米、土豆、西红柿外加一点牛肉。我一点都不想吃，想跑开，可她会把我抓住。我不记得她有没有打我，但我记得她会把我丢进壁橱作为惩罚，我只好坐在里面号啕大哭几个小时，直到妈妈来接我回家。"

当被问到定期看心理治疗师之后饮食习惯有没有改变，他说："没有，事实上我愿意去看治疗师的原因之一就是她在镇上住，看完她之后我可以去'方饼乔'（Joe Squared）店里吃比萨。"

像这样的特例难以用传统的营养学知识来解释——当然我们不知道丹会突然死去还是长命百岁。但如果是后者，我们会大跌眼镜。他摄入了大量的饱和脂肪，远远超过大部分国家官方饮食指南推荐的每天 20—30 克。而且他几乎不吃纤维。但如果有人真能适应这种高脂乳制品饮食且还能保持健康呢？在战后著名的七国研究中，安塞尔·基斯指出，希腊的克里特岛居民是血胆固醇水平最低（时为美国人的一半）、心脏病患病率也最低的人群。

克里特人的胆固醇与百岁老人

克里特人的村庄位于山区，孤绝而贫困。大部分人以放羊或打鱼为生。尽管生活艰苦，没有真正的医疗设施，但村民中有许多百岁老人。基斯及其同事当时没有说明的是，这些村民食用大量的动植物脂肪和乳制品。我的一名遗传学家同事埃莱·热吉妮（Ele Zeggini）在 50 年后，更详尽地研究了这些村庄中的部分样本。她发现村庄之间差异很大，彼此隔绝，有独特的方言和风俗习惯。

在基斯的研究范围之外有一个名叫安诺其亚（Anogia，在希腊语中意为"山中高处"）的村子，只有 5000 多人。它位于伊迪山（Idi）北段 3000 英尺的高处。村民们很少吃鱼，每天会吃大量的山羊奶酪和酸奶。和几百年前相比，他们饮食的唯一真正变化就是现在有条件经常吃肉（一般是羊肉）了，而过去只在特殊的日子才吃。他们现在也变懒了，300多米的路也要开车。

村民们参与了一项全国性营养研究，定期体检并验血，他们血中的总胆固醇水平确实偏高（不过只是略高于5毫摩尔/升），理论上说，他们与北欧人相似，没有希腊其他地方的人健康；可尽管他们也会患癌症，但和其他地区的希腊人不同，他们没有心脏病迹象。

埃莱的团队发现大部分村民在APOC3基因上都有突变，这能解释为什么他们血液中的"好"脂质转运蛋白即高密度脂蛋白浓度较高，而"坏"的甘油三酯浓度较低，使得他们尽管采用高脂饮食，心脏却仍受到保护。这个封闭、颇有表亲通婚的村庄与地球另一面一个同样食用大量奶酪及其他乳制品的人群——美国的阿米什人（Amish）——有着意想不到的共同之处。神奇的是，阿米什人也有这一罕见的保护心脏的基因突变，通常它在5万人中都发现不了1例。[12]

上述故事表明，人或许可以在相对短的时间内适应特殊的饮食和环境，如摄入大量高脂的肉和奶并饮鲜血的东非马赛人，或几乎仅以肉类和发酵乳品为食的蒙古游牧民。

基因会变异，微生物也能适应环境。细菌每二三十分钟就能繁殖一代，当然比人类适应得快得多。我还没能检测"比萨人"丹，但他身上很可能有喜爱奶酪的基因突变，肠道里也肯定有热爱奶酪的微生物。微生物信息不会显示在食品标签上，所以我们难以猜测达美乐的奶酪馅料里面还有多少有益活菌，他们的奶酪馅料显然是用冻奶酪和淀粉做成的。反正，除非你很清楚自己的基因和微生物，我不推荐你只吃奶酪比萨。

工业化奶酪是牛奶在美国和欧洲滞销后形成"牛奶湖"的副产品。这一工艺是大型加工食品公司如卡夫（Kraft）公司引领起来的。20世纪50年代，卡夫研发出了保质期（shelf life）有好几个月的奶酪，并将其运往美国各地。他们的畅销商品有Cheez Whiz，这是一款亮橙色蘸酱，和欧式手工奶酪没有半点相似之处。制作工艺包括烹煮并搅拌奶酪，或者添加乳化剂及多种化学制剂使脂肪和牛奶混合在一起，再加入防腐剂，使之能保存数月。最后的无活菌成品可以添加到几乎任何食物中，增强口味、质感和黏稠度。为演示之用，我留有一片卡夫奶酪，已经留了超过30个月，它依然呈现闪亮的橙色，毫无霉变迹象。

加工奶酪的完美搭配，就是世界上也许最受欢迎的食物——比萨。令人忧惧的是，它正逐渐成为美国人饱和脂肪的主要来源（占14%）和第二高的能量源，1/3的美国年轻人每天都吃比萨。考虑到现代比萨1889年才在那不勒斯诞生（为玛格丽特/Margherita王后制作）并于1905年才传到美国，这就更不可思议了。当然，现在人们吃的比萨大多不是意大利常见的手工现制比萨，而是廉价的加工冷冻食品。这一产业的规模仅在美国就超过400亿美元。有些曝光度很高的品牌，面饼上边和里头都加了大量奶酪，一块就含有14克脂肪和340千卡热量。看起来，只要这种奶酪价格够低、保质期够久，就会被陆续添加到无限品种的食物中。

20 世纪 70 年代以来，美国人的奶酪消耗量增加了 4 倍，但讽刺的是，因为担心奶中的脂肪，同期人们饮用牛奶的量却下降了。尽管这与政府制定的饮食指南相悖，但美国农业部和农民们却很满意。[13]"正宗"美式奶酪比萨的出口量也大规模增长，特别是在邻国墨西哥更是快速扩张。

法式奶酪的本质和蚊子

另外一种制作奶酪的非传统方法是用身上的细菌来发酵牛奶。你可以为自己量身定制一款奶酪。只需用棉棒擦拭腋下、肚脐和脚趾缝，把采到的东西混入牛奶，再加点乳酸菌，"哗"，你的个性化奶酪就变出来啦。来自加州大学洛杉矶分校（UCLA）的克里斯蒂娜·阿加帕奇斯（Chiristina Agapakis）和挪威的感官艺术家一起合作，为都柏林的一项名为"自制"（Selfmade）的展览完成了这些作品。这些奶酪看起来和常规的牛奶或绵羊奶奶酪没有区别，每块都以细菌的捐献人命名。用来制作普通奶酪的细菌，和生活在人体表面幽暗而不常洗到的部位的细菌是近亲。

制作"臭"名远扬的林堡奶酪用的细菌，就和许多人脚趾缝间造成脚臭的细菌是同一种（亚麻短杆菌）。身体表面的细菌组成多少决定了你会不会招引某种动物。特别是蚊子，它们非常敏锐，不同种类的蚊子会对某些细菌产生的气味避之不及，对另一些的气味则趋之若鹜，这可以解释为什么有些人天生不受虫叮。在一项实验室研究中,我们那些"幸运"的英国双胞胎被试把手放进装满蚊子的塑料球中,再数自己被叮的次数。结果很不一样,证明招蚊体质确系天生。

UCLA 的团队发现,嗅觉是非常主观的。在一项嗅觉对照实验前,他们预先告知被试一些信息。那些事先被告知细菌闻起来像奶酪的被试汇报称气味很好闻;另一些被试则被告知这是从人身上收集来的细菌,他们就表示气味令人恶心。克里斯蒂娜品尝了她自己的"肚脐菌发酵奶酪",觉得"吃起来和普通奶酪一样"。用人体细菌制作的奶酪还没有成为日常饮食的一部分,不过谁知道呢,也许作为一种终极"自拍",有一天它会流行起来。

保加利亚健康食品

酸奶是饱和脂肪的另一常见来源,尽管不同种类的酸奶,特别是新近出现的低脂酸奶,脂肪含量差异很大。酸奶由山羊奶、牛奶或绵羊奶制成,品种多样,黏稠度各异。去除了多余水分因而更黏稠的希腊酸奶现在广受欢迎。传统的希腊酸奶也是饱和脂肪含量最高的,每杯有 14 克脂肪,同时含有大量的维生素 B12、叶酸和钙。一般来说,越是用传统和天然方法制作的酸奶,所含饱和脂肪越多。畅销的低脂或零脂酸奶所含饱和脂肪最少,但这些酸奶要么使用了人工甜味剂,要么添加了大量食糖或等价物——浓缩果汁中的果糖等来弥补风味，所含维生素和营养物质通常更少。

20 世纪初，具有创新精神的俄国免疫学家埃利·梅契尼科夫（Élie Metchnikoff）博士是第一个认真研究酸奶的人。他是一位杰出的科学家，因证明了白细胞有抗炎作用而非对人有害，而与科学家保罗·埃尔利希 (Paul Ehrlich) 共享了1908 年的诺贝尔奖。他开创性地提出，正如白细胞一样，细菌也总被误认为对人有害，但其实微生物和人类存在共生关系。他提出："肠道菌群是我们的生命之火过早熄灭的主要原因……人们有望在 [20] 世纪之初见证这一难题的解决。"

他观察到保加利亚农民食用大量当地产的酸奶，尽管生活艰苦但却相对长寿。在这一基础上，他提出了自己的理论。这一理论如今看来顺理成章，但在当时却前所未有：更健康的身体与更长的寿命之间存在联系。他认为衰老是由有害肠道细菌产生的废物引起的，而食用乳酸（由牛奶和酸奶中的细菌生成）可以抵抗老化，延年益寿。此后他给自己开了方子：每天喝酸奶。他比两任不怎么爱喝酸奶的妻子都要长寿，在位于巴黎的巴斯德研究所工作直至 71 岁去世。

他的追随者之一是伊萨克·卡拉索（Isaac Carasso），一名富有的犹太裔加泰罗尼亚人。一战前正在巴尔干半岛工作的卡拉索听闻了梅契尼科夫的研究，认为其中有巨大商机。他办的企业后来成为跨国公司达能（Danone），如今市值约 350亿欧元。另一名追随者是日本医生代田稔（Minoru Shirota），20 世纪 20 年代他在京都工作，寻找预防感染的疗法。他培养出了所谓的"益生乳酸菌",并且"谦虚"地用自己的名字将这些特殊菌株命名为"干酪乳杆菌代田株"。他的商业才华成就了养乐多（Yakult）品牌1935年的全球推广。我们不知道他每天喝多少酸奶，不过他一直活到83岁。

如今，全球希腊酸奶产量的激增或给生态环境造成了负面影响。过滤后的酸奶所剩的乳清蛋白因为酸性太强，用常规方法倾倒属于违法，会对动植物造成毁灭性影响。在美国东北部，约5.7亿升的有害乳清蓄积成湖，等待处理。环保人士正在实验将它们与牲畜粪便混合，利用细菌发酵使之产生甲烷，这种混合物的气味可能不太好，但说不准哪一天酸奶的副产品就能用来发电。

乳制品尽管含有"不健康"的饱和脂肪，热量也高，但反而可能有助于减重。多项比较含乳与不含乳饮食方案的试验全都发现，含乳饮食组比不含乳饮食组减重稍明显，但这是在两组都同时限制热量摄入、同时都在试图减重的情况下。而且，含乳饮食组减掉了更多的脂肪，同时增加了纯肌肉。这说明乳制品中的某些成分可以减少内脏脂肪。这一推论如果属实，可是重大利好。尽管饱和脂肪的真实水平是否重要仍无定论，但其中含有的微生物可能很关键。[14]

本书中反复讲到，人们在谈论某种食品可能对人有益或有害时，往往竟然是缺少过硬证据的。针对食用酸奶和减重的关系，目前只有两项随机临床试验，都是小规模的短期研究，且无定论。不过还有6项大型的观察性队列研究（cohort study），跟踪调查了 15 万人喝酸奶的习惯。其中 4 项得出了正面结论。比如，最近西班牙的一项研究观察了 8000 名成年人（包含两性）6 年半之久，发现食用全脂酸奶会使体重略为下降。这意味着每天吃至少一份酸奶可以将肥胖的风险降低 40%。[15] 这再次表明，与我们此前认为的相反，[16] 增加日常热量中乳制品的占比并不会使人发胖，甚至还可能对减重有一点帮助。

研究酸奶效用的短期实验表明，饮用酸奶后，只有人类肠道菌群才能生成的 B 族维生素硫胺素含量增加。其他一些研究用特殊的乳杆菌菌株（包括保加利亚乳杆菌）喂食小鼠，发现小鼠的免疫力有所改善。[17] 不过除了一项小型研究显示酸奶能减少老人的普通感冒患病率，目前仍缺乏直接且一致的证据表明酸奶对人体免疫力有益。但我们开展的双胞胎研究显示，在人类这里，微生物、饮食和免疫系统之间有明确且重要的关联，稍后我会详述。

超级微生物和益生菌

所有酸奶中都含有大量能发酵奶的细菌——乳酸菌，或说乳杆菌，前文已有涉及。它们能帮助消化乳糖。酸奶中细菌的数量、具体菌株、天然含有或人工添加了哪些其他的菌种都千差万别。大多数天然酸奶中的细菌都不是通常定植于我们肠道中的菌株。这些所谓的对肠道有益的细菌在足量添加进食品后，据称或有益健康，此时这些细菌就叫"益生菌"。

　　益生菌如今是一门大生意。它们种类繁多，且日益流行。除酸奶和奶酪外，活菌也存在于酸乳酒——一种口味酸甜、略带汽的发酵乳品之中。还有康普茶或叫红茶菌，这是一种略带汽的、以细菌和酵母共同发酵的红茶；味噌（miso），用真菌和盐发酵大豆得来；还有用白菜发酵而成的德式酸菜（Sauerkraut）、韩式辣白菜等，会含有十几种有益微生物。有些益生菌还存在于腌橄榄中。

　　向酸奶和其他乳制品中添加益生菌究竟有无功效，现在仍有很大争议。益生菌一般以冻干的形式分品种在健康食品店出售，可用于减轻抗生素的副作用或缓解肠胃不适；还有一些据称无论对健康人还是病患都有提振免疫系统的作用，营销中宣称的功效也五花八门。市场上出售的益生菌种大部分属于乳杆菌或双歧杆菌。

　　真正证明益生菌功效的不是酸奶广告，而是预防抗生素引发严重甚至致死性疾病的科学研究。抗生素引发疾病的事件常见于高度易感的早产儿或老年患者身上。抗生素广泛用于治疗因极少数致病菌繁殖失控而引发的感染，效果往往很好，但通常也有一些附带损害：杀死许多有益菌种，改变体内菌群的天然组成。这会让某些致病菌失去天敌，大量增殖，攻城略地，甚至对最强效的抗生素都变得耐药。

　　许多类酸奶中都添加乳杆菌和双歧杆菌，医生建议人们饮用这些酸奶预防严重的肠道感染——艰难梭菌*感染。相当一部分住院病人，特别是女性和老人，接受抗生素治疗后都会感染这种细菌。最近的一份汇总了 21 项临床试验的荟萃分析发现，服用益生菌 3 周，就能将此风险降低 60%。尽管并不总是见效，但平均来看，每 8 例遵医嘱服用益生菌的病人中，就有 1 例能免于感染，可说是非常划算。[18]

不过，街面和网络上益生菌的销售没有得到有力的监管。许多益生菌产品在极尽夸大功效之外，还含有受污染的细菌甚至完全失活的死菌，或是活菌数量不达标——冻干补剂似乎尤其如此。在这些因素的影响下，欧洲和美国当局开始禁止酸奶厂家在未开展确切试验前就做如此宣传。这使得生产厂家陷入了类似"第 22 条军规"的尴尬局面：有关部门用审核新药的标准来管理益生菌，而要证明产品有益健康，厂家得花费数百万美元，提供严谨的证据说明产品的有效性和安全性。酸奶厂家抗辩称，益生菌不过是食品，如果一款新麦片粥问世，食药局难道会要求厂家提供临床试验结果？目前为止，双方争执不下，而关于益生菌对人体功效的大规模试验看来也遥遥无期。

2018 年，我们对涉及 25 项人类身体条件的所有益生菌研究做了全面综述和荟萃分析，发现有较强的证据表明，益生菌在约 18 项条件下都有效果。[19] 但问题是，其中多数研

---

* 艰难梭菌（Clostridium difficile）旧称"艰难梭状芽孢杆菌"。2021 年国际学界认为其应重命名为"艰难拟梭菌"（Clostridioides difficile）。

究用的是不同的细菌，我们无法始终推荐其中一种。

微生物能不能去脂肪？

　　不断有证据表明微生物和血脂水平有关。无菌小鼠的血脂和胆固醇水平过高，是因为胆囊缺少一种重要产物的沉积，那就是胆盐。胆盐有清除脂质的作用，而微生物对此很是关键。蒙特利尔的一个研究团队让胆固醇极高的病人先食用益生菌酸奶 2 周，再给他们做检测，发现结果很好。[20] 随后他们让情况类似的另一组病人服用含上述益生菌的胶囊 9 周，结果是有害脂质的水平下降了 10%，而这一结果针对罗伊氏乳杆菌这种微生物，一直能令人信服地重复。[21]

　　奇怪的是，尽管越来越多的证据表明酸奶大体有益，但直到最近，仍没有多少证据表明益生菌能在人类肠道存活并繁殖。在乳杆菌这类基础的发酵益生菌中，研究表明，它们只有 1% 能通过强酸性的胃液到达十二指肠，随后便无下文。大部分研究都表明添加益生菌后粪便中没有存活的添加菌种，也没有证据表明益生菌能在结肠存活。[22] 将酸奶中益生菌的数量增加数倍，或使用稍有不同的菌株，结果可能会好一点，但大体上没有哪一型微生物能对所有人有效。商品酸奶中的常见益生菌株可能对甲有效，对乙却无效。

　　这可能是因为某些特异性的化学信号或条件，能使特定的肠道环境不利于益生菌生长；或者就像新来学校的小孩，相关益生菌在数量上远落后于肠道固有的微生物，因而受到排挤无法融入。一项针对酸奶的小规模但经过周密计划的试验有一些有趣的发现。试验招募了7对女性同卵双胞胎志愿者，请她们食用含有5种益生菌的酸奶（这些菌种常见于多种品牌的酸奶中），每日2次，连续7周。从中，以微生物组研究的引领者杰夫·戈登（Jeff Gordon）为首的美国研究团队欣慰地发现，相当数量的益生菌到达了双胞胎的结肠，其中一种双歧杆菌在志愿者停吃酸奶后仍存活了1周。[23]

不过，令人失望的是这些幸存的益生菌显然没有发挥很大的作用。团队发现其他肠道微生物的组成毫无变化，这些肠道原住民对外来者处之泰然。研究人员在条件受严格控制的小鼠身上投放同样的5种益生菌，得到了同样的结果。添加在酸奶中的益生菌后续可以检出，但肠道原生菌种并未受到激扰。可能有些科学家会就此止步，但该团队进行了一系列复杂的检测，证明了这些益生菌默默无闻地发挥了巨大的作用。它们大幅提高了某些基因的活跃度，这些基因负责调控蔬果中复杂的碳水化合物及糖类的分解。我的博士后卡罗琳·勒·罗伊（Caroline Le Roy）在逾1000名英国双胞胎身上继续了这项试验，并对肠道微生物开展了深度测序。她发现，发酵剂中的所有微生物都会出现在肠道中，但不再吃酸奶后它们很快会消失。她还发现，常吃酸奶的人内脏脂肪更少，肠道菌群产生的化学物质也能减少炎症。[24]

由此可见，食用酸奶改变了消化食物的方式，激活了抗炎通路。人体的微生物通过大型网络密切合作，以复杂多样的方式代谢食物。添加单一的微生物可能不足以改变为数众多的其他菌种彼此间的平衡，但仍能改变整个菌群的代谢平衡，从而影响健康。

需要事先声明的是，市面上许多品牌的酸奶都有些夸大功效，特别是在只添加了少量的一两种专利菌株的情况下更是如此。许多低脂酸奶中含有大量的糖（或果浆），会抑制细菌生长，益生菌的功效也就被抵消了。像其他益生菌一样，酸奶中的有益菌通常也无法在人的肠道存活，所以必须每天饮用、补充，以发挥其作用。也可能特定的菌株或菌群是其中的关键，而我们每个人都需要找到与自己更为情投意合的"菌魂伴侣"。

个性化的微生物与定制酸奶

在有相似基因和相同生存环境的小鼠身上开展的益生菌研究基本得出了一致的结果，证明其对健康有益，而以人为对象的研究却令人失望，结果往往无法复制。这可能是因为组成人的肠道菌群的菌种千差万别。那么，是基因决定了每个人体内会存在哪些种类的微生物吗？这很关键，因为这或许能解释为什么某些益生菌或酸奶只对一部分人有效。

像我这样有遗传学背景的科学家往往相信基因参与决定了人的所有生物特性。当然也有不同意见。非遗传学家相信，人与人之间的巨大差异主要出自环境和食物的随机作用。早先有两项在美国开展的双胞胎研究，没有发现确凿的证据表明基因的影响。当我听到微生物组专家、同时也是我后来的合作伙伴露丝·雷（Ruth Ley）在一次会议上陈述她的实验结果时，我想到，那两项实验规模太小，而通过我当时那纳入 11000 名双胞胎的队列研究，或可找到问题的答案。

在 25 年时间里，我研究了双胞胎的几百种特质，从宗教信仰、性取向到维生素 D 和体脂水平，想找出决定每个人的特征及易患疾病的主要是基因还是环境。思路很简单：将同卵双胞胎之间的相似之处和异卵双胞胎间的相似之处做对比。如果同卵双胞胎有更多相似，说明基因绝对参与其中，因为同卵双胞胎的基因完全一样，而异卵双胞胎和普通兄弟姐妹一样，基因只有 50% 相同。通过简单的计算即可得出人与人之间的差异多大程度是由基因决定的，相应的百分比就叫"遗传率"。

我们从可敬的双胞胎志愿者那里收集了少量粪便样本，保持冷冻状态发给康奈尔大学的露丝·雷。她和团队提取了其中的 DNA，对具有高度变异性的 16S 基因（前面提过，它能区分不同的菌种）进行了测序。在明确了每个人体内 1000 类主要微生物的比例后，我们就能开始比较。我们发现，任意两人的菌群都不怎么相似，其多样性令人惊叹。我们和他人只共有约 1/3 的菌种和 1% 的单株，所以在肠道菌株的层面上，我们每个人都独一无二。作为对比：人类彼此共享

99.9% 的 DNA，还有 1%—3% 来自尼安德特人。即便同卵双胞胎也只有约 37% 的菌种相同，稍稍多于异卵双胞胎。

尽管饮食和其他（非遗传的）环境因素起主导作用，但是许多影响饮食、肥胖和疾病的菌属，如乳杆菌和双歧杆菌，其下许多次级分组会受遗传因素的一定影响。不过这种影响只占一部分；即便是这些特殊的"遗传性"细菌，其所受影响超过六成仍来自环境。[25]

这些结果颇令我们意外。这意味着在肠道内蓬勃繁殖的微生物（如乳杆菌）的数量和种类部分是由基因控制的——这有点像特定的花草灌木喜好特定类型的土壤。这可以解释现有的少数种类益生菌为什么只对有些人有效。有鉴于人类个体的独特性，只有研发出更多种类的益生菌和更有效的送达结肠的方式，含有益生菌和促进细菌生长成分的健康食品才能更好地发挥作用，而不是指望添加的有限几种细菌。

我们和美国国家卫生研究院（NIH）的马里奥·勒德雷尔（Mario Roederer）合作了一种新型的实验。我们以 1000 名双胞胎为研究对象，检测了位于肠道和血液中、与微生物频繁进行信息传导的免疫细胞——调节性 T 细胞。结果发现它们主要由基因控制，在不同人身上变异较大。[26] 可以这样说，基因部分决定了哪些微生物会在肠道"蓬勃生长"（延续上述土壤比喻），更重要的还有免疫系统会如何反应。

所以，基因的表达并不像以往认为的那样一成不变，而是像调光钮一样，可以增强或削弱。通过这种"表观遗传修饰"（epigenetic process），人类得以适应新的环境和饮食。也是通过这一过程，人类能与自身的菌群实现信息传导，而菌群又通过激活或者沉默基因的表达来操控我们。随着时间的流逝，饮食（或说其中的微生物）慢慢改变了基因的表达，使结肠的环境（"土壤"）变得更适宜，越来越多样的微生物于是得以定居并繁殖。

跟着肠道的直觉走

肠道中的微生物对婴儿的脑及神经系统的发育很是关键。可靠的证据表明，微生物特别是酸奶中的乳杆菌和双歧杆菌，会通过"脑肠轴"影响脑的重要区域。肠道拥有除人脑外第二大神经网络系统，因此被称为"第二个脑"。据估计，人肠道中的神经元长度和神经元连接的数目与猫脑的神经网络规模相当——猫可是以机敏、自我和拥有九条命这些特点获得人类垂青的。我们应该更多地倾听肠道。

脑和肠道通过复杂的信号系统实现信息传递，控制许多生理功能，特别是进食和消化，但现在人们发现其功能还不止于此：比如它还会影响心境。肠胃不适的病人及其医生早就观察到这种问题会导致恶心、食欲不振、活动减少和心境低落，可能发展成短期的抑郁。

近期我们研究了几对罕见的双胞胎，每对中有一人患有抑郁，另一人情绪乐观。我们通过血检发现，双胞胎中抑郁的那位，脑内的重要化学物质血清素的水平有所降低。这种物质主要来源于食物，在禁食的情况下则由肠道微生物生成。因此肠道微生物的改变会引起其水平的变化，进而可能影响心境。这也可以解释为什么有人在禁食后会出现莫名的欣快愉悦之感。

目前已知至少有 16 种名为"肠道激素"的特殊化学信号分子，由肠道释放入血，并将信号传递至脑，调控食量。这些激素受基因和饮食的精密调控。面临压力（应激）时，脑会通过情绪变化影响肠道的功能，引起其他肠道激素水平的改变，形成恶性循环，导致微生物组紊乱，甚至出现抑郁。不过肠道激素作为信使，并不单独发挥作用。

我们发现免疫系统在肠道至脑的信号传递中发挥重要作用。就比如前面提过的调节性 T 细胞这样的免疫细胞，它就会与菌群和脑持续联络，充当二者之间的信使。[27] 人类有一种常见的肠道病叫"肠易激综合征"（IBS），女性患病率高于男性，高发年龄在 30—60 岁。该病的病因不明，但应激可能是原因之一。50% 的病人伴有诸如焦虑、抑郁或非特异性慢性疼痛等精神症状，这令医生迷惑不解，认为病人的症状是有意无意臆想出来的。

应激、泳池和肠易激综合征

IBS 患者莎莉（Sally）说，患病 20 年来最糟糕的就是："永远不确定什么时候会发作也不知道会持续多久。有时候是在面试之前或者遭遇打击之后，比如上次我女儿被人袭击，有时候仅仅是我心情焦虑。一次发作往往持续几周到几个月不等。我也做过检查，看是不是癌。说起来有些好笑，小时候我不知道人们会每天'上厕所'。过去有一阵我甚至会隔三个星期才上一次。那排便的时候肯定很疼啊。而得了IBS以后，不太严重的时候平均一天也要去五六次厕所，几乎每天都去。

"1989年我感染过一次沙门氏菌，不过这好像跟肠易激关系不大。我每次发作好像都是因为压力。17岁那年，我姐姐被人侵犯，她男友和我爸遭到毒打，凶手把他们扔在那里等死。这件事后几个星期我就出现了肠道症状。我试了各种疗法，都不太有效。我承认我吃得也不太健康——白面包吃得太多，麦当劳也去得太勤。其实我一吃汉堡往往就会肚子疼。我没有长期吃益生菌或者酸奶，要说有什么原因的话，那就是我怕细菌！"

莎莉体重约86千克，属超重，且减重无效。她把她的健康状况不好、饮食习惯差归咎于慢性应激的困扰和长达10年的失业。我们拿她的肠道微生物组成与作为对照的1000名女性的情况对比，结果发现，她体内拟杆菌门的常见菌种更少，却有7倍于普通女性的放线菌，而这类菌更常见于皮肤表面。她肠道微生物的总体多样性也大大偏低。

50年前，肠易激综合征还很少被识别出来，而现在大多数调查都会发现，约有 10% 的人受其困扰，但因为没有特异性的检查，所以确诊较难。该病的特点就是排便习惯的改变、胀气和腹痛，便秘和腹泻交替出现，腹泻常表现为饭后要马上冲去厕所。目前有 20 多项研究以肠易激患者为研究对象。结果表明患者肠道微生物异常，但没有发现一致规律表明究竟是哪些细菌组成有变。不过，就像莎莉一样，所有患者的肠道微生物多样性水平都降低了。[28]

有些研究尝试用抗生素来治疗 IBS，但效果有限。有些制药公司生产出特制的肠道缓释胶囊，以提高抗生素的利用效率。40 多项使用益生菌来治疗 IBS 的研究大多表明，益生菌有部分效果，尽管其中许多研究是短期的小规模研究，可信度不高。[29] 高达半数的患者出现过肠漏问题（通透性增加），此时少数化学分子甚至微生物可能从肠道进入血液。但人们还不清楚，这种肠漏是直接与微生物多样性的降低有关，还是在 IBS 发病后就会出现。

我们都知道，心境和进食习惯常常密切相关。许多针对人类和老鼠的研究都表明，应激可能导致体重减轻，或是引发暴食从而使血脂升高。

只有一组动物似乎不受极端压力的影响，平静如常。这些和《虎胆龙威》里的布鲁斯·威利斯一样刚强的就是无菌小鼠，一旦肠道接种了菌群，它们就恢复了怯懦的本性。所以很显然，肠道微生物对传递焦虑来说非常重要。我记得小时候有一次在本地的游泳池和妈妈走散了，我怕得大哭，现在回想起来仍能感到痛苦。研究者可以检测鼠类的应激水平，于是在小鼠身上做了同样的实验。与鼠妈妈分开后，年幼的小鼠止不住地游了一个又一个来回，它们的肠道微生物组受到激扰，多样性降低。焦虑和应激的作用在给予乳杆菌后总能获得抵消，这说明下次我们游完泳，应该喝酸奶而不是吃薯片来犒劳自己。[30]

研究心境和益生菌关系的领域发展很快，并已经创造了"精神益生菌"（psychobiotics）一词，尽管在人类心境问题上，还少有大型的益生菌试验发表，但已发表的那些则表明了益生菌的效果类似于抗抑郁药。[31] 一项由酸奶厂家资助的研究表明，酸奶中的益生菌而非牛奶成分本身，可以激活脑中的关键区域，减轻负面思绪。[32] 冰激凌早先据说也有同样的效果——后来发现这只是哈根达斯公司的噱头。我们还是不能太乐观。

总体说来，我们可以对益生菌的功效抱持谨慎的乐观。对于身体虚弱、菌群受扰乱或尚未完全形成的人群，如婴儿、感染者和老人，益生菌确实能发挥良好作用。而对于大多数健康人（和实验室的小鼠不一样），现在还没有确凿的随机临床试验证明常喝酸奶对人有明显益处。不过现在还处于研究的早期阶段：我们只研究了少数的益生菌，而且也不清楚提供给它们怎样的环境才算最为适宜。

过去的 70 多年来，酸奶公司使用的一直是少数几种经典菌株。随着销量的增加，他们也不愿改变已有的成功配方。

且如前所述，酸奶公司大力推销的低脂酸奶含有大量的浓缩果浆、乳化剂、糖或甜味剂，这些会抑制益生菌的生长及功效。所以尽量别喝低脂酸奶，而要喝天然的、含菌量高的酸奶。因为只有少量的益生菌能存活，所以为了达到更好的效果，要选择天然酸奶，且其中要含有大量活菌，即超过50亿个菌落形成单位（CFU），但愿标签上用小字印着这个数值。

总之，对大多数人来说，饱和脂肪并不可怕，用不着不惜一切代价去提防。和通常宣传的不一样，许多产品如奶酪和酸奶中的饱和脂肪不仅无害，还对身体有益。不过前提是这些食物是含有大量活菌的天然产品，而不是过度加工或充斥大量化学添加剂、甜味剂的工业化产品。

第 5 章
不饱和脂肪

杰克·撕扑拉 * 不吃肥肉，

他的夫人不吃瘦肉。

所以啊，他们一起吃饭时，

盘子舔得光溜溜。

从这首儿歌中我们可以看出不幸的国王查理一世及其夫人亨丽埃塔·玛利亚（Henrietta Maria）的口味。[1] 不过如果没有爆发革命，他们也没被砍头的话，谁会活得更久呢？这个问题过去很容易回答：多数人肯定会选爱吃肥肉的"撕扑拉夫人"所暗指的王后是早死的那一个。在过去的 50 年里，随着人们对脂肪看法的变化，养殖育种、基因检测和屠宰技术的进步，英国等国售卖的肉中的脂肪含量下降了 30%。不过我们是不该吃肥肉吗，或者这是另一个迷思？

---

* Sprat 的音译，意为"瘦小"。

自从经历了山顶突发事件并侥幸避免了更严重的健康危机后，我觉得我要重新审视自己的生活方式，看看有什么可以改变。我想降低未来中风和患心脏病的风险，同时尽可能长久地正常生活。有可能的话，我很想停掉两种降压药。我知道锻炼能降血压，所以我在周末骑更久的车，还开始游泳并在公园慢跑。

　　我也打算调整饮食。我父亲57岁时死于突发心梗，而我继承了他的一半基因，也身处高风险行列，我想改写这一命运。心内科医生检测了血液中其他风险因素的水平，结果显示我的胆固醇约是5毫摩尔/升，这表示我不用担心（英国人的平均水平约为6毫摩尔/升）。更重要的是，血脂概况也很好（HDL/LDL比值不低）。尽管如此，我还是应该继续降血脂，从而进一步降低心脏病风险。医生还建议我减少盐的摄入。除了喜欢吃咸味的坚果，限盐对我来说不难。但我知道对许多人来说，减少盐的摄入对血压的影响很小，可是对口味的影响很大。我想要采取更多措施。

　　我觉得我需要更彻底的改变，做饮食方案大改造。到我这个年纪，我想真正了解我所吃的食物。吃了50多年的肉，我想试试吃素——不是全素。我决定不再吃肉，不过因为某些原因，暂时还不想放弃海鲜。从科学证据上来说，吃海鲜没有害处，另外我彼时马上要去巴塞罗那休几个月学术假，那里有世界上最好的海鲜。

　　为心脏的健康着想，我也打算不吃鸡蛋和乳制品（奶、奶酪和酸奶）了。我那时刚大略读了《中国健康调查报告》一书，书中提出乳制品里的脂肪、热量甚至蛋白质都对人有害。我也考虑了要不要戒酒，不过几秒钟后就放弃了。我安慰自己说，大部分研究都表明适量饮酒，特别是红酒，对心脏有益。

接着我就开始了不吃肉不吃乳制品的日子。这是我第一次执行如此严格的饮食方案。不过出乎意料的是不吃肉很容易做到，除了配伊比利亚火腿（jamón ibérico）的塔帕斯（tapas）实在诱人。后来我数年没有吃肉，直到终于正式开始写作本书。我没想到的是不吃奶酪对我来说有那么痛苦。喝一杯西班牙里奥哈红酒（Rioja）却不能配上一点曼彻格奶酪（Manchego），让我的快乐大有缺憾，而想到再也不能吃帕玛森奶酪（Parmigiano）和新鲜的布里奶酪，更让我痛不欲生。半素饮食只持续了短短 6 个星期就破戒了，当时我在美国的一个机场里找不到能吃的东西——要么就是含有火腿或者火鸡，要么就是盖着一层名不副实的亮橙色的所谓"奶酪"。我饿得不行了，只得放弃，买了一块奶酪比萨充饥。

吃鱼和素食的低脂饮食实验持续了 4 个月后，我减轻了一点（约 4 千克）体重，感觉志得意满，身体也更好了。我升高的血压也略有回调（约 10%），停了一种降压药，另一种（氨氯地平）也减到了最低剂量。血胆固醇降至 4.2 毫摩尔/升，降了 15%，HDL/LDL 的值也有升高。不过这都是低脂和低动物蛋白饮食的功效，还是另有原因？

突然开始吃素，一个有意思的事情就是要礼貌地应对朋友的不解甚至愤怒。更重要的是，有生以来我第一次开始仔细思考放进嘴里的东西。我们当中没有宗教、文化或健康考量的人往往已经习惯于有什么吃什么。而我现在参加派对或会议时，大部分的开胃菜都不吃，因为要么里面有原切肉或加工肉，要么是我也经常无法弄清楚它们的成分。决定能不能吃的过程让我见到食物时不再急切地扑过去，这似乎也确保了能我减少摄入多余的热量。

不吃肉不仅避免了摄入肉本身所含的饱和脂肪、不饱和脂肪和蛋白质，也自动杜绝了添加大量盐糖脂的不健康加工食品。另一个好处是我吃的蔬菜水果比以往多得多，我发现我喜欢上了豆子和许多从没听说过的蔬菜。在餐馆点菜时我更可能去尝试一些新菜，而过去我可能只会点牛排、薯条和沙拉。随着我的饮食变得越发多样化，我发现制定一项小规则，比如说关于吃肉的规则，且能加以遵守，会产生巨大的影响。因为大部分味道较重的加工冷冻食品中都会有某种形式的肉。我现在很少用微波炉，而是更多地吃新鲜食物。很显然，改变饮食结构远不止不吃某种被武断地认为不健康的食物，而是为适应这一变化而做出的所有改变。

基本上所有含脂肪的食物都同时含有饱和与不饱和脂肪——"饱和"与否指脂肪酸是否含双键，如果碳原子间存在（一个或多个）双键而不能充分结合氢原子，就是"不饱和"。像菜籽油和橄榄油等植物油，还有坚果和牛油果，都含有大量不饱和脂肪。肉主要含水（75%）、蛋白质（后面详谈）及大量脂肪，包括饱和及不饱和脂肪。自然，肉的种类和具体部位不同，其中各种脂肪的含量也不同。

1961 年以来，几乎所有国家的总体肉类消耗都出现了稳步增长，截至 2003 年，欧洲的消耗量翻了一番，不过还是远远落后于美国。[2] 在富裕国家，越来越多的人开始转向食用脂肪更少的白肉（鸡肉、火鸡肉）。2017 年，英国的白肉消耗量超过了红肉。[3] 红肉和白肉的区别不只是表面上那么简单。红肉的红，是由于其特殊的肌纤维中含有增加肌肉耐力的肌红蛋白，而像鸡的肌肉中缺少肌红蛋白，这就是鸡可以冲过马路却跑不了马拉松的原因。

鸡这种短跑健将的肉含有更少的总脂肪和最低比例的饱和脂肪——脂肪的 2/3 是不饱和脂肪。而牛肉、猪肉和羊肉中饱和与不饱和脂肪大约各占一半。不同部位的肉，脂肪含量差异也很大，一些瘦猪肉的脂肪情况和鸡肉相当，而牛绞肉和香肠所含饱和脂肪可能会超过 10%。人们认为是肉中含有的胆固醇和饱和脂导致了心脏病，才使得与吃肉有关的估计心脏病致死率增加了 20%。这没有考虑到肉中也含有大量不饱和脂肪，且如前所述，关于食品中饱和脂肪的最新荟萃分析表明，饱和脂肪很可能不是使人患上心脏病的真正原因；在亚洲开展的大型研究甚至发现了完全相反的作用。重要的是，近几十年用额外的碳水（大部分是精加工）替代食物中总脂肪的全球性大规模"实验"，带来的结果完全是健康灾难。[4][5]

直到最近，人们才渐渐意识到，全餐的情况，以及用什么来取代脂肪，比脂肪本身重要得多。现在有必要仔细了解一下肉中含有的不同种类脂肪，回顾一下人类祖先的饮食了。

原始肉排

全球的狩猎采集者，因地域不同，食用肉类的量也不同。生活在热带的人，饮食中肉类只占 30%，其余都是植物。现在人们往往认为吃瘦肉是天然和健康的，大部分人会把看得到的肥肉剔掉；而我们祖先的做法很可能恰恰相反。韦斯顿·普莱斯（Weston Price）是 20 世纪早期美国的一名牙医，他性情古怪又精力充沛，花了 25 年时间环游各地，记录了一些与世隔绝的人群的饮食习惯。从阿拉斯加到非洲，他寻觅着那些没有"被现代文明腐蚀"，即没有受现代饮食和生活方式影响的人。这种观念在当时很流行，并由一些素食主义者发扬光大，比如"家乐氏"玉米片（Corn Flakes）的发明者约翰·哈维·家乐（John Harvey Kellogg）医生，他一度是基督复临安息日会（美国一新教分支，SDA）信徒后脱离该教派，推崇禁欲、酸奶灌肠和其他一些古怪的疗法。

普莱斯（还有他可怜的妻子）在旅途中发现，吃传统食物的部落完全不患现代病。这些原始部落的特征之一是他们喜爱吃肥肉和内脏——肝、腰、心、肠。[6] 他甚至亲眼看到美洲原住民拿野味的瘦肉喂狗——跟现代西方人的做法完全相反。因纽特人因为居住环境非常特殊，很难从植物中获取维生素 C，因此会生吃鲸鱼皮和驯鹿肝，这是他们唯一的维生素 C 来源。在过去，我们的身体和传统习惯能辨别出动物的哪些可食用部位富有营养。这一演化需要可能是我们喜欢肥腻食物的原因。

这些例子告诉我们，在人和人脑如何与食物发生关系，以及人体微生物组如何发挥功用二者之间，无疑存在着密切的关联。那些真正享受食物的人，脑子会让他们活得更开心，而这又会给予肠道菌群积极的刺激。正如上一章谈到的，法国和地中海国家的人热爱自己的食物及饮食传统，他们享用和谈论食物的时间比盎格鲁-撒克逊世界多得多。强大的饮食文化让他们明白，老辈吃的食物都是健康的，而他们也会继续学习烹饪备办同样的餐食。

毫不奇怪，这些受饮食传统保护的人，在 20 世纪七八十年代美国"专家"警告人们高脂乳制品有健康风险时，没有反应过激，而是继续享用健康的酸奶、高脂奶酪和肉类。他们目前更为健康，大概就是因为没有用精制碳水化合物替代脂肪。这与大多数美国人和英国人形成了鲜明对比：因为缺乏共同的饮食文化，两国人战战兢兢，跟着层出不穷的健康建议调整自己的饮食，殊不知这些建议往往站不住脚。因此，人们不但在为自己和家人选择健康食物时做了错误决策，用人造黄油和加工奶酪制成的比萨取代真正的肉类和新鲜奶酪，而同时由此带来的压力和罪恶感可能也对菌群和健康产生了负面影响。

油腻的外国菜

20 世纪 60 年代末，西班牙独裁者佛朗哥将军决定将西班牙南部区域对游客开放，他放松了禁止穿比基尼的规定，建造酒店吸引英国游客。第一批游客随旅行团来到南部的阳光海岸托雷莫利诺斯（Torremolinos），立刻爱上了这个地方。但当地的食物让他们大惊失色："鸡肉和薯条要么漂在一汪油上，要么全盖在大蒜之中——令人作呕。"

相反，他们觉得像炸鱼薯条这样裹着面糊油炸而成的英国食物非常健康，迫不及待要飞回英国享用传统的英式炸物。精明的西班牙旅馆老板和厨师很快就知道怎样迎合每年蜂拥而至的几百万英国游客的口味：他们提供"正宗英式早餐和炸鱼薯条"，还有 24 小时畅饮的冰镇啤酒，"不健康"的橄榄油再也不见踪迹。

不晚于公元前 4000 年，地中海国家就开始制取并食用橄榄油，这也是古老的宗教仪式的一部分。西班牙生产全球 40% 的橄榄油，随后是意大利和希腊；不过希腊人食用的橄榄油最多，2010 年的年人均食用量 24 升，超过了西班牙的 14 升和意大利的 13 升。换算下来，希腊人一周就用掉近半升橄榄油，令人难以置信，除非希腊人至今还在拿橄榄油洗澡洗头。更阴暗但也更可能的解释是，希腊人通过黑市将橄榄油转卖给了意大利人。

橄榄油的用量在意大利一类国家不断下降，而在英国却一直稳定地上升。1990 年全英国只进口 700 万升橄榄油，2018 年则涨至 7000 多万升，但除了在橄榄油很受欢迎的地区外，消耗量仍然微不足道。和美国类似，英国的橄榄油年人均消耗量不到 1 升，只等于希腊人两周的用量。1 汤匙（约 15 毫升）橄榄油含有 120 千卡热量和 13 克脂肪，其中 14% 是饱和脂肪，应该是很增肥的。

那些强行告诫全世界的人怎样的饮食才健康的非地中海国家，慢慢才意识到，他们根本瞧不上眼的橄榄油除了作为廉价润滑剂和护发油外，可能还对健康有好处。1995 年，美国的膳食指南金字塔中已经悄悄出现了在每日饮食中添加几勺橄榄油的建议，尽管大部分美国人没有注意。[7]

安塞尔·基斯和他最初的研究团队惊讶地发现，克里特岛不仅居民心脏病患病率和日本同属最低，且在这方面的得分也比希腊北部高得多。对克里特岛渔民的研究发现，20 世纪五六十年代，他们食用大量的橄榄油，占日常总热量的 40%，同时也使用橄榄油制成的便宜肥皂。传说他们还在早餐时直接喝橄榄油。我问过一些希腊同事，他们说从没亲眼见人喝过，但觉得这很可能是真的——比如贫困的牧羊人和渔民早起的时候需要一点既便宜又能马上提供大量热量的东西，维持一天劳作所需。我自己试过几天早餐时喝橄榄油，我实在不推荐空腹这样喝。

　　基斯团队当时面临的问题是，南部希腊饮食和英美饮食差异巨大，难以锁定具体着眼点。一开始，他们认为前者的好处来自大大减少了肉和乳制品的量，从而减少了饱和脂肪的摄入，而橄榄油在其中没有作用。随着对脂肪的了解越来越多，人们慢慢意识到，就像有对人有害的脂肪一样，可能也有对人有益的脂肪。

橄榄油——神奇的油腻饮品

　　和以前的做法一样，科学家们似乎决心要从中找出一种使人保持健康或患病的神奇成分，而不从整体来考虑。分析饮食组成，哪怕只是把简单食物分解为关键成分，都是很复杂的工作，营养学界在这方面建树不大，相应领域的研究也往往误入歧途。即使看起来很简单的纯橄榄油，也含有长度和结构各异的多种脂肪酸。其中最主要的是油酸，一种含有双键的单不饱和脂肪酸，高质量的油品中 80% 是油酸。但橄榄油中还含有棕榈酸（是饱和脂肪酸）、亚油酸（是多不饱和脂肪酸）及几百种其他成分，包括 30 种多酚（抗氧化剂）化合物。找出哪种成分作用关键可不是容易事。

　　在加热和煎炸过程中，橄榄油可能改变性状，其他"更健康的油"的推崇者认为橄榄油沸点较低，在加热过度或烧焦时会生成"有毒物质"。这一事例再次证明营养研究领域习惯于从几千种成分中挑出几种，给它们打上"致命"或"有益健康"的标签，而罔顾其自然状态下的真实化学环境。实际上没有确凿的证据表明用橄榄油烹饪有害健康或者与生食相比对健康有何不同影响。

橄榄油主要有三种：昂贵的优质特级初榨橄榄油，表示新鲜程度和品质的酸度低于 0.8%，香味浓烈刺鼻，有时带苦味。这是快速初级压榨过程中产生的，压榨在低温下进行，宣传为"冷榨"。初榨橄榄油是第二等级，酸度比特级要高，也有较好的香气；最后是普通的橄榄油。最后一种由前两种的残渣经工业化提炼而成，价格低廉，味道寡淡，但可能会添加少量特级油以增加风味。研究表明三种橄榄油的健康属性很不一样，如今，意大利和希腊出产的主要是优质特级初榨橄榄油。优质特级初榨橄榄油含有最丰富的多酚，此类物质性状特殊，很可能是橄榄油健康功效的主要来源。请仔细看标签，别用陈油：多酚半年后就分解了。用于面包酱和加工食品中的低档橄榄油大概没有相同的功效。

地中海饮食：实践出真知

尽管对饮食的脂肪含量和血胆固醇水平的意义存在这么多争议，但有一点不争的事实：地中海国家心脏病和中风的患病率一直低于北欧和美国。这主要是饮食的影响，而非遗传方面的侥幸。地中海饮食现在有很多变种，但本书讨论的是 20 世纪 50 年代末 60 年代初，希腊和意大利南部等橄榄种植区的传统饮食习惯。

这一饮食的特点是食用大量的全谷物、豆类、其他蔬菜、水果和坚果；较高的脂肪摄入量（可占总能量摄入的 40%），主要来自橄榄油中的单不饱和脂肪酸（提供 20% 的能量）；适中到大量的鱼肉；适量的猪肉和乳制品（主要是酸奶或奶酪）；少吃红肉、加工肉类和其他肉制品；适量饮酒，通常是佐餐红酒。

和我们前面聊过的"法国悖论"一样，对地中海地区的低心脏病患病率也有许多解释。人们一度认为是充足的阳光使人心情愉悦，应激较少，从而心脏更健康。遗憾的是，事实并非如此，调查显示最知足、幸福感最强的是斯堪的纳维亚半岛的居民：务实的丹麦人。他们对生活期待较低，容易满足，常常登上幸福调查榜榜首。而阳光明媚的地中海国家的居民恰恰是最不开心、最不满足的。这给了上述理论当头一棒。如前所述，我认为常吃传统的乳制品——酸奶和奶酪——发挥了重要作用。北欧和南欧还有另一个重要区别，当然就是橄榄油的食用量。

21 世纪初，一群西班牙科学家开展了一项雄心勃勃的特殊研究项目，名为"地中海饮食防治力"（PREDIMED），探讨许多观察性研究揭示的"地中海饮食有益健康"这一观点能否在持续数年之久、充分符合金标准的临床试验中得到验证。研究最初的设想是"让一群有患心脏病风险的西班牙病人恢复父辈们在 20 世纪 60 年代的日常饮食"。研究人员从西班牙国内募集了 7500 名志愿者，年龄都在 60 岁以上，患心脏病的风险较高。研究人员将志愿者随机分配进三个饮食计划组，并定期提供建议和支持，以确保他们能执行该饮食方案。

对照饮食组执行的是大部分营养学家推荐的"低脂"饮食，并依照建议减少从脂肪中获取的热量比例——在西班牙居民中，这一比例接近 40%，已经相当高了。按照建议，他们不能吃肉、橄榄油、坚果、零食和乳制品（除非是低脂的），要多吃鱼、水果、全谷物和蔬菜。研究人员发给对照组额外的厨房用品（不能食用），以激励他们坚持这一饮食方案。

另一边，地中海饮食组也按照建议多吃鱼、蔬菜和水果，不过乳制品、白肉、坚果和橄榄油可以照吃不误，也可以继续喝红酒。地中海饮食组又被分成两个小组，其中一组每天有额外的 30 克混合坚果，另外一组每周有一瓶特级初榨橄榄油，可用于烹调或直接食用，以达到每天 4 汤匙（60 毫升）的用量。实验设计之初是为了比较不同饮食组心脏病和糖尿病的患病率，为期 10 年。

在 4 年半的时间里一切进展顺利，直到一个独立委员会叫停了这项试验。委员会是为保障病人的安全而设立的，以免志愿者执行某种明确有害健康的饮食方案。2013 年，委员会在《新英格兰医学杂志》（NEJM）上发表了研究结果，代表高脂多样化饮食的倡导者给了传统的低脂饮食者们有力的一击。[8] 饮食中含有较高脂肪的两个地中海饮食组的志愿者，心梗、中风、失忆和乳腺癌的发病率总体比对照组低 30%，血脂、血胆固醇水平及血压都得到了改善。尽管与低脂饮食组相比，地中海饮食的两组志愿者的健康状况都更好，但在糖尿病的预防及其他一些检查指标上，食用额外橄榄油的那一组效果更好。

这项饮食研究并不是为了让心脏病高风险人群减轻体重而设计的，我们也知道，大部分 60 岁以上老人的体重会随着年龄增长有所增加。不过参加各种临床试验往往都会对健康有益：长期遵循饮食建议和指导的低脂饮食组志愿者在 5 年时间里，只增加了 1 千克体重；食用额外坚果组的志愿者结果要稍好一点，减掉了少许体重；而食用额外橄榄油组的志愿者出人意料地减重超过 1 千克，而且更重要的是腰围也变小了，这意味着他们甩掉了更多的内脏脂肪。

尽管这项试验中使用的是特级初榨橄榄油，但研究人员也记录了使用其他便宜些的橄榄油的情况。低品质橄榄油往往用于烹饪，对降低心脏病和糖尿病的风险没有明显作用，这也可以解释早先针对橄榄油的部分研究因为没有考虑油的品质而得出了矛盾结论的情况。[9][10]

直到最近，人们一直认为橄榄油中多酚的功效主要是抗氧化——清除能破坏细胞的多余物质并有消炎作用。另一些研究表明，橄榄油似乎可以让许多能在血管内引发炎症从而导致心脏病的基因沉默（很可能是通过表观遗传）。[11] 不过研究表明橄榄油对人体菌群影响更大。橄榄油中 80% 以上的脂肪酸和营养物质会在被完全吸收前到达结肠，直接接触肠道菌群。微生物以油滋滋的脂肪酸和多酚混合物为食，将其分解成小分子的副产品，从而引发一系列奇妙的变化。

上述过程生成的一些化合物有抗氧化作用，并以多酚为燃料，生成一系列更小分子的脂肪，即短链脂肪酸。这种脂肪酸名字"短"但意义大，它能给身体发出信号，降低其有害脂质的水平，并指挥免疫系统。2020 年，我们发表了一项研究，探讨了食物中的多酚对肠道和健康的影响，被试是 1800 名双胞胎。[12] 结果显示，多酚会增加菌种的多样性，促进某些微生物增殖，比如能清除、结合脂质微粒的菌种，以及能产生有益物质丁酸的菌种。短链脂肪酸还可以抑制有害微生物的生长，从而降低致病菌比如能导致腹泻的大肠杆菌、导致胃溃疡的幽门螺杆菌及导致肺炎和蛀牙的细菌感染的概率。甚至动脉中斑块的堆积也与受损血管壁上的异常微生物活动有一定关系——而多酚庶几也能减轻该反应。[13]另一则好消息是，以 10 年为期，多酚也和增重更少，特别是腹部脂肪增加更少相关。

PREDIMED 是一项具有里程碑意义的营养研究，它首次大规模地表明了一种可持续的饮食方案对健康的益处。尽管有批评认为其随机化做得有些马虎，但该研究还是明白地证实了，在基础地中海饮食之上规律地摄入特级初榨橄榄油和坚果，会降低疾病和早亡的发生率。这是唯一一种提供如此有力证据的饮食，其他一些观察性的、短期的研究只提示了风险指标的变化。大部分坚果的主要成分都是脂肪（比如扁桃仁的脂肪含量为 49%），也是其热量的主要来源。它们含有的油脂种类不一，但其中只有约 10% 是饱和脂肪，其余都是多不饱和与单不饱和脂肪。食用额外坚果和特级初榨橄榄油对健康有近乎同样的好处，这表明两者对人体微生物有相似的作用机制。这合情合理，因为除了脂肪，坚果还含有多种营养物质，如蛋白质、纤维和与特级初榨橄榄油中类似的多酚（后面我们再详谈坚果）。

实际上，其他一些地中海食物，如莓果等颜色鲜艳的蔬果、椰子、一些绿茶和红茶、姜黄及红酒中也含有多酚。我们会被这些食物的颜色吸引，这一点可能自有其演化基础。通过看颜色来选择哪些食物健康，比计算热量靠谱得多。我们针对英国和美国 1100 人的 PREDICT 研究发现，一份健康多样、包含大量多酚的地中海饮食，是平衡健康和不健康菌群的决定性因素之一，也预示着出现最糟糕健康结果的风险较低 [14]——在防止新冠方面也有类似的作用（初步结果）。该研究仍在继续，旨在找出具体是哪种多酚最具生物活性，对肠道菌群最为有益。

有一项研究考查了不同种类的索夫利特酱（Sofrito）——一种含有洋葱、大蒜和橄榄油的番茄炒制成的酱料，广泛用于地中海食物中——惊奇地发现里面至少有 40 种多酚。[15]很可能每种原料在未与其他食材一起烹煮时并没有很多有益物质，而一旦把蔬菜水果发酵成腌菜或酿制成酒，多酚的含量就指数级增加。广泛使用的特级橄榄油可能是让这些食物发挥益处的关键催化剂。

橄榄油（特级初榨）有其他食用油没有的功效，是因为橄榄油是从橄榄全果而不仅仅是种子部分提取的，这一普遍原则或也适用于其他方面。这也意味着橄榄油的制取更简单，不需要化学溶剂。现已证实橄榄油还有减少心脏病和糖尿病的作用，且可能有助于减重。另有研究称因其有抗炎作用，因而可以缓解关节炎。稍显牵强的是据称橄榄油还能治秃顶，提升睾酮的水平并改善男性性功能——当然，希腊和意大利的女士们可能会对此提出异议。

因此，橄榄油可以看作新饮食秩序的代言人，它一举破除了"任何饱和脂肪都不健康"的迷思。总体搭配也很重要，我们也要问：如果说某类食物（如饱和脂肪）不健康，应避免食用，那又该用什么取而代之？全脂酸奶和天然奶酪应该从黑名单上删除，只要你不是只打算从冷冻比萨上吃它们。挑剔而不吃肥肉的撕扑拉先生很可能死在摄入营养丰富的撕扑拉夫人前头。微生物是很多健康功效背后的原因，不过，虽然益生菌产品能补充有益菌，但这少数几种菌种并非对每个人都有效——在这方面我们每个人都独一无二。但你无疑可以忽略脂肪标签，并认识到，地中海饮食中所含的新鲜、多样的天然食物，应该更多出现在我们的餐桌上。

第 6 章
反式脂肪

那些见不得光、不出现在食品标签上的食物可能是最危险的。目前最让我大开眼界的是中国的"地沟油"（Gutter Oil）。地沟油与特级初榨橄榄油正是两个极端。是调查记者曝光了回收废油并重新出售供烹饪的无耻行径。中国一度有多达 1/10 的人（主要在最穷困的家庭和街头小餐馆）会吃到地沟油。它通过将回收的油煮沸并添加化学物质加以清洁而成。

"地沟油"的得名，是因为它从下水道的餐厨垃圾中捞取，滤除难闻的固态物后在小作坊制成。[1] 尽管地沟油含有已知的致癌物，还很可能增加心脏病及其他疾病的风险，但暴利使制售地沟油成了一门红火生意。2014 年，一个制售团伙落网，他们将 300 万升地沟油销往了百座城市。这些不法分子往地沟油中添加腐败的动物尸体上的油脂，以增添香味。地沟油抹黑了当代中国菜在人们心目中的印象，中国人的肠道菌群也跟着遭殃。

2009 年，中国出台了《食品安全法》，打击劣质食品生意（含地沟油）变得有法可依——此前，美国有消费者投诉从中国进口的牛奶味道怪，后来的调查表明牛奶中含有三聚氰胺（一种家具树脂材料）。同期的一些中国食品安全事件还有"水泥核桃"（核桃壳里是水泥），用经化学处理的老鼠肉和狐狸肉冒充的牛肉。[2] 2014 年麦当劳也在中国卷入了重大食品丑闻：他们的主要供货商回收加工不合格的猪肉、鸡肉和牛肉，其中有些过期一年有余。

当然，有害的化学食品不是中国人的发明。大规模的食品工业化是二战之后在善于推陈出新的美国兴起的。当时，跨国运输烹调用的天然黄油和猪油日渐昂贵靡费，因为产品几天就会变质。这促使厂家用化学工艺生产植物油来替代，这些产品的结构得到了改进，保质期延长了，厂家获得了更大的利润。刚上市时，这些产品被看作是美国人的聪明才智创造的奇迹。不过，一开始监管机构不允许厂家将人造黄油染成天然的黄色，以此警示消费者。*

后来给人造黄油染色变得合法，而这样一种包装方便、保质期长、价格便宜且看似"健康"的烹饪用油堪称完美。20 世纪五六十年代，宝洁公司（Procter & Gamble）大肆推销以棉籽油渣为原料制成的"科瑞"（Crisco）。此类产品大受

---

* 尽管大规模生产氢化植物油在二战后变得瞩目，但早在 1911 年，宝洁公司即推出了第一款全植物油制造的白油（起酥油）"科瑞"（见下段）；2002 年，宝洁将科瑞产品线出售给盛美家公司。

欢迎，市面上出现了相关的烹饪书，电视上也有名人大做广告，怂恿主妇们每餐都用这种油来做。

在英国，地位相当的畅销烹饪用油是由联合利华公司（Unilever）生产的，被委婉地称为"植物白油"（"斯普莱/Spry，酥脆不油腻！"），厂家强调该产品清淡，用来替代黄油和猪油会健康得多。毫无戒心的公众不知道的是，要让植物油脂的分子凝在一处，需要经过一道聪明但极端的化学过程，即"氢化"，人工形成牢固的化学键从而使其耐热（同样也很难被人体的酶和微生物分解）。[3] 食品行业青睐全能型化学品，将其广泛用于多种加工食品和乳制品替代品中。

在美国引领的"降低天然脂肪摄入量"这一执念的促进下，20 世纪七八十年代，氢化油风靡市场，人们视之为乳制品的"健康"代替品。至 20 世纪 90 年代早期，美国食药局估计，95% 的饼干、全部的薄脆饼干和大部分其他零食中都含有此类成分，后来被称为"反式脂肪"。通过食用蛋糕、饼干、点心、汉堡、冰激凌、薯条和其他油炸食品，许多美国人摄入的反式脂肪占到了每日热量摄入的 10%。[4] 整整一代人吃着神奇的"健康"人造黄油和烹饪用油长大，而 20 世纪 80 年代出现的首批关于此种化学骗局的负面报道没有引起多少重视。[5]

事实表明，每天摄入少量的（1%—2%）反式脂肪就能大大提高血脂水平，心脏病和猝死的风险增加 3 倍，这还不算引发癌症的风险。据估计每年额外有 25 万美国人仅仅是因食用反式脂肪而患病死亡。然而因为食品业的游说，随后多年里，政府部门并没有采取任何实质性的措施。

2004 年，全球知名零食品牌多力多滋（Doritos）和奇多（Cheetos）的产品中仍然含有相当多的反式脂肪。2003 年，美国洛杉矶一名男子起诉纳贝斯克公司（Nabisco）——奥利奥饼干的生产商——并胜诉，后者于是停止使用反式脂肪。直到 2010 年才有针对盛美家公司（Smucker Co.）的集体诉讼，因为它标榜其科瑞氢化植物油是健康产品。这些迟来的反击可能是碰巧，但在大约 15 年的时间里，世界上最大的食品公司通用食品（General Foods）归世界上最大的烟草公司雷诺（R. J. Reynolds）所有，而后者对处理健康相关的疑义、混淆是非和应对官司有丰富的经验。

如今大部分西方国家都已减少或完全禁止使用反式脂肪。截至 2020 年，美国规定食品中的反式脂肪不得超过每日脂肪摄入量的 4%（相当于每日总热量的 1.5%）；而早在 2003 年，丹麦即已全面禁止反式脂肪。多年来，斯堪的纳维亚半岛的麦当劳和肯德基已不再用含反式脂肪的油来炸鸡块和薯条；而美国政府为保护食品行业免受变革冲击，依旧态度暧昧。

2015 年，在各反对反式脂肪团体的压力下，英国政府采取了制定反式脂肪含量参考上限、详注标签信息等举措，可尽管专家一致认为反式脂肪没有最小安全摄入量，政府仍不愿全面禁止其使用。医学界和英国国家卫生与临床优化研究所（NICE）呼吁禁用反式脂肪并降低加工食品中盐和饱和脂肪的限量，据称仅此几项即可每年使4万人免于死亡。这一努力以失败告终。2019年，欧盟规定，食品中的反式脂肪不得多于其总脂的2%。不过情况在慢慢好转。据估计，2015年英国国民摄入的能量只有不到1%来自反式脂肪，而在美国这一数字仍在2%左右。然而，反式脂肪的摄入存在巨大的社会和地区差异，食用廉价油炸和加工食品的人所摄入的反式脂肪是本已高风险的平均值的3倍。令人遗憾但或许无可避免的是，这一问题已经成为全球性问题。食品工业已经找到了新方法将液态油脂固化，阻止其变质，从而替代反式脂肪，这就是"酯交换反应"，它能改变脂肪酸分子的位点。目前还没有强力证据表明这种技术有害，但情况变化多端，而管控总是不足。[6]

在许多发展中国家，如巴基斯坦，反式脂肪仍作为廉价烹饪用油（主要是冒充传统酥油）出售，其使用占每日热量摄入的7%，是导致该国心脏病率升高的主要因素之一。[7]反式脂肪也可能在工厂之外产生，就比如在高温油炸食物的时候；而且奇怪的是，牛的胃中也有微生物发酵生成的反式脂肪。不过，尽管反式脂肪并不健康，但牛奶中所含的少量反式脂肪并不会造成健康问题。

出乎意料的是，不同种类的乳杆菌也会在人的肠道中生成少量的反式脂肪，并且有可能少量（但非大量）消化食物中多余的反式脂肪。[8]所以如果下次你忍不住想大吃一顿可能富含反式脂肪的垃圾食品时，吃点天然奶酪、酸奶或益生菌当甜品，说不定能有保护作用。

反式脂肪之所以会危害健康，原因之一是它会对来自天然和人工脂肪并起信号传递作用的小分子脂肪酸产生影响。小分子脂肪酸是机体免疫系统、菌群和脂肪代谢进行通信的关键分子。人造氢化植物油会干扰这一过程，使脂肪酸信号发生巨变，从而扰乱代谢。

身体不适

10 岁的杰森（Jason）很爱吃薯片，所以有一天课间他不想吃自己每天都带的大袋薯片时，事情就有点不对劲了。他觉得特别累，无精打采，脑袋一抽一抽地疼，犯恶心，还出好多汗。数学课上他无法集中精神，虽说最近经常这样吧。老师让他去了学校医务室，保健员立刻发现他的腿肿到了平常的两倍粗，皮肤呈奇怪的灰黄色。他一直有点胖，但此刻他的肚子比平常更鼓。

当发现他的血压也升高了以后，保健员更担心了，她给杰森的父母打电话，可是联络不上，于是直接把他带到最近的大医院：位于伦敦南部的国王学院医院。所幸他很快得到了专科诊治，警觉的医生们认出这是肝病的表现。他的血检结果简直吓人：胆固醇和甘油三酯很高，肝功能指标严重超标。因为肝衰竭及其对心脏产生的影响，他才腹部积水，双腿水肿。血检结果也表明他患有 2 型糖尿病。以前 2 型糖尿病被称为"成人型"糖尿病，现在在儿童中也常见了起来。

后来医生终于联系上了杰森的妈妈，她赶来后，医生详细问了她有关情况。"他一直有点胖，像我，胃口也很好，不过我从来没能让他多吃蔬菜——除了薯片。但我想薯片不算蔬菜吧。我觉得他最近好像长胖了很多，也不怎么爱踢足球了。他会好起来的吧？"

杰森在医院称了体重：63 千克，是同龄人正常体重的 2 倍，不过其中有一部分是水肿。医生给他开了降糖药和控制血脂的他汀。两星期后，杰森没有好转，磁共振成像和肝脏活检表明肝脏及其周围组织大量被脂肪浸润——毫无疑问，他只有做肝移植才有存活的希望。

杰森这种情况医生已经越发熟悉了，可 20 年前这样的病例几乎没有。曾几何时，只有长期酗酒的人才会得脂肪肝。最新的估计表明，5%—10% 的美国儿童会在血检中表现出脂肪肝，男童、亚裔及拉美裔儿童风险更大。这些孩子大多超重或肥胖，吃的是缺乏营养的高脂饮食。这些孩子储存多余脂肪的能力较弱，面对血液循环中的脂肪，他们的肝脏和脂肪细胞不堪重负，于是会陷入持续的炎症和应激状态。虽然肝脏移植相对而言成功率较高，但仍有 1/5 的孩子会在 5 年内死亡。[9]

垃圾食品——肥胖大推手

人人都知道垃圾食品有害健康——将饱和脂肪、高热量、糖、化学成分及缺少纤维组合在一起，就是明确的信号。不过，饮食多样性不足这一因素却常被人们忽视：如前所述，80% 的加工食品仅由四种原料制成：玉米、小麦、大豆和肉。长期研究一致表明，与其他食物相比，经常吃薯片、薯条和加工肉制品等垃圾食品，会让人最大幅度地增重。[10]

神奇的是，直到 2019 年，才有像样的对比垃圾食品和天然食品的随机临床试验首次发表，该研究表明，虽然两类食物基本成分和热量类似，但吃更多垃圾食品的人只需短短几周，代谢和多种健康参数就会受影响。[11] 许多国家点单率最高的快餐套餐是巨无霸汉堡配薯条和大杯可乐，美国的店里，这样一份套餐会当即塞给你 1360 千卡热量，占每日总热量的多一半，且其中大部分来自脂肪，还有可乐中含有的相当于 19 茶匙 * 糖的糖分。现在 1/3 的美国人每天至少会吃一顿快餐。即使在英国，10 岁以下的孩子也有 1/3 每天吃垃圾食品。自从 1952 年"冰箱餐"（TV dinner）问世以来，快餐文化已经改变了我们对家庭饭食的观念。美国人每五餐中就有一餐是在车里吃的，其他国家也纷纷步其后尘。

自 1948 年雷·克罗克（Ray Kroc）接手麦当劳兄弟并建立

---

* 1 茶匙（teaspoon）糖通常相当于 1 块方糖（4 克）。后文"× 勺糖"的"勺"均指茶匙。

了一个庞大的连锁快餐帝国以来，如今全球118个国家每天有超过6800万人吃麦当劳。无论如何，麦当劳已成为美国文化的全球象征，它那标志性的金色拱形M字母则成为清洁与高效的代名词，但同时也成了动物权益群体和健康倡导者的声讨对象。1974年尼克松总统在广告中盛赞麦当劳巨无霸是"全美最好的汉堡"，只稍稍逊色于总统夫人的亲手出品。1989年任英国首相期间，撒切尔夫人亲自给位于芬奇利（Finchley）选区的麦当劳英国总部剪彩，称赞其商业模式"食物物超所值的同时还能赚钱"。其他一些美国快餐公司也大获成功：例如拥有巨大国际市场的汉堡王、肯德基、塔可钟（Taco Bell）、必胜客和赛百味，它们征服了顾客的胃，也赢得了他们的心。

1970年，美国人消费了60亿美元的快餐，2019年这一数字是2790亿美元。新鲜健康的食物无法和这些有数十亿美元营销预算的快餐和加工食品竞争。而且过去20年，在政府对前述四种主要原料的补贴下，快餐和加工食品的价格相对下跌，而新鲜食物的价格却有上涨。一方面，外出就餐与在家做饭的成本之比降低，同时，可选食材的种类也变少了。现在美国快餐店与超市的分布比例是5：1，且全球各地都在呈现同样的趋势。

最初开发加工食品时，食品行业忙于灭菌和延长保质期，特别是在美国这么大的国家，配送可是大问题。像酸奶和腌菜这样的发酵食品含有能保鲜的细菌，但像蛋糕、饼干和零食就难以保存了。食品业发现大量加糖能抑制细菌生长，增加脂肪含量可以减少水分，从而减少细菌和真菌的繁殖。最后，除了脂肪和糖，第三种神奇物质——可以保存食物、延长保质期的盐，也加入其中。这三者合起来，为制造肥胖创造了完美条件。

含有大量这三种物质的食品可以保质很久。犹他州一名男子在他的旧外套口袋里发现了14年前一只裹着包装纸的巨无霸汉堡，上面一点霉都没长，只有夹在中间的酸黄瓜坏了，剩下的汉堡干得如同化石。[12]说不定在将来，汉堡可以像图坦卡蒙法老的遗骸一样，成为博物馆的展品。

食品公司发现当脂肪、糖和盐恰当配比后，不仅能防止食物霉变，其口味还会令公众难以抗拒。借助高科技的实验室和试吃员的意见，食品工业定下了每种成分的精确比例——他们称之为"极乐点"（bliss point），[13]之后加入一系列风味增强剂和改变食物质地的成分，可怜的消费者根本无力招架。自然，汉堡、比萨、蛋糕和薯片（薯条）中都含有这种"黄金三角"。更糟的是，越来越多的证据表明，我们在开始爱上这种盐糖脂组合，那是迥异于天然食物的味道。

垃圾食品可以改变大鼠的脑活动，有研究者认为其与可卡因等成瘾性毒品造成的改变相似。近期美国有一项研究发现，在给予大鼠无限量的垃圾食品（完美混合了超加工培根、香肠、奶酪蛋糕、重油蛋糕、糖霜和巧克力）仅仅5天后，某些大鼠脑部的快乐中枢就变得对神经递质多巴胺不再敏感。[14] 这意味着它们要吃更多的垃圾食品来维持这种快感。[15] 停止喂食垃圾食品后，业已肥胖的大鼠宁肯挨饿两周，也不愿吃以前那些健康但味道逊色的食物。[16] 显然，垃圾食品对脑内快乐中枢的影响，持续时间可比吃掉一个汉堡或者一包薯条的时间长得多。

另一项研究表明，怀孕大鼠对垃圾食品的喜好会传给其子代。[17] 机制可能是某些微妙的（表观遗传）变化启动或沉默了相关基因，或是母体在分娩或哺乳时把肠道微生物传给了子代。一些人表示自己对垃圾食品上瘾，但尽管他们的表现符合成瘾的许多标准，这究竟属不属于成瘾仍然存在争议，因为这种情况显然与化学品如强力胶和海洛因的成瘾不同。关于极少数人（通常是名人）是不是真的对性行为上瘾也存在类似争议，因为寻求性快感是人的本性。

为拍摄《大码的我》（Supersize Me），美国纪录片制作人摩根·斯珀洛克（Morgan Spurlock）做了一个有名的实验——每餐只吃麦当劳并持续 30 天。最后他的胆固醇上升了 30%，尿酸（与痛风相关）翻了 1 倍，反映肝损伤的指标增加了 2 倍。他有腹痛、出汗和偶尔恶心等表现，几天后出现了对垃圾食品的奇怪渴求、抑郁和头痛，这些症状在继续吃麦当劳后会暂时缓解。到 30 天的最后一天，他总共吃了约 5.4 千克脂肪，13.6 千克糖，体脂率增加了 7%，且大部分是内脏脂肪。受他的启发，我准备在自己身上重复这一实验，不过我的目的是看看这会对肠道菌群产生何种影响。

大码汤姆

一开始我豪气冲天，准备拿自己做实验，但把这个计划和我 22 岁的儿子汤姆谈过之后，我们都觉得他作为快餐达人比我更有资格。和其他的英国大学生一样，汤姆吃得很糟糕。大部分学生入校后都会长胖很多，而且往往再也减不掉。在美国这叫"新生 15 磅"，因为平均下来每个新生会长胖 15 磅（7 千克）。学期中，汤姆和朋友们会频繁光顾麦当劳等快餐店，每周一两次（尽管就一个大学生来说，汤姆还挺会做饭的）。不管怎样，这项研究对他比对我吸引力更大，而且他还能将该研究写成学生报告。美国和英国的大学生吃得很糟糕不仅是因为经济原因或者学生们太懒，也跟他们背井离乡的压力以及在缺乏饮食文化的国家自己做饭常被认为"老土"有关。

我们断定，10 天就够观察到实验效果，也不至于影响他的学习，更重要的是不影响社交生活。他唯一的附加条件是能换着吃巨无霸汉堡和麦乐鸡块。为了维持高糖摄入，除了主食他还得喝一杯普通可乐、吃一个麦旋风（其中有 600 千卡的糖及饱和脂肪），尽管如此，到了晚上他还可以吃点薯片，喝点啤酒，补充"营养"。

他在学校的朋友都很羡慕他可以享用不花钱的垃圾食品大餐。大学生们摄取的热量可能很多，但没多少营养。我记得我上大学时有个一同学医的学生常以酒吧为家，有两个学期的时间他只吃奶酪三明治，喝苦艾尔啤酒，后来开始牙龈出血、浑身青紫。几个月后，医生诊断他得了坏血病，让他多吃点橙子和柠檬。所以为防万一，实验开始前，我让汤姆吃了一个星期多种多样的新鲜蔬菜和水果。

他那边的快餐店走路只要 15 分钟就到，但为方便顾客，那里设有"免下车"取餐通道，替汤姆节省了宝贵的时间和精力。他死活不肯在麦当劳吃早餐，但我猜原因是他不想那么早起床。所以我同意他可以不吃早餐。

头几天一切顺利，他和店员混得很熟，彼此直呼其名，也常带同学去吃。不过第 3 天新鲜感就过去了，到第 4 天他已经抵触去那儿吃夜宵。第 5 天，他很想吃水果和沙拉。第 6 天，他发现自己吃完之后有点胀气，无精打采。第 8 天，吃完后他开始流汗，之后 3 个小时都感觉很累，当天睡眠也不好。随着疲惫感越来越重，最后的 3 天也是最难熬的。第 9 天，和对垃圾食品上瘾的大鼠不同，他实在不想晚上继续吃鸡块，干脆就没吃晚饭。他做事的效率下降了，作业花的时间也比平时更长。朋友们说他皮肤发黄，看起来病恹恹的。

实验结束时，他如释重负。他增加了 2 千克体重，还一反常态地直奔超市买沙拉和果切。隔了 6 个星期他才能再吃巨无霸汉堡，据他说这已经破了纪录，而且是为了顺势激发实验期间倒掉的胃口。很明显，汤姆虽然爱吃垃圾食品，但不算上瘾。和斯珀洛克不一样，他没有腹绞痛、渴求感、头痛或呕吐症状——可能是基因的原因，也可能是他早先吃过太多垃圾食品，已经习惯。

10天之后，检查发现汤姆的肠道微生物组变化显著。他的拟杆菌门的比例从25%升到了58%，翻了1倍，而厚壁菌门从70%降到了38%。有益的双歧杆菌的比例也降了一半。重要的是，他的菌群多样性大大降低，仅仅3天之后，可检测到的肠道菌种就减少了40%。总的说来，他的肠道细菌更积极地消化脂肪，达到了引发炎症的程度，特别是对胆囊中生成的胆汁酸产生了抗性。几天时间里，他的肠道微生物多样性面貌就从与我们前面提过的健康的委内瑞拉乡下人相似，变成了与普通美国人一样。一星期后，汤姆的菌群仍不正常，多样性不足；后来他用了两年多时间，才恢复到稍稍接近挑战前的状态——他反复提醒我这一点。

哈佛的一个研究团队开展了一项为期较短但更细致的研究，6名实验室志愿者在3天时间里食用包含萨拉米肠、肉类、鸡蛋和奶酪但不含碳水和纤维的高脂高蛋白饮食。特别的是，志愿者中有一人一生都在吃素，因为实验才被"鼓励"吃香肠和汉堡。2天之内，他的变化更为明显。和汤姆一样，他的拟杆菌门比例大幅上升，厚壁菌门比例下降，而且素食者体内数目较多、反映膳食纤维多少的普雷沃氏菌属明显减少。[18]

这些短期但极端的实验表明了食用垃圾食品的影响：肠道菌群的种类减少近一半。遗憾的是，许多人每天都在拿自己的身体做同样的实验。这些实验也表明，改变自己的肠道微生物组成比我们认为的更容易，只需要几天就够。改变后的肠道菌群会生成一系列新的代谢产物和化学物质，对人体产生比糖和脂肪的直接作用更为深远的影响。我们的菌群对加工食品反应如此迅速，一个原因可能是细菌过于缺乏纤维，而人脑则摄入了太多了糖和脂肪。另一个原因则可能与添加剂、防腐剂有关。比如乳化剂，虽然被认为是"安全"的，但已有证据表明它会破坏小鼠的菌群平衡，并产生致胖的促炎化学物质。[19]乳化剂、黏合剂在工业化食品如酱料中广泛存在。基于小鼠外推，所摄取的食物只要有 0.1% 含有此类化学物质，人就会受其影响。这真令我们怀疑现行的食品检测方法。好在人的菌群在多样且高纤维的食物的滋养下能保持健康，此时它们颇有适应性，可以部分逆转工业化食品带来的负面效应——如果吃得还不太久的话。

有毒食品和快餐鼠

波士顿的一个研究团队用和巨无霸汉堡成分相似的液态食物喂养小鼠，比较它们的肠道菌群与正常饮食小鼠有何区别。两组小鼠都可以敞开肚皮进食。不出所料，快餐组的小鼠明显增加了相当多体重，还有危害很大的内脏脂肪。除了肠道微生物组的差异，被催肥的快餐小鼠还处于明显的促炎状态，这意味着身体的细胞处于宛如受到攻击的应激状态，从而发出信号增强了机体的化学防御，并使细胞膜的通透性增大。[20] 短暂爆发的炎症状态是正常的，但一直如此则有害健康。我们针对 1100 人的 PREDICT 研究表明，餐后血糖、血脂含量最高的人，其炎症水平也最高。[21]

许多加工食品中含有危险的盐糖脂外加大量的防腐剂和添加剂，人们早就认为这样的组合有促炎作用，但缺乏非常坚实的证据。但类似于上述实验的一众老鼠研究表明，以高脂高糖饮食喂老鼠，其身体都会进入应激状态。那是不是这些食物本身造成了脂肪囤积及炎症信号的释放呢？

直至最近，人们还认为脂肪细胞只是储存脂肪，与身体其他部位没有关联。而现在我们知道，脂肪细胞的表面有免疫细胞（调节性 T 细胞）包绕，因而能与免疫系统进行信号传导。[22] 人一旦变胖，脂肪细胞发生改变，脂肪细胞表面抑制免疫应答的调节性 T 细胞就会消失，炎症信号分子就会释放。我们知道菌群和调节性 T 细胞之间有信号传递，那么菌群会不会在发胖的过程中发挥作用？

如果喂给无菌小鼠高脂饮食，它们的体重不会变，只有在添加微生物后，它们才会增重，这说明微生物确实关键。波士顿实验及其他一些实验发现，添加像是乳杆菌、双歧杆菌等某种益生菌，可减轻垃圾食品对小鼠的负面影响。[23] 当食物中脂肪含量骤增时，体内会有一种拥有厚细胞壁的细菌数量激增。细胞壁的碎片（由脂类和糖构成，叫"脂多糖"）在体内堆积，生成内毒素，机体对此非常敏感。

我们已知脂多糖是引发毒性的关键，因为将脂多糖注射到小鼠体内，它们会有与食用垃圾食品同样的一系列改变，只是没能享受到吃快餐的短暂快感。其中之一就是诱发肠壁的反应进而引发炎症过程。[24] 肠壁通透性增加，有毒碎片释放入血，并通过血液循环到达脂肪组织和肝脏等器官，由此开启一系列连锁反应，身体呈现高应激状态，称为"亚临床炎症"，这相当于身体的橙色警报。[25] 一项以 45 名超重和肥胖的法国被试为观察对象的研究证实，不管体脂率如何，蔬菜匮乏的快餐饮食都会导致微生物多样性和丰富程度下降，血液中的炎症标志物水平升高。[26]

这种轻度炎症对人有何影响？除了释放更多的应激信号，使细胞分裂加快从而可能缩短人的寿命外，它也会影响脂肪细胞，从而产生更多的炎症物质和应激信号，升高血胰岛素水平，渐渐降低葡萄糖的代谢效率。此时又会有进一步的信号让身体存储更多（没用的）脂肪，特别是腹部的内脏脂肪，而我们知道，这可不妙。

垃圾食品传染病

要弄清究竟是微生物本身还是不健康的饮食和过量的脂肪使人发胖，得设计更巧妙的实验。所幸双胞胎和无菌小鼠又都可以帮忙。杰夫·戈登位于圣路易斯的实验室从当地的双胞胎登记中招募了 4 对 20 多岁的女性双胞胎（1 对同卵、3 对异卵）。每对双胞胎的肥胖情况不一（一个肥胖，另一个体重正常）。

不出所料，她们的肠道菌群存在差异。每对双胞胎中，较瘦的那个菌群都更为丰富、健康，双歧杆菌和乳杆菌的比例更高；较胖的那个，菌群多样性较低，呈现炎症样貌。研究人员收集了 8 人的粪便样本，随机接种到无菌小鼠身上。

结果异常清晰。接种了胖双胞胎粪便的小鼠增肥了 16%，尤其增加了致炎的内脏脂肪，这充分表明与肥胖相关的微生物的确有害，而且会传染。[27] 如果体内菌群失调、某些细菌生长受到抑制或是菌群多样性不足，有害的微生物更有可能在肠道中大量繁殖，引发健康问题。

无菌小鼠经剖宫产接生后一直养在隔离器内，宛如单独监禁。为验证小鼠能否通过交换菌群让彼此变胖或变瘦，研究人员给每只小鼠一只"监室友"。和其他许多啮齿动物一样，小鼠会吃自己的粪便，有时为了换口味也尝一点同伴的粪便，借这种方式实现有用菌的交换。实验结果出人意料。

开始时体内有健康菌群的苗条小鼠，在获得了有肥胖倾向的室友的菌群后，并没有变胖。实际上，结果恰恰相反：拥有不健康菌群的小鼠，在其肠道获得了苗条小鼠的菌群（特别是拟杆菌门）后，会完全免于肥胖或身体的炎症样改变。另一则重要发现是，给小鼠喂食高脂低纤维的食物会影响健康菌群的转移，小鼠仍会变胖；相反，健康的低脂高纤维饮食有助于健康菌群的转移，可能是抑制了体内原有的与肥胖相关的微生物的繁殖。我们在前面提到的英国双胞胎项目中也进行了类似的使用。我们将一种与保持苗条有关的微生物接种到无菌小鼠身上。这种人们还知之甚少的克里斯滕森氏菌可以令进食高脂饮食的小鼠不发胖。[28]体内有这种细菌（或某种非常近似的菌）的人似乎能免于肥胖的困扰或内脏脂肪的堆积，可惜这样的人只占 1/10，多数人体内没有这种菌。此后，我的实验室发现，是有益细菌的产物帮助控制了体重，这更凸显了肠道菌群的化工厂作用。[29]

有害微生物的转移可以解释人体的许多现象，比如为什么胖妈妈即使没有过量进食，生下的婴儿也会更胖——别忘了，婴儿跟无菌小鼠的情况很像。改变孕妇的饮食或可终止这一恶性循环。现有数据表明，天生较瘦和长期高纤维饮食的人相对而言更能抵抗住高脂食品或垃圾食品的负面影响。这大概是因为他们体内的菌群会生成更多有益的短链脂肪酸，如丁酸，这有助于调节性 T 细胞保持良好状态，抑制炎症状态。但是，在长时间大量的高脂高糖、缺乏纤维的垃圾食品的影响下，这些保护机制最终也会失效。

中国稀饭和坏蛋细菌

住在山西的吴先生（音）一直比同龄人块头大。他 18 岁时体重就有 120 千克，29 岁时涨到了 175 千克，BMI 高达 59。身高只有 172 厘米的他看起来就像一只大水桶。他没有服药治疗，但有各种健康问题，如糖尿病、高血压、高胆固醇、肝功能异常及水平很高的炎症标志物，可说是一团糟。他不抽烟，只偶尔喝酒，喜欢吃面条和肥肉，比大多数同龄人吃得多，但也不足以解释他惊人的块头。

他被转介给上海的赵立平教授看病，赵教授是研究肥胖和微生物的专家。他觉得吴先生的情况很特殊。在做了常规检查排除其他疾病后，他想检查一下吴先生肠道微生物的组成情况。

粪便 DNA 检查的结果表明，他的肠道完全由一种名为肠杆菌（enterobacter）的细菌所统治。少量的肠杆菌在正常人体内一般无害，但数量众多的情况下，它会变成冷血杀手，生成大量内毒素 B29，攻击其他肠道细菌的细胞壁。肠杆菌攻城略地，杀死大部分有益菌，并向人体释放重大的攻击性炎症信号。

赵教授让吴先生执行一种特别定制的饮食方案。他要每天摄入 1500 千卡，约为每日所需热量的 2/3，其中 70% 来自碳水，17% 来自蛋白质，13% 来自脂肪。特殊之处在于这一饮食由全谷物、传统中医学中的食药同源食材和能促进有益菌生长的食物组成。这种稀饭很快就神奇地起效了。

9 周后，吴先生减掉了 30 千克体重，4 个月后又减掉了 51 千克。体重的变化也反映在血液中，他的血检结果连同血压都正常了。采取特殊饮食 9 周后，肠道中肠杆菌及其毒素的比例从 30% 降至不足 2%，6 个月后更是完全检测不出。这也反映在炎症的显著减轻上。随着肠杆菌的消失，吴先生发现他之前持续不断的饥饿感也退散了。[30]

不过在这个例子中我们仍难以分辨孰因孰果。是肥胖状态削弱了免疫系统，从而使肠杆菌大量繁殖、性情大变、产生大量毒素，还是肠杆菌造成了肥胖？赵教授设计了一项巧妙的实验，把吴体内的肠杆菌接种给了无菌小鼠。我们前面说过，没有肠道微生物的无菌小鼠，即使喂以过量的高脂饮食也不会长胖。[31][32] 但在接种了这种细菌后，用高脂低纤维饮食（垃圾食品）喂养的小鼠很快就长得非常胖。

实验开始头几天，因为肠杆菌这个坏蛋产生的致炎内毒素 B29 的副作用，所有小鼠的体重都减轻了。然后没出一周，所有小鼠都增加了体重，此后不久也开始出现糖尿病、高血脂和炎症的迹象。必须重申，垃圾食品和有害细菌的共同作用是关键，接种有害菌对正常饮食喂养的小鼠影响极低。

尽管只是个案，但这也说明了单一种细菌就能像感染一样导致肥胖。这可能像人类中罕见的基因突变一样是特殊情况（希望如此），其他一些接种几种与肥胖有关的细菌的实验都没有如此惊人的效果。通常要催肥老鼠，需要菌群整体对内和对外的作用，在人身上大概也是如此。

实验结束后，吴先生瘦了一圈，精力也更充沛了，他很满意减肥成效。为了进一步减重，他又坚持吃前述的稀饭一年时间。赵教授也很满意这一结果，也因此在中国成了名人，经常上电视，还开设了一个博客，吸引了 600 多万粉丝，更多各年龄段的超肥胖人士来找他咨询特制食谱。

胖丫（音）是一名 3 岁女孩，来自中国东北。她体重 46 千克，但父母体重都正常。她有着无法控制的胃口，会歇斯底里地大叫着穷尽一切办法找吃的。她父母走投无路，决定全家搬到上海，住在医院附近，并且在 3 年时间里严格执行赵教授的特殊食谱。胖丫的减肥、控制胃口、让肠道菌群变正常的传奇故事，被拍成了一部电视纪录片。[33]

　　目前，赵教授已经用这种方法治疗了 1000 多名中国人，详细检查了许多人的微生物组，他不愿过多披露专业方面的细节，但是发表了他那套素食食谱的早期研究结果。

　　在一项研究中，他招募了 93 名上海的肥胖和糖尿病前期志愿者，让他们采用 12 种全谷物、中国传统食疗食材和几种益生菌组成的饮食方案，他称其为 WTP 饮食。* 假如你想给自己准备这么一份早餐，来取代平常吃的桂格（Quaker）燕麦片的话，这里的原料有燕麦、薏仁、荞麦、白豆、黄玉米、红豆、黄豆、山药、大枣、花生和莲子，有些病患的配方里还有苦瓜。这种饮食能提供约 1350 千卡热量及大量的纤维。病人要连吃 9 个星期，随后是巩固性的饮食方案，整个疗程持续 5 个月。多数志愿者血液炎症的水平降低了，胰岛素抵抗也减轻了，平均减重 5 千克；没有减重的人只有 9%。[34]他进一步研究发现，许多转介过来的儿童都存在未获诊断的基因异常（如普拉德-威利综合征），因此才过量进食。尽管

---

* W（whole grain）全谷物，T（traditional medicine food）传统食疗食物，P（probiotics）益生菌。

如此，食谱对这些儿童依然有效，虽然杜绝不了但可以减轻过量进食的冲动。

让人坚持任何一种饮食方案 6 个月都绝非易事，不过当我在伦敦和赵教授面谈时，他告诉我他或许有办法。"和在其他国家一样，在中国要保证病人的依从性也是个挑战。不过如果你告诉病人，特殊饮食的目的是改变肠道菌群，从而减少饥饿感，缓解其他症状，结果会大不一样。病人会有动力去坚持这一疗法，就像感染了必须接受抗感染治疗那样。每周会有营养师评估他们的情况，每两周有医疗团队复诊，同时分析其肠道菌群的变化情况。除特殊饮食之外，病人们也需要多补充蔬菜、豆腐和不那么甜的水果。绝对不能吃土豆。"他认为我们最好坚守妈妈辈就采用的传统饮食方案，那是我们的菌群所适应的。他的计划是改变支柱性菌种，造就健康的肠道环境。赵教授使用的许多中草药都已有千百年历史，经过了大量试错检验。

当心"金汁"

公元 4 世纪的东晋时期，著名中医葛洪首次将用草药混合方剂治疗食物中毒或严重腹泻的方法记述下来，因而广为人知。药方应是收效颇佳，葛洪所著的中国第一本应急医书《肘后备急方》中就记录了好几例神奇的治愈案例。[35] 还有个顶级名方叫"金汁"，它是将几种强效中药与健康人的粪便混合，装入瓦罐，用泥土封好，埋在地下 20 年发酵而成，通常冲泡后给病人服下。

很可惜，赵教授的食谱中使用的 12 味中药里没有金汁。其中一种是黄连素（小檗碱），已经研究得很透彻。黄连素提取自黄连，*实验表明它可以防止高脂饮食在大鼠身上引发炎症状态，也有类似益生元的功效，可促进有益菌的生长。[37] 对中国国内一些小规模临床研究的荟萃分析显示，黄连或可用作治疗糖尿病的替代性药物，网络上更是把黄连吹捧成灵丹妙药。但是买家们要当心，这类草药一般作用较强，且品质和药效难以确定。

评估中国科研人员开展的临床研究的质量是一个大问题。尽管在好的一端，中国科学家贡献了一些全球最高水平的学术论文，但在坏的一端，也存在给钱就能发文章的情况。这已经成为一个产业，还有免费客服电话，花上小几千美元，没有时间、没有思路甚至毫无真实数据的研究者就能找人代写代发假论文。[37] 当然，很可惜，论文造假并非中国独有，这是科学界面临的全球性问题。

赵立平的经历富有传奇性。他生长于山西的一个农村小镇；和大多数"文革"前夕出生的孩子一样，他和两个弟弟都只受到了简朴的抚养。赵立平的父亲是高中教师，母亲在纺织厂工作，两人都笃信传统疗法。赵立平还记得儿时见过

---

* 多种植物中含有小檗碱（berberine），特别是小檗属植物（Berberis；黄连为黄连属植物）。

父亲为治疗乙肝，每天要喝两次气味刺鼻的浑浊草药汤。

后来他取得了分子植物病理学的博士学位，并于 20 世纪 90 年代初到美国康奈尔大学研习饮食和健康相关问题，也亲身体验了美式快餐让腰围明显增加。返回山西筹建实验室后，他主要研究用有益细菌控制植物的感染。整个 20 世纪 90 年代，他涉足的研究则是用细菌控制生猪乃至人的感染。同期，他家人的健康状况日益恶化。他的父亲体重超标，血脂水平升得很高，并遭受了两次中风。他的两个弟弟也都成了大胖子。因此他决定把研究重心从动植物转到人身上。

杰夫·戈登是美国的微生物组学先驱，他指出肠道菌群可能与肥胖有关。在读到戈登 2004 年的一篇论文后，赵立平再次燃起了兴趣。缺少资金，他就在自己身上做实验，想找出可能与体重增加相关的微生物。在他看来，低热量饮食结合剧烈运动的西方流行减肥法毫无道理。"从营养上看，身体已经处于应激状态，"他说，"还要再加上大量运动带来的身体压力。这样或许能减重，但也会损害健康。"

想到他父亲喝过的药汤，他将目光转向了传统方法。他开始吃含有益生元的食物——山药和苦瓜，还有全谷物，想试试看能否改变自身消化系统中的细菌生态。实验过程中，仅两年时间，他就减掉了 10 年前在美国长起来的 20 千克腰腹赘肉，并且保持苗条至今。他体内的微生物多样性提升了，其中一种有抗炎作用的细菌——普氏栖粪杆菌数量大大增加。个人实验的结果令他相信，含益生元的特殊饮食可以促进有益菌生长，取代有害菌。这促使他去寻找资金，着手治疗和研究他的肥胖同胞。

"大跃退"

如今许多中国人还记得激进的集体化运动"大跃进"和20世纪五六十年代的饥荒，许多人死于其间。前面我们聊过20世纪80年代时有研究发现中国的心脏病和癌症患病率都特别低，其研究者也将中式饮食视为西方人的潜在福音并加以推崇。

两千年前的医书《黄帝内经》中将肥胖定义为上层阶级的罕见病，由食用过量的"肥肉和精制谷物"引起。这样看来，当今许多中国人都过上了"上层"阶级的生活，中国的肥胖人口数量现在是全球之冠。回顾中国人体型在这些年的变化，就仿佛看到了英美过去30年变化的快进版。10年间，肥胖率增加了2倍，中国约1/3的人口有超重或肥胖问题，2019年，17.5%的中国儿童有临床意义上的肥胖症（与墨西哥近似），这也意味着随着他们年岁日增，中国的健康问题会加剧。无计可施的家长只得把一个个管不住嘴也不愿运动的小胖墩送进美式的减肥训练营。流行性肥胖已经催生出了1亿名糖尿病患者和5亿糖尿病前期患者。从基因上看，中国人比欧洲人更容易患糖尿病，更容易囤积内脏脂肪，心脏病的患病率也在大幅提高。虽然过去10年中人们摄入的平均热量没有增加，但收入的提高已经大大改变了中国人的饮食组成，与蔬菜占主导的 20 世纪 80 年代相比，现在肉类和油类消耗是过去的 2 倍还多。

尽管中国人的体脂增加了，但在农村，仍有许多孩子因缺乏维生素而发育迟缓；和在其他快速发展的国家，如印度和许多非洲国家一样，我们见到的是营养过剩和营养不良并存的怪象。这大概是由于持续的营养不良使得体细胞特别是脂肪细胞会受到刺激，更容易囤积保护性的脂肪。而其中的信号传导很可能与微生物有关。

因此，垃圾食品和加工食品吃得越多，越是缺乏纤维和营养素，身体就会释放越多信号引发更多的进食，以弥补"营养缺乏"，导致肥胖和营养不良并存的恶性循环。每个国家也都有自己的垃圾食品，且不只见于快餐店和廉价超市。

赵教授认为造成中国现在肥胖流行的两大主因是蛋白质和脂肪摄入（经肉类）过量，同时又缺乏能促进肠道微生物生长、清除炎症的全谷物、纤维和营养素。人们开始食用乳制品并非导致肥胖的原因。他记得，小时候在北方，人们吃的面条和米饭都颜色灰暗，因为面和米都是粗磨的，含有大量纤维和营养素。现在的面条和米饭都白得晃眼，纤维和营养素都在精制过程中损失了，将伴随我们一生的微生物于是对它们毫无兴趣。

许多中国人每天工作很长时间，早上来不及吃早餐，中午通常在公司或单位大吃食堂，晚上可能还要陪客户吃饭。

每道菜都是荤菜，几乎没有机会吃蔬菜和全谷物。女性也要在职场打拼，没时间做饭，许多现代女性已经不会做饭，因此社会对餐馆和快餐店的依赖越来越高。现在全中国有2300家麦当劳店。赵教授认为现在的中国人比美国人吃得更美国——这可不值得自豪。

细菌掌控的脑和吃汉堡的傀儡

我们既已知道高脂高糖的加工食品有害健康，为什么还会去吃？内心的欲望是受什么控制的呢？

答案可能是菌群。[38] 前面我们讲过微生物能借释放化学递质来影响情绪、心境和应激情况。从演化角度来说，每种微生物都偏好有利于自身生长和繁殖的食物，会想方设法维持其生态位，以确保自身的存续，手段之一就是释放信号，促使人类宿主吃更多有利于它们兴旺发达的垃圾食品。

这一设想并非天方夜谭，而是已经在人工繁育的缺乏免疫受体 TLR5 的小鼠身上得到了证实。受体的缺乏会扰乱肠道和免疫系统间的信号传导，导致肠道菌群改变，引发饥饿感。将这些细菌移植到正常小鼠体内也会引发同样的饥饿感，且这一效应能被抗生素逆转——这证明细菌是关键。[39]

该机制还没有在人体上得到证实，但对于在一些人体内占主导的有害菌种来说，情况可能正是如此——吴先生体内的肠杆菌即是一例。自然界中不乏不起眼的微生物操纵体型大得多的宿主的例子：例如有的真菌会钻入蚂蚁的脑袋，把它们变成乖乖听命的"傀儡"。这些蚂蚁会奋力爬到植物上吃叶子的背面，同时把真菌孢子播散到下面未感染的蚂蚁身上。有些细菌会引诱果蝇生成更多的胰岛素，在体内储存更多脂肪，以利于细菌增殖，不过可怜的果蝇就遭殃了。[43]

说微生物能借助脑内的化学奖赏诱使人吃更多汉堡进而影响人的饮食行为，这不是异想天开。对于高度演化的专门细菌来说，这应该是小菜一碟。[41]

至此我们可以看出，饮食中的脂肪与健康的关系非常复杂，"要减少总脂肪或饱和脂肪摄入"这一简单的教条缺乏科学基础。加工食品中的脂肪搭配着大量的盐和糖，对人有害，而人造的反式脂肪更不健康。另一方面，许多脂肪，比如曾经被认为有害的多种饱和脂肪，不仅对人有益，也含有能促进有益菌生长、增加菌群多样性的关键物质和营养素。多种多样的脂肪是许多食物的必要组成部分，过多关注少数类型的脂肪非但徒劳，反倒还转移了的视线，使人们意识不到地中海饮食这些高脂健康饮食的重要性，在这些饮食中，食材多样、颜色丰富、保持新鲜乃是关键。所以下次看到"零脂肪"标签时，你应该想到这意味着这种食物是加工过的，不是健康的标志。

除了在人为给出的食品标签上，脂肪和蛋白质从来密不可分。下面我们就来看看不同种类的蛋白质对健康的作用。

第三辑

蛋白质

第 7 章
动物蛋白

威廉·班廷（William Banting）是伦敦西部一名成功的殡葬从业者，他的家族企业声名远播，曾为英国皇室成员筹办葬礼。他健康状况良好，但一直有些胖。到 30 多岁时，情况越发严重，他的腰围远远超过了同龄人。朋友和营养师们推荐了多种减肥饮食方案，医生则说他运动不够。威廉打定主意一定要减肥。随后的 30 年，他尝试了五花八门限制饮食的方案，进行了种类繁多的运动。有好几年，他每天划船一两个小时，但这样只是让他饥肠辘辘，于是他改为游泳几小时，可依然不见成效。他还试过健走、在水疗场（spa）做蒸汽浴等，结果全不奏效，他的体重毫无变化。

直到有一天他去哈维（Harvey）医生那儿就诊。哈维医生是伦敦的一名耳鼻喉科医生，也略做饮食建议，他推荐威廉尝试吃只含肉和水果的饮食。经历了之前数不清的失败后，这次的结果震惊了威廉：此后的一年，他轻了 29 千克，而且直到 81 岁去世一直保持着这一体重。他写的引发争议的小册子《关于肥胖的公开信》(*Letter on corpulence, Addressed to the public*)成了 1864 年的英国畅销书,比阿特金斯提出他的饮食法早了一百年。

饮食中的多数蛋白质只有几种来源,包括含有 30% 蛋白质的牛肉和鸡肉等肉类,含有 20% 蛋白质的三文鱼和金枪鱼等鱼肉,以及花生(24%)、黄豆(12%)等坚果和豆类。还有一些人工提取的高蛋白物质,如大豆分离蛋白和乳清蛋白。素食者也可以获得足量的蛋白质,不过吃的食物总量要多一些。如今我们每年饲养和吃掉的鸡多达 650 亿只。关于吃肉对健康是好是坏,乃是当今一大争论,始终没有停息。

有些社会历史学家认为我们从快乐的狩猎采集生活转入受压迫的农业文明是"人类最大的错误"。[1] 和距今 1 万年前、尚未进入农业社会的祖先们吃同样的食物,这种观念表面上看来很有道理。原始人饮食法是大获成功的阿特金斯高蛋白饮食法的一种变体,在今日的美国饱受欢迎,市面上有几千种支持它的烹饪书,原始人饮食风格的时尚餐馆也越来越多(他们对红酒网开一面,将其纳入菜单)。原始人饮食含有大量的动物蛋白和很少的碳水,不含谷物、麦片和多数的糖。曾有一名来自洛杉矶的女士当面对我说,她为自己是整个健身班里唯一一个没有吃原始人饮食的人而感到不好意思(她实在无法舍弃面包)。

高蛋白低碳水饮食的推崇者们说此种饮食比其他方法都更有助于快速减重,还能防止反弹,据称还能阻止甚至逆转糖尿病的进展，降低胆固醇和心脏病风险，治疗过敏和自身免疫病。尽管在大部分西方国家，肉类的食用比例都已下降，但我们仍然将这些可食用的动物作为热量的主要来源、文化的承载及家庭盛宴的主角。英国人每年食用 84 千克肉类，和欧陆人不相上下，但比热爱汉堡和牛排的美国人要少——他们每年食用 127 千克。既然肉又多又便宜，那我们该不该拥抱"回归本源，以肉为食"这种"天然"思路呢?

阿特金斯教

迪基（Dickie）看着卧室镜中的自己，一点也不满意。打橄榄球和壁球的日子已经一去不返。他不得不承认：他发胖了，还有啤酒肚。老婆常在他耳旁唠叨让他减肥，看来她说得对。他的巅峰时期已经过去：作为一名 55 岁的外科医生，他的健康已经开始走下坡路。他总是觉得很累，站着做一天手术让他精疲力竭，就连打高尔夫球都会气喘吁吁，膝盖还疼。他想要改变。迪基爱吃肉，他觉得阿特金斯饮食法听起来不错。他弟弟就在尝试，已经 6 个月了依然顺利，并成功减去了 9 千克。

开始几天很轻松，早餐是培根煎蛋，中午吃两个水煮鸡蛋加奶酪鸡蛋饼，晚上吃鱼或者牛排加沙拉。只有一两次他发现自己会下意识伸手去拿几块饼干、一片面包或是几颗葡萄来吃。两周过去了，他感觉很好，腰围也变化显著，他已经减了几千克。说来也怪，他并没有自己预想的那么饿。

他又坚持了 1 个月，减了 6 千克多。他为自己的意志力感到自豪，家人也都非常支持。不过他渐渐发现了一些副作用：便秘，早晨起床有口气，刚开始饱满的精力也在逐渐减退。他让医院的同事帮他化验了一下血液指标。

血脂结果表明胆固醇升高了 5%，这属于正常误差范围，意义不大。坏的低密度脂蛋白稍有升高，不过好的高密度脂蛋白也升高了，足以抵消前者升高的危害。令人担心的是他的肝功能指标有些恶化，尿酸也有升高，后者是痛风的风险因素。他打电话咨询弟弟，但他弟弟从没有过类似的问题，而且现在人更瘦了，也在稳定地执行近乎零碳水的饮食方案。迪基感到挫败，开始怀念配水果和奶酪的面包。不久他就放弃了，慢慢恢复了之前的饮食，以及之前的腰围。

阿特金斯饮食革命诞生于 20 世纪 70 年代，在当时许多低脂、低血糖指数饮食中卓尔不群。虽然比班廷晚了一个世纪，但阿特金斯博士逆势而行推出了此种饮食法，并用了些时间才等到它成为主流。不过，就像成功的宗教一样，它也终于拥有了千百万虔诚的追随者。[2]

他这套成功的方案不同于当时的大部分饮食方案，对食物的量没有限制，看起来简单易行，让人跃跃欲试。其他饮食方案有的要搭配或改换食物种类，有的规定进餐时间，有的要计算食物的热量和分量，对于被这些复杂要求搞得头疼的饮食限制者来说，阿特金斯饮食大有魅力，只需记住一条：

别吃碳水，蛋白质大可尽情享用。大多数人开始这一饮食法几个星期后就变瘦了，许多人能坚持几个月。以此为先驱的就是当下的"生酮饮食"，后者要求低碳水，并尝试令脂肪占饮食的至少70%，但不提高蛋白质比重。在缺乏葡萄糖的情况下，机体会以肝脏中的脂肪酸为原料生成酮体，作为能量的来源。这种利用能量的方式效率较低，却是保障脑和其他重要器官能量供应的重要途径。[3]

和低脂饮食相比，低碳水饮食往往据称会带来更快也更明显的减重效果。常有研究证实，在两种不同饮食方案的前几个月，情况的确如此，但如果做长期比较，且两种方案都不特别严苛地执行，则反映上述差异的证据就会消失。2018年，一项名为 DIETFITS* 的大型研究表明，不同个体在这一方面存在巨大差异。关于生酮饮食的试验也显示出了如健康的高密度脂蛋白升高、甘油三酯降低、胰岛素和食欲也都降低等益处。[4]

生酮饮食造成的巨大代谢改变会带来一些额外的作用，在治疗一些疾病诸如防止患有癫痫的儿童发病上，竟然颇有效果。有些患者会因癌症和其他一些疾病（最重要的是 2 型糖尿病）而接受免疫疗法，生酮饮食也在针对这些患者的治疗中得到探究。低碳水高脂肪饮食的效果在那些能够遵守此类方案的糖尿病人身上会非常鲜明，一些长期患者减掉了

* 字面意为"饮食健康"，是 The Diet Intervention Examining The Factors Interacting with Treatment Success（用饮食干预法检验各项与成功治疗有关的因素）的缩写。

好几英石的体重甚至可以停药。我们并不完全了解其机制，2020 年的一项临床研究就引发了相应的疑虑，[5] 但相比多数碳水，脂肪和蛋白质按理说可以提供更强的饱腹感，因为此时肠道会释放一些激素，给脑发送令其感觉饱足的信号，胰岛素也会减少分泌。当然，减少食物的选择范围（许多饮食方案都如此）也会减少总的能量摄入。反正现在事实就是，我们要重新启用因为"脂肪不好"的教条而废弃了 100 多年的疗法。

许多像迪基这样的人都觉得限制饮食超过几个月很难做到。实际上，只有不到 1/6 的饮食限制者表示他们在超过一年的时间里保持住了减重 10% 的成果，这个数据大概还夸大了很多。[6] 除了对重复饮食的厌烦和饮食方案本身的单调乏味，另一个主要原因是代谢的改变。

精心设计的对照研究表明，严格执行任意一种饮食方案约 6 周，达到减重超过 10% 的效果后，身体的能量消耗和代谢都会下降，此时身体会力图恢复之前的脂肪量以作补偿。代谢速率的减慢足可以相当于日摄入热量减少 10%。在试验中，低脂饮食引起的代谢率改变最为明显，高蛋白低碳水的阿特金斯饮食带来的改变最小。[7]

不过，即使高蛋白或高脂饮食也不能长期蒙混过关。一段时间后，皮质醇水平升高，甲状腺素下降，因为两种变化都可以留住更多脂肪、减少能量消耗。[8] 尽管不同饮食方案下发生的代谢改变不一，但身体总有花招保证脂肪的补给。

我们都知道，有些人采取某些饮食法有效，换成另一些就无效，还有的人用大部分饮食法都无效。这或许不是意志力的问题。有人心意坚定，但体内的一些因素可能使其对饮食调节不起反应。头一两周大部分饮食法都会有效，但减掉的多是水分。当身体对长期的低热量饮食做出反应时，人与人之间在消耗脂肪的难易和代谢率减慢程度上会显现出重大差异。其中的机制很复杂，且不论它是由肠道菌群、神经递质还是心理因素引起的，也都受基因和微生物强烈的影响。

很难确定高蛋白饮食的功效和副作用多大程度上是由缺少碳水引起的，又有多大程度是额外的蛋白质和脂肪带来的。阿特金斯饮食已经放宽了对进食植物的限制，但一些采用者仍面临痛风、便秘、口臭等副作用。最近有一种更极端的零碳水零植物纯肉食的"肉食者饮食"在 YouTube 上颇有信徒，也有不少治愈疾病的轶事，可没有相应的科学研究。如果用高蛋白饮食喂养小鼠 22 周（相当于人类的好几年），小鼠会出现胆固醇及血脂异常、身体进入促炎状态、肝脏脂肪增加、葡萄糖不耐受及胰脏缩小等状况，同时却没有任何体重减轻的迹象。[9]

微生物预测减重效果

个人的代谢状况可能影响身体对某种特定饮食法的反应。有一个欧盟资助的微生物组学项目叫"人类肠道宏基因组学"（MetaHIT），它不仅能为肠道菌群中单个基因的 DNA 测序（用较简单的 16S 法），而是能为每个细菌的每个基因的 DNA 测序，然后像拼一幅巨型拼图那样构建出 DNA 信息的全貌。这种方法名为"鸟枪法宏基因组学"（shotgun metagenomics）。因为产生的数据繁多，计算规模极大，这项检查花费不菲：2015 年，每人要花数千欧元。

研究人员检测了 49 名志愿者对高蛋白、低热量饮食的反应。6 周后，志愿者们都减轻了体重。对哪一位减重最多的预测并非基于意志力或起始体重，而是与各人的肠道菌种多样性有关。[10] 菌种多样性低的组减重最少，他们占这些法国志愿者的 40%；在另一项规模更大的研究中，此类志愿者在 292 名丹麦患者中占 23%。这样的人平均而言更肥胖，胰岛素和内脏脂肪水平更高，脂质水平也异常，这令他们患糖尿病和心脏病的风险更高。

2020 年，我们用自己的 PREDICT 研究更大规模地重复了上述研究。我们检查了英国和美国超过 1100 人的宏基因组——现在测序的花费已经降至每样本 200 美元以下。我们再次发现，肠道菌种多样性不足，能预测较差的食物代谢、更高的血糖和血脂峰值、更高的肥胖率和内脏脂肪水平，另外还有糖尿病和心脏病风险因素。[11] 而在看具体菌种时，我们发现了 15 种"好伙计"聚在一起，能预测较好的健康状况和血检结果，而它们都发现自饮食健康多样的人群。这 15 种菌有抗炎性质，经常产生有益健康的短链脂肪酸（如丁酸），可说是组成了一个"健康菌行会／集体农庄"。

我们可以将这些细菌的作用与生物多样性栖息地中的关键物种相类比，如美国黄石国家公园的狼的消失和随后的人工引入。缺少关键物种，生态系统的天然平衡就会被打破；同样，缺少关键菌种，肠道环境也会失衡。

我们也发现了 15 种最好避开的细菌，它们都集中在饮食单调、不健康，有代谢问题和炎症的人体内。我们和商业伙伴 ZOE 一起，用这 30 种菌来检测肠道健康状况，并尝试通过饮食改变好坏细菌的比例。肠道微生物的多样性，对人的健康和饮食情况而言，都是非常好的指标。

明白如何改善肠道微生物多样性无疑非常重要。2018年，我们参与了一项堪称最大的群体研究，它把美国肠道项目的 8000 人数据和英国肠道项目的 3000 人数据结合在了一起，其中的被试全都堪称自带薪酬的公民科学家。[12] 我们发现，英国人的肠道微生物多样性比美国人稍好，但和较不富裕的国家相比都只能算糟糕。

预测多样性，主要看一个人每周吃多少种不同的植物：最少吃 30 种，多样性就会达峰。这听起来很多，但其中包括谷物、坚果等类的种子和调味香草。数据显示，适量吃肉没问题，只要也吃种类丰富的植物就好；素食者和纯素食者在此方面未表现出明显差异。

减量吃肉救地球

如果减重不是你的主要目标，那么经常吃肉可能带来怎样的健康影响？素食者认为人没必要吃肉，吃肉不仅造成动物的苦难，还加剧全球变暖。据研究估计，因为现代工业化的养牛方式和土地利用能效低下，全球肉类和乳制品的生产过程可能贡献了高达 1/5 的温室气体，从而促进了气候变化。因此有人呼吁我们即使不为了健康和动物福利考虑，也应该"减量吃肉"以拯救地球。[13] 尽管对素食的定义经常变化，全英国现在有近 10% 的人吃素食或不吃肉；在许多西方国家，越来越多的人在加入这一行列。

我们调查了 3600 对平均年龄 56 岁的英国双胞胎，了解他们为什么不吃肉。同卵双胞胎中有 104 对（9%）两人都是素食者，异卵双胞胎中只有 55 对（7%）。这表示对于是否成为素食者来说，尽管基因略有作用，但环境和生活经历的影响更大，可能与伴侣、同辈的影响及居住环境有关。素食者常常引用以素食群体为对象的研究得出的结果，他们不吃肉蛋奶但健康长寿——事实真是如此吗？

许多健康生活的基督复临安息日会信徒是纯素食者。研究人员观察了 34000 名信徒，发现其中的男性除了比一般吃肉的美国人要瘦，寿命也要长 7 年（女性长 4 年）。[14] 在把全美 7 万名 SDA 信徒纳入研究后，研究人员比较了组内人数大致相当的吃肉和不吃肉信徒的情况。

素食信徒的死亡率大约低 15%——主要是心脏病和癌症导致的死亡更少。不过在这项更为严格的研究中，素食者的寿命只多 2 年。这也表明控制其他因素，如是加州人、爱运动、不喝酒及非常虔诚等因素是很重要的。[15] 这些被试相信上帝希望他们以最健康的方式生活，那么他们是不是也得到了神的眷顾？多项研究表明，不论饮食情况如何，虔诚的宗教信仰都对健康有益。有趣的是，一些针对荷兰双胞胎的心理研究也表明，拥有虔诚的宗教信仰与回答问卷时不可靠，两者之间存在关联。被试并非有意撒谎，而是倾向于给出调查人员想要的答案，因此歪曲了答案。[16]

英国人中素食者的比例是美国的 2 倍多，这一差距在逐年拉大。这与信教的情况形成了鲜明反差，美国信教人数比英国多 3 倍，数值稳定，远超信教人数逐年减少的英国。这可能不只是偶然。我们开展的双胞胎研究表明，信教和遵循类似素食这样的严格饮食方案一样，也与基因有部分关系。在世界上许多地方，素食起初是宗教（如印度教）活动的一部分，以此将他们与其他宗教团体区别开来。

对于英国 3 万名素食者和鱼素者来说，饮食方案对健康的益处没有在 SDA 信徒身上表现得那么明显，同时也很难区分究竟是不吃肉还是更强的健康意识起了作用。尽管多数研究都表明这些人患癌率低（最近的 15 年随访中，癌症患病率降幅高达 40%）、心脏病率低 20%，但这些益处被中风等疾病患病率的增加及总死亡率的几乎不变所抵消。[17][18] 也有人指出英国素食者的健康程度稍逊于美国素食者，原因可能是文化、生活方式的差异及信仰缺失，也可能与英国素食者饮食中的不健康成分，如焗豆、薯条或更多的糖有关。

同卵双胞胎研究能很好地排除文化和遗传因素的影响，在不带入观察性研究中许多偏倚的情况下探讨吃肉对健康的影响。在英国双胞胎研究项中，我们仔细看了 122 对同卵双胞胎的数据。每对双胞胎中的两人都是一个吃素乃至纯素，另一个吃肉。以 BMI 来看，他们的肥胖程度差异很小。素食者平均只比肉食者轻 1.3 千克（尽管有一对双胞胎的体重差高达 40 千克）。这与在针对 SDA 信徒的研究中，素食者与肉食者体重差高达四五千克形成了对比，表明非双胞胎研究中明显存在难以说明的遗传和文化影响。

有意思的是，研究中我们发现就算你经常吃肉，有一个素食姐妹也会让你比普通的英国双胞胎更健康，因为你会苗条一些，也更有可能不抽烟。尽管我们没有考虑这些一个吃肉一个吃素的双胞胎的吃肉量，但很明显，如果不排除基因和成长环境的影响，是否吃肉所造成的体重差异会被夸大。

肉食者和原始人饮食的信奉者们认为人类的演化史有力地证明了吃肉天经地义。毫无疑问，人类是杂食动物，身体构造和消化系统适应各种不同的食物，肉也好，菜也好。人的下颌骨和牙齿很适合咀嚼坚韧的食物，尽管烹饪也有助于消化，但人的身体构造和以水果维生的灵长类并不一样。另外人体也配备能分解蛋白质的激素和酶——当然别忘了，还有作用巨大的肠道微生物。

反对完全不吃肉的一个主要理由是，这样可能会缺乏一些本可很容易获得的营养。许多纯素食者和部分素食者都会出现营养缺乏，因为肉类含有大量在蔬菜中少见的必需营养素，如维生素 B12、锌和铁。维生素 B12 缺乏在不吃肉的人中很常见，这可能会抵消素食对健康的一些益处。

在刻板印象中，英国人还是很能吃肉。法国人给我们取绰号叫"烤牛肉"（les rosbifs）——我们有时管他们叫"青蛙"，谁让他们吃青蛙。关于英国菜为何素来寡淡有一种说法，说因为英国土壤肥沃，水草丰美，过去的肉品质优秀，无需多少调味。与之相对，法国和意大利的牲畜往往瘦骨嶙峋，需要风味富有创造力的酱汁来掩盖肉本身糟糕的味道和口感。不过，2015 年英国的素食者人数是法国的四五倍，当然了，法国人可能会说是我们的肉煮得太老，无法下咽。

纯素食的维生素缺乏

纯素主义连年告捷。2015 年起至今，英国的纯素食者人数已增长 3 倍，占到了总人口的 1%。前面提到我曾经吃了一段时间的素食。这一尝试只持续了短短 6 周，因为我觉得不吃奶酪人生太过痛苦，也妨碍我在出国旅行时享用精美的餐食。不过只要能吃鱼，不吃肉对我来说没什么。于是我欣然过了一年只吃鱼不吃肉的日子，直到体检时发现血液中维生素 B12 和叶酸的水平很低，而同型半胱氨酸这个心脏病风险因素的水平却很高。我从蔬菜中摄取了大量叶酸，但因为不吃肉，缺乏关键的维生素 B12，也阻碍了叶酸的吸收。

这有些烦人，因为吃素我已经减了几千克体重，整个人感觉很好；但我的血压稍有升高，而维生素 B12 水平过低或许更是令事态雪上加霜。我开始每天早上吃含有大量维生素 B12 的补剂，但这对提升血液中的维生素 B12 作用不大。我又试着一星期吃几次鸡蛋，因为鸡蛋中含有维生素 B12，还是不见成效。最后我只得选择臀部肌肉注射维生素 B12。效果不错，维生素 B12 和同型半胱氨酸的水平终于朝正常值恢复了。几个月之后，我正准备（奉夫人之命）打第二针时，突然想，这也太愚蠢了。我努力保持健康，可每个月靠打针来补充维生素，这既不健康也不自然。

我决定每个月吃一次牛排，看看效果如何。我一个月吃一两次半生的嫩牛排或者法式鞑靼牛排碎，结果还真有效，我没有借助任何补剂就获得了足量的维生素。这次小实验让我想到，不仅我的身体无法适应如此突然地转为无肉饮食，而且肠道微生物也无法生成人体所需的所有营养素。

少量吃肉对我的益处，算是怪事还是演化的结果？

原始人饮食法的世界观

全套的原始人饮食学说将谷物、豆类（花生也包含在内）、牛奶、奶酪、精制碳水、糖、酒和咖啡都排除在外。而像西红柿、土豆和茄子这些茄科植物因为可能会因为肠漏而引起自身免疫病，也在禁食之列。这一饮食方案推荐食用有机草饲畜肉，还有家禽、鱼肉、椰油、棕榈油，以及其他蔬菜和少量水果，也有一些信奉者只吃浆果。像多数宗教一样，原始人饮食因正统和严格程度不一，有多种变体。这一饮食法的大致基础是认为人类从史前至近代已经按它吃了上百万年，对它是完全适应的。[19] 这一理论的逻辑（在其他一些诸如禁食谷物的饮食法中也很常见）是人体还没有足够的时间演化得适应新的食物。但该理论有重大缺陷。

我认为它的主要缺点是没有考虑最新的遗传、演化研究的发现，而把人当成了一成不变的机器。它也忽视了人体内休戚与共、不断适应与演化的上万亿微生物。而且我们真的能确定祖先们吃的是什么吗？果真是瘦牛排和芝麻菜沙拉，像洛杉矶的健身狂人们想的那样吗？人类的祖先没留下任何烹饪手册或在线视频，要找出答案，我们得观察少量现存的以狩猎采集为生的部落以及包括遗骨在内的考古遗迹，分析史前人类的粪便，做大量的推测。

生活在 200 万—500 万年前的早期原始人，如南方古猿，体型是现代人的一半，有比现代人更宽大的白齿。除去昆虫和爬行动物，他们可能不怎么吃肉，因为他们不够迅捷也缺乏智谋，很难成功捕获活的猎物。在 200 万年前的冰期，非洲气候变冷，水果变得稀少。为了生存，我们的直立人祖先必须找到更好的狩猎和采集方法。对黑猩猩的研究发现，它们可能会花长达 11 个小时来充分嚼烂生肉，所以人类祖先要更好地利用时间，就得解决这一问题。起初，他们制造了石器工具，用来将块茎和生肉切成小块。

100 万年前，另一项更为重要的突破产生了：驾驭火来烹饪食物（信息来自南非洞穴中发现的灰烬）。这开启了无数可能性：煮熟的食物毒性降低从而减少了食物中毒，人也能从煮熟的食物中快速获取更多的能量，重要的是，人们再也不用花大量宝贵的时间采集食物、大嚼特嚼那些硬邦邦的根茎和偶尔得来的少许生肉了。

开始吃煮熟的食物之后，人类需要的消化液、酶以及食物在肠道内的发酵时间都减少了，肠道下段也相应变短。肠道消耗的能量减少，并且从煮熟的蔬菜和肉中获取了更多能量，人类的脑于是快速增大，智力增加，对猎取肉类这种极好的热量来源也变得大为擅长。

现存的少数狩猎采集部落让我们得以观察他们的饮食和肠道微生物，从而一窥过去祖先们的生活，尽管这样的观察和研究可能让他们不再全然与世隔绝。哈扎（Hadza）就是这样一个原始部落，他们生活在坦桑尼亚的东非大裂谷中的早期人类发源地带，以灵活的三五十人规模的不定居群落形式生活，觅食责任的男女分工是：男性组成小组打猎，有时也采收蜂蜜；女性则采集植物、浆果，挖掘块茎。不同季节的收获也不同：雨季所得很少；旱季随着动物外出寻找水源，猎捕收获会增多。部落的人基本上吃不到现代加工食品，没有药更没有抗生素可用。

杰夫·利奇（Jeff Leach）是一个古怪的得克萨斯人，也是美国肠道项目的发起人之一。他研究哈扎部落多年，并和他们一起生活了半年，遵从后者的饮食和生活习惯，想看看他特别是他体内的微生物能否适应。在严格和本地人一样吃了几个月后，他的菌群变了，但也绝没有失去西方人的印记。

我借着BBC（英国广播公司）广播4台的《食物》（The Food Programme）栏目，也和杰夫还有哈扎人一起度过了5天，其间只吃他们独特的天然食物。我发现我的肠道微生物多样性改善迅速，约有20%，但为期短暂。杰夫估计，一年下来，哈扎人会吃500多种不同的动植物，包括斑马、大小羚羊（林羚和犬羚）、豪猪、各种鸟类、蜂蜜、多种高纤维根茎、猴面包树果和大量莓果。

还有个部落叫亚诺玛米（Yanomami），位于在巴西和委内瑞拉交界的亚马孙雨林深处，成员过着与石器时代的狩猎采集者很像的生活。他们沿袭了祖先的生活方式，百人一群地分散在约200个村庄里，其中一些群落每隔几年就会迁徙。他们没有家禽家畜，以多种多样的作物为食，包括烹饪香蕉和木薯作为主粮，还有蔬菜、水果和昆虫，偶尔捕食猴子、西猯（形似小个子野猪）、鸟类、青蛙、毛虫、蛆和鱼。血检结果显示，他们的血脂在人类中属于最低水平，毫无肥胖指征。[20] 两个独立的团队历经重重困难，与部落取得了联络，拿到许可，并准备好驱虫剂，在与一些最偏远村落的头领小心博弈之后，终于收集到了一些珍贵的亚诺玛米人粪便样本。结果既新奇有趣，又引人忧虑。[21][22]

最明显的是，与欧洲人相比，部落的男性和女性体内的微生物种类都要丰富得多。每个部落都有 20% 不为人所知的、特有的额外微生物，例如大肠杆菌（研究最透彻的细菌）就有 56 种从未见过的菌株；不少在欧洲人体内常见的微生物则全无踪迹，比如酸奶中和所有西方人体内都有的双歧杆菌，在哈扎人和大部分亚诺玛米人体内都无处可寻。

两个部落的人体内都含有大量的普雷沃氏菌（其他以谷物为主粮的人体内也含有该属细菌），此外还有许多有助于消化植物的细菌。奇怪的是，在西方，同样是这些"有益"菌（虽然菌株不同），则与自身免疫病（如自身免疫性关节炎）有关。男性和女性的微生物组成也有差异，这大概反映了他们的觅食分工及进食食物的不同。男人负责打猎，间或会吃到更多的肉，女人则花相当长的时间烹制作为主粮的木薯。此种男女差异在西方人群中并不存在，因为男女都在超市购买食物。

这两项研究表明，对一群人有害的一类微生物在迥异的环境中可能对另一群人有益。它们也表明，菌群这个整体比单独一两个菌种重要得多。此外，两项研究也让我们了解到，随着农业的发展、杀虫剂和抗生素的应用，人体的许多肠道微生物都可能灭绝。

沉痛的是，与祖先相比，我们的微生物组已大大枯竭。

肉类、心脏健康与微生物

迄今为止，在西方国家开展的针对吃肉利弊的观察性研究还没有得出确切的证据表明食用非加工禽肉会有害健康，但都一致地表明吃红肉与心脏病和癌症患病率的升高及总死亡率的升高之间存在关联。目前还没有很好的随机对照试验——很难让人坚持相关饮食方案数年之久。但结合数项大型观察性研究，已经能得出相当可靠的数据。

两项大型的美国队列研究跟踪调查了84000名护士和38000男性医务工作者，观察时间总计300万人年。研究表明，总体死亡风险在每天多吃一份红肉时会上升13%，多吃一份加工肉类时则上升20%；心脏病风险比总体死亡风险增加得还要多一点，癌症风险则上升16%。[23]

此后不久，从10个国家招募了45万名志愿者的"欧洲癌症风险和营养前瞻性研究"（EPIC）项目也提出，进食红肉会让死亡率上升10%，而食用香肠、火腿和萨拉米肠及预制食品中无法分类的肉类，会让死亡率上升40%。[23]基于此数据，哈佛的研究团队估计，将每天红肉食用量减少到半份（45克）或更少会使美国的死亡人数减少8%。《EAT-柳叶刀报告》表示，减少生产肉、奶制品而改为增产豆类和谷物，每年能挽救多达20%的生命，也能减轻全球变暖的程度。[25]

根据 EPIC 研究，每天吃一个培根三明治或一个热狗，会让你的预期寿命减少 2 年，或者更直观一点，每吃一个这样的三明治就少活 1 小时——抽一包香烟会少活 5 小时。需要注意的是，这些结果目前只适用于欧洲人。一项针对 30 万名亚洲人的研究发现，尽管他们食用红肉的量总的来说较少，但在食用量增加时，心脏病患病率也出现上升；然而与西方研究不同，其中并没有发现食用肉类与心脏病之间有明显的直接相关性。[26] 显然，不是所有人吃红肉都会面临同样的风险，还有其他一些因素在起作用。

既然"肉中的脂肪导致死亡率上升"的说法已然站不住脚，我们就要仔细考查其他原因以及祖先究竟以什么为食。前面我们谈到周游各地的牙医韦斯顿·普莱斯发现与世隔绝的部落往往吃最肥腻的肉，因为这些部位的营养和维生素含量最丰富，我们的祖先很可能也这么做。

前面还提到，我们依然不清楚为什么有些人大量吃肉仍保持健康，而另一些人却会患上心脏病和癌症。有一种理论说，我们每个人都有不同的心脏病易感基因，会与进食的肉类有不同的相互作用，但该理论尚未得到证实。2013 年一系列针对人类肠道菌群的研究则彻底改变了我们对肉食和健康关系的认知。

一直以来，心内科医生都怀疑外表无害但气味难闻的三甲胺（TMA）的积聚是动脉粥样硬化（动脉内的粥样斑块，会引起高血压、心衰和心梗）的主要诱因。实际上，只有当三甲胺氧化生成氧化三甲胺（TMAO）时，才会产生危害。氧化三甲胺在常温下为固态，无味，为鲨鱼和其他一些鱼类所富含。鱼死亡时散发出的臭气，一部分就是因为固态的氧化三甲胺还原成了液态有臭味的三甲胺。

来自克利夫兰的研究团队检测了数千名病人血中的TMAO水平，证实了上述猜想。他们发现TMAO水平较高的病人患严重心脏病的风险比平均值高近2倍。[26] 研究人员利用红肉的两种成分胆碱和左旋肉碱制成食物，作为TMAO的来源饲喂大鼠，并发现，TMA要变为危险的TMAO进而导致动脉粥样硬化，大鼠的肠道微生物必不可少。

这一结果在人身上得到了证实。研究人员让志愿者吃一块约230克的牛排。肠道微生物会大量分解其中的左旋肉碱来获取能量，几小时后就将来自左旋肉碱的TMA转化成了废物TMAO。有趣的是，在给予志愿者广谱抗生素（会清除多数肠道菌种）后重复该实验，则不产生TMAO。这表明的确有特定的肠道微生物参与消化左旋肉碱并生成TMAO，也表明或许可以通过调节肠道菌群来预防心脏病。

抗生素的作用是一过性的，志愿者继续吃肉两周后，体内会再生成TMAO。不出所料，生成多少TMAO，个体间差异很大，血检能反映这一点。而素食志愿者们吃下牛排后，其TMAO水平几乎不变。对TMAO的研究多是横断面性质的，但2020年一项针对美国10年年资以上护士的研究表明，当血液中的 TMAO 水平上升，心脏病风险也会上升——提升超过 60%。[28]

这再次证明，每个人对食物的反应都会因菌群而不同。素食者或者每周吃多种植物的人，其菌群情况与常吃肉食的人相比大有差异。

可见，素食发挥了一定的保护作用；但如果素食者在实验开始前先规律地吃肉几周，他们体内喜爱肉食的少量微生物就可能苏醒过来，开始繁殖，并大量生成 TMAO。不管是吃肉还是杜绝长期吃肉，都会或坏或好地改变肠道菌群。经常吃肉的人偶尔不吃肉，或许能增加改善肠道微生物组。另一方面，如果你一直采用多样化、高纤维的植物食谱，偶尔放纵一下吃块牛排也无甚害处。但比起肉类本身，我们是不是更应该担心左旋肉碱？

夸张的"鱼"论和肌肉上瘾症

担心是一回事，完全不吃又是一回事。一个问题是，鱼肉中也含有左旋肉碱。像每 100 克鳕鱼、海鲈鱼、沙丁鱼、虎虾和鱿鱼中就含有五六毫克左旋肉碱，不过这只是牛肉中含量的十几分之一（100 克牛肉含有 95 毫克左旋肉碱）。鱼以浮游生物为食，也摄入左旋肉碱，并生成 TMAO。人人都认为鱼肉有益健康，能提供维生素 D 和维生素 E。多数人都听说过世界上最长寿的是日本冲绳人，他们的饮食中只含有鱼和碳水化合物。

那吃鱼是不是长寿的必要条件呢？

孩子不肯吃鱼的时候，家长就会很着急。我儿子一度只吃用面包糠裹起来的鱼肉，为了哄骗他吃，我们给这道菜取了个可爱的名字"潜水鸡"，后来他才知道原来鸡不会游泳。奇怪的是，很多孩子都讨厌吃鱼，尤以 3 到 5 岁的孩子最为挑剔，而对食物的喜好有遗传因素，所以他们可能直到长大成人都不爱吃鱼。要把这理解成演化优势也说不太通，因为对龙虾过敏是很少见的。

跟鱼有关的健康报道往往是说鱼受了汞、二噁英、多氯联苯等危害幼儿健康、导致脑损伤或（理论上）能引起癌变的化学物质的污染。污染主要影响寿命较长的鱼类，如鲨鱼或剑鱼，体型较小的鱼受影响不大。前面我提过，许多实验室研究表明鱼油中含有的主要多不饱和脂肪 omega-3 对心脏有保护作用，因此吃鱼才广受推崇。然而，能支持"鱼是完美的健康食品"这一观点的过硬科学数据还不够有说服力。

目前还没有好的试验研究直接食用鱼肉的情况，研究的都是服用鱼油补剂。有一项荟萃分析汇总了多项研究服用鱼油情况的试验，其中包括一项持续 5 年、涉及 2.5 万人的大型研究，结论是，鱼油补剂的益处很难检测到（除非你近期发作了心梗），以往是被高估了的。[29] 针对食用鱼肉的志愿者有一系列观察性研究，研究人员对这些研究展开了荟萃分析，结果显示志愿者的死亡率降低了 17%，心脏病死亡风险下降了 36%，但这也可能是健康的生活习惯导致的偏倚。[30]

美国一些大规模前瞻性研究观察了从中年开始吃鱼的对象，发现其中女性死亡率下降了不多的 9%，而男性死亡率没有变化。[31] 这可能是因为观察性研究并不严密，也可能是我们一直夸大了鱼的健康益处。既然如此，鱼油的那一点健康功效可能就会被鱼肉中的左旋肉碱和以之为食的细菌的害处给抵消掉。

鱼肉尽管并不伤身且营养丰富，但可能不是适用于每个人的长寿秘诀。就算不是冲绳人也可能"长生不老"。世界上其他一些超长寿群体，比如意大利撒丁岛的许多山民或加州的基督复临安息日会信徒，就吃鱼很少或完全不吃。

从鱼、肉、奶及其他许多食物中摄入、可能引发心脏病的左旋肉碱，不是常规的营养素。它在许多动物体内可以通过连接两个氨基酸而生成，但只能被微生物分解代谢。营养网站往往把左旋肉碱作为一种补剂推广，称它能促进身体的能量工厂——线粒体——中葡萄糖的代谢，并燃烧脂肪。但毫不意外，这种提法没有临床试验的支持。

左旋肉碱也受健身狂和健美运动员的青睐，一些医生称他们是"肌肉上瘾症患者"，意思是他们患有一种新型的强迫性进食和行为障碍。商家建议每天服用 2—4 克左旋肉碱以达到燃脂增肌的效果。事实上，这可能与该群体日益增加的心脏问题有关，许多健身人士同时也服用合成代谢类固醇。想要每日从食物中获取 4 克左旋肉碱，得吃许多牛排——我算下来会超过 20 块。一般吃肉的人每天摄入约 120 毫克左旋肉碱，而纯素食者每天只摄入 10 毫克，也没有任何明显的缺乏表现。对心脏来说，服用左旋肉碱补剂非但不必要，而且还是大大的坏主意——这又是一个人们将一种营养素孤立于总体条件之外，而将其吹捧成灵丹妙药的事例，实际的情况却刚好相反。

四处漫游

就算原始人饮食不能从生物学和演化上得到很好的解释，也不代表短期执行该策略一定有害，特别是在不吃精制碳水而增加蔬果摄入的话。20 世纪 80 年代有一项真人实验：让一群人重返旧石器时代，看他们过得怎么样。[32] 澳大利亚的原住民深受丧失传统狩猎采集生活方式之苦，患病率很高，即使现在，仍有一半的原住民男性会死于 45 岁之前，这种状况也没有明显的好转迹象。

大胆的澳大利亚科学家凯琳·奥戴（Kerin O'Dea）招募了 10 名居住在现代定居点的中年原住民志愿者，他们超重且患有糖尿病，还受各种西方常见小病的困扰。她说服志愿者和她一起回野外生活 7 个星期，像他们的祖先那样，以土地上的产出维生。

他们去到西澳大利亚德比（Derby）附近一处人迹稀少的偏远地区，这是他们部落原来的聚居之地。他们吃的食物高蛋白（65%）、低脂（13%）、低碳水（22%），主要有三种来源：袋鼠肉（脂肪极少），淡水鱼和薯蓣（碳水来源）。偶尔会捉到海龟、鸟、啮齿动物、昆虫，采到其他蔬菜和蜂蜜，打打牙祭。尽管可吃的东西不少，但这些人长期缺乏锻炼，体力不佳，一天下来取得的食物总热量只有约1200千卡。7周的磨难结束后，参与者平均轻了8千克。他们的血糖恢复了正常，不健康的脂质和甘油三酯水平都大大下降。

奥戴女士承认，这期间的（原始人）饮食颇为有效的原因很难确定，因为实验过程中同时减少了热量和碳水摄入、增加了蛋白质和运动量。该研究只做过一次，但在原始人饮食网站上却被当成证明该方案能治愈肥胖和糖尿病的证据。实验的效果确实惊人，但其他严格限制热量的饮食方案也达到了类似的效果，虽然持续时间不长。数年后，这些澳洲原住民的后续状况便不得而知。

通过饮食控制住糖尿病并使体重和心脏病风险有所降低，这样的轶事证据和优秀的临床试验现在都不少见。相关试验都采用了严格的热量限制（靠进食瘦身汤和饮品把每日热量限制在800千卡，持续12周）。[33]在饮食试验邀请的糖尿病人中，1/3同意了参与，他们逆转糖尿病的成功率是50%。然而在现实实践中，多数病人得不到最好的照护，此种极端策略的结果就非常不同了。一项昂贵的研究纳入了5000名美国糖尿病患者，对他们进行了9年的持续监控和营养支持，最后无疾而终。更具鼓舞性的反倒来自基于真实饮食的低碳水生酮方案，支持它们的轶事证据越来越多。[34]

在总人口层面，唯一成功的案例是古巴的一场社会实验。在 20 世纪 90 年代中期，古巴人民承受了 5 年的经济危机之苦。机动车停运，政府发放免费的自行车供人使用；食品供应有限，人们只得吃当地物产。这样一来，古巴人增加了运动量，吃得更少但更健康了，平均体重减轻了 5.5 千克。肥胖率随后大幅下降，心脏病患病率降低了 53%。[34] 遗憾的是，经济危机过去后，古巴人恢复了以前的生活方式，健康问题再次卷土重来。

我们认为，澳洲原住民代表了这样的人群：他们在食谱包罗万象的过去非常健康，待到换作西方式饮食后就变得身体不佳。这也表明摄入蛋白质不是主要的问题。另一个怪例子是东非的马赛人（Masai），他们大量吃肉喝奶，而几乎不吃蔬菜。20 世纪 60 年代对 400 名马赛部落成员的调查发现，他们当中几乎没有人得心脏病，胆固醇水平和中国农民一样低。[35] 他们肯定有特别的肠道微生物。

那些在漫长的时间里适应了吃大量动物蛋白和脂肪的人群似乎很少出现健康问题，而这可能是因为他们的肠道菌群已经适应了这种饮食。只有饮食组成在短期内发生剧变，而主要的肠道微生物还来不及适应时，才会出现问题。

我虽然知道了偶尔吃肉对我的健康有好处，但也觉得还是不该每天都吃红肉或是把它作为长期高蛋白限制性饮食的必要部分。至于白肉，只要避开快餐食品或加工肉类，就没有任何问题，至少没有健康问题——毕竟人类每年宰杀食用 650 亿只鸡。但鸡对此可能难以苟同：因为鸡舍条件恶劣，它们免疫功能低下，常受沙门氏菌和弯曲杆菌感染的折磨。对肉类的研究坚定了我的决心：要远离那些常常含有品质可疑、来历不明的肉类的加工食品。每星期吃一两次鱼应该有益健康，观察性研究也表明含鱼素食对健康也和不吃肉一样有益，现阶段我打算继续吃海鲜，虽然考虑到环境原因在不断减量。

"素食"的定义越来越模糊，"弹性素食"（flexitarianism）的概念也含混不清；或许我们应该考虑成为"减量主义者"（reductionarian）——就算不为自己的健康，也可以减轻全球变暖的程度。只要每人每周有一天不吃肉，我们所有人就都会受益。尽管目前还没有过硬的数据，但改吃有机养殖的肉类可能更健康一点点，因为有几项研究表明，有机养殖的动物体内含有更健康的脂肪酸，且没有人工添加的激素和抗生素，动物的生活方式及其体内的菌群也更健康。[36] 特别是，尽管有机肉类更贵，但或许更接近碳中和。也许我们都该偶尔试一试以狩猎采集为生，而不是总在健身房挥汗如雨或大吃牛排。对我们的祖先来说，肉并非长年供应，他们必须经常从其他类食物中获取蛋白质。

第 8 章

非动物蛋白

对不吃肉也不吃鱼的人来说，豆子、豆角、坚果、其他种子和蘑菇是常见的蛋白质来源，其他一些蔬菜和谷物也能额外提供一点。只要饮食品种多样，包含上述食物，素食者大多可以摄入充足的蛋白质。在世界范围内豆类都被誉为"穷人的肉食"，它们含有所有的必需氨基酸，满足身体合成蛋白质的需要。豆类营养丰富，蛋白质只是其中众多对健康和菌群有益的成分中的一种。素食者将大豆及其凝乳块形式的发酵制品——豆腐，还有个化学兮兮的名称是"组织化植物蛋白"——作为蛋白质来源。谷物中也含有此类蛋白。过去几年，对代肉制品的需求快速增长，特别是快餐店需要的素汉堡饼。像"别样肉客"（Beyond Meat）、"不可能食品"（Impossible Foods）这样的素肉公司已经掀起了巨大的投资风潮，市值以 10 亿计，且每年增长 9%。

含有大豆激素的汉堡与癌症

20 世纪 30 年代，人类首次从大豆中提取出大豆蛋白。奇怪的是，人们在发现大豆蛋白可以食用前是把它用作消防泡沫来灭火的。和其他豆类一样，大豆中含有碳水化合物、脂肪、维生素和蛋白质。尽管大多数豆子都含有 20%—25% 的蛋白，但大豆含 36%—40%，是名副其实的冠军。

坚定的肉食者对大豆和豆腐不屑一顾，认为它们不是真肉，只有日本人和素食者才吃。人们不太知道的是，现在美国人和英国人消耗的大豆几乎和日本人一样多。这不是因为我们突然口味大变，而是 2/3 的加工食品都添加大豆（通常是大豆蛋白）。许多不吃大豆的人无意中就从以大豆喂养的牛羊产的奶及其乳制品中摄入了一定量的大豆。[1] 和玉米一样，美国政府给种大豆的农民提供数十亿美元的补贴——该国已是大豆这种经基因改良的工业化种植作物全球最大的生产国。美国的大豆有 50 亿美元的市场规模，其中大部分用作喂养肉用牲畜的饲料。

大豆是营养学领域最富争议性的话题之一，无论说它是健康食品之王，还是会引发重大的健康问题，双方都有很强的论据。大豆和豆腐作为天然亚洲饮食的一部分已有数千年的历史，所有的大豆制品都是在细菌、真菌（含酵母）的作用下，经复杂的发酵过程制成的。有合理的证据表明，大豆对乳腺癌有轻度预防作用，或许还能降低其复发概率。[2] 还有研究表明大豆对前列腺癌也有类似作用，但证据较弱。[3]

　　并不一致的观察性研究和临床试验数据表明，在亚洲人中，大豆对失智和阿尔茨海默病有防护作用，但在欧洲人身上没有类似的证据。亚洲人食用大豆的方式和欧洲人不同：他们更常吃大豆的发酵制品，如纳豆、天贝（tempeh）、味噌等。发酵会改变大豆的性状，这可能就是产生不同健康功效的原因。长期以来人们认为大豆所具有的许多功效，现在也被推翻了一些，比如研究人员认为大豆对改善更年期症状和骨质疏松没有明显作用。[4]

　　如前所述，同样的食物对不同的人会产生不同的作用。即使是同一种大豆制品，对欧洲人和对亚洲人的作用也不一样。大豆含有一种独特的抗氧化物质，叫异黄酮，它在肠道中会转化成名为"内分泌干扰物"的活性化合物（如染料木黄酮），后者会扰乱激素通路，改变基因表达。人们认为此类物质有弱雌激素的作用，可能增加癌症风险。在工作之初，我曾满怀激情地研究该假说，还发表了关于全球大豆消耗与各国胰腺癌患病率之间关系的观察性研究。[5]后来的研究证明，这是基于偏倚得出的错误关联，目前没有可靠证据表明大豆制品对胰腺有负面影响。

　　已知证据表明，大豆中的异黄酮不会直接影响雌激素水平，但可以激活雌激素受体，调控基因的表达（表观遗传作用）。因此异黄酮能凭借激活或沉默基因的表达，细微地影响人体的激素反应，并可能令人担忧地影响生育能力、精子数量及婴幼儿的发育。鉴于许多人在不知情的情况下通过加工食品摄入了大量大豆成分或是特意用豆奶喂养婴儿，我们应该就大豆可能的长期副作用展开更严谨的研究。

肠道微生物可能是将大豆在体内分解成活性化合物并调控其清除速率的关键。亚洲人的肠道微生物组成与欧洲人不同，可以更好地分解大豆，生成更多的异黄酮类活性化合物。[6][7] 美国的大豆食品游说组织（本已得到大量的政府补贴），基于相当薄弱的观察性证据，使"大豆蛋白对心脏有保护作用"的说法得到了政府的认可。然而，除非你吃大量加工食品、垃圾食品，或经常一天三次地吃日式分量的味噌汤、毛豆或天贝（共约 100 克），大豆才可能发挥足够的功效。

而现代加工食品的问题是，你弄不清它的具体成分。标签最多只会透露少量信息。和其他的豆子、豆角一样，大豆有复杂的组成，含几百种化学成分，其中一些有毒并会阻碍对营养的吸收，如植酸，其他许多成分则可能有益健康，如纤维和不饱和脂肪。但工业化加工往往是从大豆中提取出蛋白质，还可能将其进一步分解。去除了大豆中其他天然成分的过多大豆浓缩蛋白可能对人有害（事实上我们对此并不了解），可能让本该和天然大豆中的多种复杂成分互相作用的肠道微生物无力招架。

豆奶在许多国家的销量持续上升，是当下消费最多的大豆制品。对牛奶过敏儿童而言，它是优秀的蛋白质来源，但也很快成了新问题：对大豆过敏的情况也在增多，豆奶的替代品扁桃仁奶（俗称"杏仁奶"）、燕麦奶等也应运而生。婴儿食品中含有的其他大豆成分，如前面提到的染料木黄酮等内分泌干扰物，其含量之高，应该引起人们的警惕，因为3岁之前这段时间对儿童的正常发育至关重要，此时基因为合成新的蛋白，还处于不断的变化和功能调适过程中。

尽管多数有害作用仅见于动物模型，针对人类的研究都表示我们可以放心，但在考虑是否喂豆奶给可能不适应的婴儿时，我们仍该更谨慎些，特别是用塑料奶瓶的时候：如今，许多塑料奶瓶中仍含有双酚A这样的化学物质。[8]

海藻晚餐

海藻是一种少见的蛋白质来源，而因为海藻中蛋白质只占2%，其余都是难以消化的抗性淀粉，要从海藻中获取足够的蛋白质，你可能得在寿司店吃上一天。海藻有不同的风味和颜色，是碘的重要来源，可预防甲状腺疾病，还含有可能有益健康的抗氧化物质。食用海藻的历史再次漂亮地证明：人类可以让消化系统适应新食物。因为日本人对寿司等含海藻食物的喜爱，西方人才从近代开始关注到这一变化。

祖祖辈辈住在海边的日本人爱吃各种做法的海藻，比如加在汤里、凉拌或是包裹鱼生。他们和大多数欧洲人一样，一开始体内也没有消化海藻淀粉的酶。这意味着海藻会直接穿肠而过，完全不能给人体提供热量或给肠道微生物提供营养。幸好，常吃海藻的人慢慢获得了相应的消化能力，能从中获取能量和营养了。

海藻已经成为一般日本人常吃的食物，平均每人每年食用高达 5 千克，几乎是乳制品食用量的 3 倍，因为他们不易消化乳制品。其他亚洲国家也热爱海藻，每年供食用的海藻产量超过 20 亿吨。可食用的海藻多属褐藻门，如海带和裙带菜，红藻门的如海苔一般用来制作寿司、按摩膏及爽肤水。这再次证明人类有强大的环境适应能力，而我们每个人的身体都可能有独特的适应性和功能。

藻类和转基因人类

微生物的适应性，如消化植物的能力，更是令人叹为观止。光是多形拟杆菌这一个菌种，就拥有能消化不同植物结构的 260 多种专一酶类和 200 多种相关基因。相比之下，人类的相关酶类不到 30 种，少得可怜，这也反映出人类对微生物有多么依赖。

科学家已经发现了微生物之所以能维持如此高水平多样性的方法之一：基因交换。

从前，海洋里有一类名叫"佐贝尔氏菌"的细菌属（也属于拟杆菌门），幸福地吃着红藻过活。有一天它踏上了冒险旅程，搭乘着小鱼的便车，直达人类腹中，这里将是它的新家。在黑乎乎的人类结肠里，它遭遇了其他微生物，为了不被吃掉，它慷慨地将一些自己有而对方无的基因给了后者。

佐贝尔氏菌与肠道菌之间的这种基因交换就叫"水平基因转移"。基因交换在细菌之间很常见，这也是它们能产生抗生素耐药性和抵抗病毒攻击的原因。于是，食用海藻的日本人的肠道微生物获得了消化海藻的能力，给它们自己及人类宿主都带来了好处。[9] 我们还不清楚要花多少时间或吃多少海藻才能让不怎么吃海藻的一般欧洲人获得这种海洋细菌，尽管威尔士和爱尔兰的一些海岸居民可能早就有了。

最近学界发现，人体至少有 145 种以此种方式从其他物种那里"跳转"而来的基因，这也让人类成了一种"转基因"范例。[10] 人类决定血型的基因及一些肥胖基因，可能就是从细菌和藻类那里继承来的。

研究水平基因转移的海洋生物学家也在陆生的肠道微生物体内寻找来自其他海洋微生物的基因。他们宛如国际刑警，在美国、墨西哥、欧洲甚至远离海洋的地方，通过搜寻独特的酶去追踪在人类肠道内快乐地生息繁衍的海洋菌种。[11] 他们成功地证明了水平转移过程不是一次性的，也证明了一些人不仅能消化海藻，还能消化各种新型食物；更有意思的是，这种能力不仅会带来能量和营养，还对健康有益。

海藻含有一系列新型化合物，包括蛋白质、有抗炎抗氧化作用的多酚，以及在肠道菌群的分解下生成的抗癌物质。海藻的细胞壁是纤维的重要来源，可以分解成有益的短链脂肪酸，如丙酸。在志愿者身上进行的小规模试验表明，海藻有助于减轻体重、改善肠道的功能和菌群。尽管略有牵强，但可能正是食用海藻让日本人比欧洲人更健康、苗条，心脏病和癌症的患病率也更低。[12]

前面提到，日本人尤其是南部冲绳岛的居民是世界上最长寿的人群，有着最高的百岁老人比例（每 100 万人中 743 名）。食用海藻可能发挥了重大作用。其实英国和爱尔兰的海岸也与日本类似，有 600 多种海藻，但我们对它们知之甚少。英国人对海藻只有少量研究，但知道至少有 30 种可以食用。传统上，海岸居民一度将海藻作为钙质和碘的丰富来源。布列塔尼和威尔士的居民至今仍食用紫菜，和燕麦混合做成"莱佛面包"（bara lawr，一种黑糊糊）。在爱尔兰，人们仍然以掌状红皮藻为零食，鹿角菜则用来做菜冻和布丁。

有一项名为"美食物理学"（Gastrophysics）的新兴烹调运动，呼吁人们用海藻取代肉类、盐或味精，实现同样的增鲜效果。在英国和爱尔兰，商人瞄准了海藻养殖这一商机，在以海藻为原料生产肥料的同时，也越发将目光投向了膳食补剂的生产。和日本工业级规模的海藻养殖相比，欧洲和美国的产量仍然极少，但需求正在增长。

如果你或是家人不常吃鱼，也不住在海边，那体内可能没有充分吸收海藻中有益成分所需的微生物基因和酶，[13] 但如果你移民日本或者开始吃足量的寿司，最终也会获得它们，因为以每 30 分钟一代的速度繁衍的肠道微生物，对食物的反应比人类快得多。人类食用海藻的历史，很好地展现了人体的适应能力以及我们和微生物的共生关系。[14]

神奇的蘑菇和真菌

蘑菇很难归类：传统上它们被看作蔬菜，但它们其实不是植物，而是需要"吃"外界的有机物来生存，因而大概更接近动物。和酵母一样，蘑菇也是真菌王国的成员，是一系列以腐殖质维生并生息繁衍的大型真菌的总称。它们除了生存在土壤、植物和水果上，有时也生活在人体阴暗潮湿的部分，比如脚上特别是趾间（如脚癣）、腋窝或腹股沟（股癣）。蘑菇不含脂肪，所含蛋白质和碳水化合物几乎等量。蘑菇富含硒这种抗氧化剂，可以清除细胞中的潜在有害物；蘑菇也含有维生素 B，如果生长时得以沐浴阳光，有时还含有一些维生素 D。蘑菇很适合与肉类搭配，也可用作肉的替代品，因为它们一样会触发舌头上的鲜味受体，借此通知大脑我们吃的是营养丰富的蛋白质。

真菌也以酵母菌的形式生活在人的肠道中。我们以前认为只有患病时肠道中才有酵母菌，但新的测序法表明，在健康人体内，酵母菌占肠道生物量（biomass）的 4%，并产生数千种大体有益的化学物质，但人们对肠道酵母菌还几乎一无所知。真菌除非疯狂生长，不受肠道常规菌群遏制，否则极少致病。在肠道内，许多真菌与肠道细菌和作为宿主的人体互惠互利地共生。一些替代疗法治疗师常常将一些不典型症状误诊为由念珠菌（假丝酵母菌）过量繁殖引起，用各种荒诞无效的疗法试图清除天然存在于人体内的真菌。正常的细菌群是抵御大规模真菌侵袭的关键，一旦有此威胁，细菌基本会给免疫系统发送信号。但在使用抗生素或免疫系统出问题时，这一精微的平衡就会被打破，随之引发如念珠菌等真菌的感染，这种感染常见于口腔和舌部。

许多女性可能在一生中某个时刻患上念珠菌性阴道炎。通常乳杆菌能控制这种感染，而酸奶中含有乳杆菌，因此网络上常推荐用酸奶治疗念珠菌感染。还没有多少试验证明该办法有效，不过澳大利亚有一项研究招募了 270 名行将接受抗生素治疗的女性，并跟踪观察她们患上念珠菌性阴道炎的情况，结果是其中约 1/4 的女性患病。研究人员将她们随机分成两组，一组口服或阴道局部使用乳杆菌，另一组给予安慰剂。可惜结果表明，乳杆菌这种益生菌对防止念珠菌感染完全无效。[15] 用全脂酸奶涂抹阴道的方法尚未得到充分检验，但即便不能治疗感染，许多女性也感觉这有舒缓作用。免疫学家正在研发转基因乳杆菌菌株，希望这些菌株能抵抗阴道病毒，减少艾滋病 / 艾滋病毒的感染。[16] 阴道用酸奶能否成为流行的健康用品仍有待验证，但无疑具有潜力。

中国人用蘑菇治病已有数千年的历史。曾有试验让 36 名志愿者吃严格意义的"蘑菇"（洋菇等蘑菇属真菌），为期 10 天，结果和小鼠试验类似：志愿者肠道的功能、微生物组情况及多样性比吃肉时都有改善，拟杆菌门的菌种也有

增加——这都有利于防止肠胃感染和炎症。[17] [18]

有一种真菌我们常吃，但往往不知其来源，这就是真菌蛋白或叫阔恩牌素肉（Quorn™）。它是人类采集土壤中的原生真菌种丝状镰刀菌，像祖先驯化农作物那样将其驯化，并在实验室中培育出来的。它有很高的蛋白质含量（44%），与卵清蛋白混合后的产物拥有许多肉制品的质地，是欧洲最常见的肉食替代品。

阔恩在美国就没这么受欢迎，因为大获赞助的是大豆及其蛋白，真菌蛋白则饱受指责。在宣传中，阔恩被打造成蘑菇类产品，但其实它是来自一种完全不同的真菌。尽管新型食品往往会被媒体大讲其危害，但其实没有任何证据表明真菌蛋白有损健康。不管是吃奶酪时偶尔吞进一点儿上面的霉菌还是享用美味的蘑菇，它们可能对人皆属有益。

总之，大自然给素食者准备了丰富的蛋白质来源，只要饮食品种多样，素食者能从食物中获得的营养几乎不逊色于肉食者——除了维生素 B12。而我们消化这些食材进而生成各种必需物质和激素的能力，会随肠道菌群而有所差别。在微生物朋友的帮助下，人可以消化海藻，这就是人和微生物能共塑适应性、跨物种转移基因的一个绝佳例证。这个意义上，我们每个人都经过"转基因"。听起来似乎难以置信，但人类刚开始喝牛奶时也像吃海藻一样，是全新的尝试。

第 9 章
乳制品

在 20 世纪 70 年代的英国，撒切尔夫人（被戏称为"牛奶掠夺者"）因取消为 7 岁以上学童免费供应牛奶而声名狼藉，引发了民愤和大规模街头抗议。社会情绪平息后，随着牛奶中脂肪含量的减少、销量及学校补贴亦逐渐下滑，牛奶变得越来越不走俏。

牛奶混合了多种成分，是蛋白质（含量 3%）和热量的优质来源，含有 2%—3% 的脂肪，其中大部分是饱和脂肪，还有钙等营养素。

在我小时候，牛奶被认为是最天然最有营养的食物，对儿童的生长发育很是关键。50 年前，在学校里，就算在炎热的天气牛奶稍有变味，我那些老师也会确保每个学生都把它喝得一滴不剩。奶水是我们在人间接触的第一口食物，也是大多数人 1 岁前的主食，那么乳品肯定对人有益吧？不过人们在认识到人的乳汁和牛奶成分不同，而人喝牛奶的历史也只有 6000 年后，态度就变了。越来越多的人报告牛奶过敏和乳糖不耐受，人们对牛奶的信心备受打击，对食物中某些脂肪的负面报道更加剧了这种信心衰退，牛奶开始被豆浆和新兴的燕麦奶、扁桃仁奶等产品取代。

但不再喝牛奶是不是明智之举呢？

20 世纪 80 年代，当乳制品行业受政府的大力支持之时，一项颇具影响力的中国流行病学研究，即前文提到的康奈尔大学的"中国研究"，将 50 多种疾病当时在中国农村的患病率与 10 年前的数据进行了逐县对比。[1] 项目负责人科林·坎贝尔博士指出，喝牛奶和高血压之间有显著的强相关性，他进一步得出结论，我们都应远离乳制品，远离这一既得利益者为我们设置的陷阱。

不过该报告没有明说的是，65 个县中有 62 个县的居民根本不喝牛奶，而那 3 个食用乳制品同时高血压患病率较高的县，情况比较特殊。这 3 个县级区域都位于中国北方，靠近蒙古国和哈萨克斯坦，当地的气候、生活和饮食习惯与其他地区差别很大，人们普遍喝骆驼奶及马奶。这再次显示了许多此类研究得出的观察性数据中存在的诸多问题之一：它们指出的相关性往往站不住脚，而我们之前对风险因素的许多认识都是基于此种结论之上的。牛奶和高血压患病率的相关性，同样可能是由体重增加、高盐饮食、蔬菜摄入过少甚至北方食用乳制品的人口基因组成不同而带来的。

该研究收集了大量的数据，在不同的疾病和饮食成分之间可以造出几千种相关性。而依照惯例，我们一般会接受 5%

的误差率，如此一来，其中许多相关性很可能只是偶然的错误。坎贝尔指出牛奶可能对健康有害的另一个惊悚依据是，用大剂量来自牛奶的酪蛋白喂养实验室的动物会引发肝癌。但后来有人指出，用非动物蛋白重复该实验也会有相似的结果。[2][3] 还有，这些中国村民所说的牛奶往往是发酵过的牦牛奶，显然和西方人冷藏在冰箱的巴氏灭菌奶不同。这项研究也引发了对为什么其余 62 个县完全不喝牛奶的思考。

牛奶变种人

传统观点认为，自从人类进入农耕社会，基因便没有足够的时间演化、调整人体，从而使人适应新的食物。我们经过了 20 多万代的选择和演化才迥异于黑猩猩，又经过了 5000 代才走出非洲到达世界各地，而农耕的历史只有不到 500 代的时间。因此当今的后农业时代只是演化中的短暂一瞬，基因当然没有足够的时间发生变化吧？

该观点一直是主流看法，直到近来人们研究了全球的牛奶饮用情况后，对演化的快慢有了不同见解。世界上只有 35% 的人可以喝光半品脱（280 多毫升）牛奶而没有任何不适；到了北欧，这一比例则蹿升至 90%，在南欧又回落到 40%。然而出了问题的不是那 65% 不适合喝牛奶的人，而是那些喝牛奶的人，他们在大概仅仅 200 代人的时间里就成功突变，适应了牛奶，并走向全球。[4] 截至目前，和消化牛奶的有关的最早基因突变，发现自 6500 年前的陈年人体。

在乳杆菌的帮助下，婴儿体内能生成可以分解母乳中乳糖的乳糖酶。但在他们开始吃固体食物后，这一机制就失效了，意味着此后婴儿无法再消化乳糖。乳糖由葡萄糖和半乳糖缩合而成，分子间有很强的化学键，这种独特的结构完美服务了它的目的：乳糖基本上只存在于动物的奶水中，是脂肪、糖类、蛋白质及多种维生素如维生素 D 等营养素的优质来源，有助于婴儿脑的发育和对钙的吸收（促进骨骼生长）。土耳其（另一说是波兰）的农户最早发现，将牛奶制成奶酪和酸奶后，人就可以安心食用，而不会有恶心呕吐等不适。[5] 这两种食物是用乳杆菌一类的细菌发酵牛奶制成的——前面说过，和人类宿主不同，乳杆菌能够分解乳糖。

突然间，拥有突变基因的"变种人"就有了一种便于携带的蛋白质和能量来源，从而更便于生息繁衍和开拓疆土。这种饮用生奶的习惯和偶然出现在一些农民身上的突变想必有生存优势，于是相应的基因随着人类走出中东、向北方和西方迁徙，迅速播散开来。据估计要实现如此大规模的基因变化，人群的生育率需提高 18%。因此当时缺乏此种乳糖酶突变的北欧人或是其后代，比起有此突变的外来者，生存并繁衍的机会更渺茫些。具体原因现在依然不明。

牛奶或许提高了病毒性肠胃炎患儿的生存率，能帮人度过干旱，减少受污染水体造成的感染，还可能因减少婴儿断奶所需时间、缩短两胎间的生育间隔从而促进了生育。不管原因究竟为何，牛奶都产生了深远的影响，这一基因也快速播散。重大的突变发生于欧洲，其他小规模的突变也发生在非洲和中东地区，[6]这再次表明，在演化尺度上，人类及其基因能相当快地适应重要的新食物。乳糖酶基因突变可是个大事件，它使该基因直到人的成年都持续处于启动状态。

人类基因的一些更为细微的"表观改变"（作为对饮食或环境的反应，基因可以被启动或者沉默）可能同样意义重大。[7]这些变化可以在几代之内发生，随后永久化。尽管目前我只能猜测是这些表观改变导致了乳糖基因的变化，但大概有更确凿的证据表明微生物也发挥了重要作用。未处理、未灭菌的生牛奶含有丰富的营养，能供养一系列微生物，从有益健康的乳杆菌、双歧杆菌到少数致病菌，再到许多作用未知的细菌。[8]生牛奶可以直接饮用，也可以用于制作传统的未灭菌奶酪。

早期牛奶饮用者的优势可能不仅在于他们能从牛奶中获取蛋白质和热量，还在于饮用牛奶令他们增加了自体微生物组的丰富程度，进而改善了健康和免疫状况。很难解释为什么其他人身上没有产生此种基因突变，特别是在东亚，只有不到1%的中国人有此种基因。这可能与气温较高、生牛奶在饮用前就可能变质有关，喝变质牛奶会引发感染；但这解释不了为什么茹毛饮血的非洲马赛人能适应喝奶。所以，原因依然成谜。

另一桩怪事是，10%的北欧人也没有乳糖基因突变，缺少乳糖酶，但其中许多人仍然可以喝上一杯牛奶而没有任何不适；而另一些有此突变的人却仍然乳糖不耐受。这该怎么解释？乳糖不耐受是一种常见现象，表现为食用牛奶或乳制品后出现腹胀、胃痉挛、腹痛腹泻。像美国这样拥有欧洲、亚洲和非洲等多样性基因的国家，乳糖不耐受的报告率很高，据某宣传网站的数据，或有高达4000万人有此问题。但事实上准确的诊断很难做出，因此真实数字仍不明了。[9]

有1/5的英国人称饮用牛奶后会觉得恶心、腹胀，但其中只有不到1/3的人有确实的症状或检测结果。要知道，在药物试验中，超过20%的人在服用安慰剂时也会报告胃部不适。许多症状与缺少乳糖基因关系不大，或是与临床检测结果并不一致——在该检测中，当事人要饮用50克乳糖，看它对呼吸或血糖的影响。许多医生认为大多数所谓乳糖不耐受是心理因素。许多人并不缺少相应基因或是检测结果为阴性，我们可以说他们是"自认为"乳糖不耐受。这部分人对乳制品的排斥毫无必要，还导致越来越多的人特别是儿童缺钙、缺乏维生素D。[10]

酸奶也含乳糖，但如果其中包含活菌，如乳杆菌，则这些菌可以分解奶中的乳糖，令缺乏相应基因突变的人消化酸奶时容易很多。至此我们关注的都是与牛奶中碳水化合物（乳糖）的消化有关的问题，但牛奶中的蛋白质也会引发一些身体反应，特别是过敏。一家澳洲公司发现了牛奶中酪蛋白的微小基因差异，并且瞄准了其中的商机。大部分牛奶蛋白都是 A1 型酪蛋白，但有些牛能产出差异不大、味道也一样的 A2 型，这可以通过基因检测发现。针对不适应普通牛奶的人，现在已经有了经过特殊基因选择的牛产的 A2 型酪蛋白牛奶。虽然相关临床试验看起来大有希望，但我猜这一做法只是把问题转去了别处，还是等时间来证明吧。[11]

"德里腹泻"和乳糖不耐受

珍妮（Jenny）和玛丽（Mary）是一对 46 岁的同卵双胞胎，来自英国西南部的斯温登（Swindon）。儿时她们喝牛奶都毫无问题，成年后也会在茶和咖啡中加奶。35 岁那年，玛丽在激烈争吵后离了婚，然后和朋友去印度旅行散心，结果回来后出现了消化问题。她常常胃疼，夜不能寐，还有断断续续的严重腹泻。这些症状持续了数年，她找全科医生求治不见好转，最后去看了心理医生。作为对双胞胎志愿者标准基因分析的一部分，我们检测了姐妹俩体内 2 万个基因的约 50 万种变异。在确证她们是同卵双胞胎之余，我们还发现玛丽和珍妮一样，2 号染色体上没有大部分欧洲人携带的突变乳糖基因，这就能解释她的肠胃问题了——她得戒掉牛奶。她照做了，结果让她大吃一惊：两周后症状就消失了。

玛丽的困扰解决了，但这不能解释为什么之前她没有乳糖不耐受的反应，以及为什么和她基因相同、饮食类似的珍妮没有这样的问题。同样，这可能与她们的微生物组有关。

对其他乳糖不耐受患者的研究也表明，他们同样对牛奶有不同的反应，但给一贯有乳糖不耐受问题的人服用半乳寡糖后，与安慰剂组相比，他们的症状明显改善。半乳寡糖是一种通常无法被消化的益生元，能改变肠道菌群组成。两个月后，服用半乳寡糖的人的肠道微生物组发生了巨变。[12]

在进一步追问下，玛丽回忆起来，在即将结束在德里的旅程时，她遭遇了严重的胃部感染，用了好几个长疗程的广谱抗生素。强效抗生素可能降低了肠道微生物的多样性，留下来的菌种无法在结肠中分解乳糖，遂引起了上述症状。由此可见，即使是基因完全相同的同卵双胞胎，肠道微生物组成的小变化也会使她们对牛奶反应不一。而这些变化也会影响人对许多其他食物的反应。

牛奶会让人长高变壮吗？

我们多数人小时候都听说，要长得高就得喝牛奶。只要看一下世界基因地图和上面有乳糖基因突变的国家的颜色就会发现，该基因与身高有明显的相关性。[13] 突变乳糖基因水平较低的南欧人个子较矮，而其中一些有此突变的亚群就较高。但我们知道，相关性不意味着因果性：喝牛奶可能只是反映了另一些差异，比如富裕程度或一般营养状况。

我身高接近 180 厘米，我爸身高 172 厘米，爷爷身高165 厘米，1876 年生于俄国的曾祖父身高只有 160 厘米，4

代人下来，身高增加了 20 厘米。尽管这只是个例，但这种趋势并不罕见。过去到欧陆游玩时，我站在年长些的南欧人旁边，常觉得自己像个巨人，而到了荷兰又发现自己被比了下去。从对欧洲 5 万名双胞胎的联合研究中我们发现，身高有 80% 以上由遗传决定（即人与人之间的身高差异，80% 是基因导致的）。[14] 之后，基于对 25 万人的研究，我们和另外 60 个研究团队发现超过 697 个基因确定与身高有关，还有数千种影响较弱（约 25%）的基因也与身高有关。[15] 基于这一结论以及遗传学的传统看法，你或许觉得像喝牛奶这样的生活习惯不大可能使人长高。

但仔细了解历史记录则可以发现，随着时间的变迁，身高这一"与遗传关系最大的性状"也经历了巨变。历史上许多其他时期，人类的身高波动极大，可能在中世纪达到过顶峰，当时许多欧洲人，如公元 800 年前后的查理曼大帝，据称身高 182 厘米。在 17 世纪的小冰期，人类开始迁入工业化的城市，身高也出现了下降，法国大革命时的穷苦百姓平均身高只稍稍超过 152 厘米。此后人类身高继续缓慢增加，但有些人增高得更多。[16] 荷兰成了平均身高最高的国家。从国家统计数据和征兵调查表来看，短短 4 代人的时间，他们的平均身高增加了 18 厘米。

这是如何发生的呢？基因的演化需要几百代人的时间，除非和乳糖基因一样，人类的近代史上也发生过"身高基因突变"。这种可能性不大，否则应该已经被我们发现了。

就在 60 年前，美国还是平均身高最高的国家，可如今荷兰人的平均身高是 185 厘米，比美国人的 175 厘米高出 10 厘米。最简单的解释就是荷兰人爱喝牛奶，比美国人喝得多。到访荷兰的医院和大学时我发现，大部分荷兰学生仍会在午餐时喝一杯牛奶。

如果分析基于乳糖基因突变比例推算出来的全球喝牛奶的和不喝牛奶的人群，则如前所述，我们可以发现，牛奶的消耗和身高明显相关。斯堪的纳维亚人和荷兰人在这两项上都位居榜首。1962 年，荷兰的牛奶消耗量约为 600 万吨，1983 年这一数字到达顶峰，超过 1350 万吨；之后缓慢回落，但 2017 年人均消耗量仍有 41 升。如今荷兰成人人均消耗的乳制品量仍是美国人的 2 倍。世界卫生组织已经将平均身高作为衡量国家健康水平和繁荣程度的指标之一。

在殖民地时代早期，美国健康新兵的平均身高比英国新兵的 162 厘米高 7.6 厘米，平均每日消耗热量多 20%。独立战争后，美国新兵更为强壮，预计到 1800 年，他们的平均寿命要长 10 年。直到 20 世纪 60 年代，营养状况良好的美国人都是世界上最高的。突然间不知为何，美国人停止了生长（起码是不再往上长了）。20 世纪 50 年代，糖和肉类的消耗开始增加，一直增加到 20 世纪 80 年代肉类和蔬菜的摄入量开始下降，取而代之的是脂肪和糖的摄入增加。20 世纪五六十年代，美国乳制品的产量和消耗量稳步增加，70 年代至今增加了 2 倍——了不起的成就。然而这个总体数据中没有反映出来的是，美国人的牛奶消耗量事实上在 1945 年就到达了顶峰，之后逐渐下降，直到只有高峰期的一半，这一情况在学龄儿童中更为明显。[17]

那么美国人从喝牛奶到吃加工奶酪这一饮食巨变是否对身高产生了影响，阻碍了美国人的发育呢？多年来，许多美国儿童在从脂肪中获取热量的同时，无疑失去了有益微生物和其他营养的现成来源。当世界其他地区的人普遍在长高时，普通的非移民美国人身高却停滞不前。钙或维生素 D 摄入量的微小变化可能还不足以阻碍身体发育；20 世纪 70 年代，美国的骨质疏松性骨折发生率达到了顶峰。

在前作《相同的不同》(Identically Different) 一书中，我猜测美国人和欧洲人的体格差异可能是经历世界大战的几代人生活际遇的不同所造成的。对许多欧洲人来说，20 世纪前半叶可谓苦难深重。大规模的人口迁徙、战争、流感、营养不良、食品配给甚至饥荒都不罕见，例如 1944 年冬的荷兰饥荒。你能在荷兰人的身高变化与 1900—1945 年间几代人的苦难之间发现很强的相关性。严苛的环境及贫乏的营养使基因发生了一些可逆的变化（表观遗传），促使发育中的胚胎为了生存而快速生长。

那除了遗传因素，有没有可能微生物也在其中发挥了作用？前面提到生奶中含有大量微生物。因为担心偶尔感染的风险，现在的人已经不怎么喝生奶，而代之以巴氏灭菌奶。这项工艺始于 20 世纪初，是为了防止布鲁氏菌病、李斯特菌病和结核等有时会通过牛奶传播的疾病感染。同时该工艺也大大减少了一些罕见但会引发急性食物中毒的感染，如大肠杆菌感染。

为杀死有害菌，人们将牛奶快速加热到 72 摄氏度，维持 15 秒，再将其快速冷却并装瓶。许多人认为新鲜的巴氏灭菌奶是基本无菌的，但新的基因检测法显示其中仍有活菌。加热的过程杀死了热敏感细菌，但牛奶中有许多细菌是耐热的。即使是那些可能致病的热敏感细菌也没被全部杀灭，只是数量减少了。事实上，生奶和巴氏灭菌奶中所含微生物相当近似，都是超过 24 种不同的细菌，包括有益的乳杆菌、普雷沃氏菌属、拟杆菌属及其他与人体健康有关的细菌。[18] 因此，即便微生物的数量大大减少，巴氏灭菌奶仍会对肠道菌群产生影响。1936 年弗朗西斯·波廷杰（Francis Pottenger）展开了一项载入史册的研究，表明喝生奶吃生肉的猫比喝煮沸奶品的猫要长寿得多，对比数代皆是如此。尽管人猫有别，但这一结果仍然值得关注，它很好地说明了活菌相对于死菌的优越性。[19]

威尔士焗奶酪

在伦敦开展双胞胎研究时，我遇到了蒂娜（Tina）和特蕾西（Tracey），她们自称是异卵双胞胎，对此我半信半疑。两人来自威尔士，时年 25 岁，都是金发。蒂娜身材娇小，身高 165 厘米，特蕾西比她还要矮 11 厘米多。母亲对她们说过，在她们出生时，助产士发现了两个胎盘，由此推断她们一定是异卵双胞胎——但这个问题人们常会弄错。她俩相貌神态别无二致，而且听说小时候朋友们经常把她俩认错后，我确信她俩就是同卵双胞胎，特别是考虑到有 1/3 的同卵双胞胎会各有一个胎盘。DNA 检测确证了这一点：她们的 DNA 百分之百吻合。

从小她俩的饭量、吃的食物的种类都一样，而且小时候两人也一样高。大约 8 岁时，特蕾西得了一种罕见的关节病——幼年型类风湿关节炎，她们觉得是在得病之后，两人的身高才开始有了差异。关节炎引起膝盖和手腕的肿痛，伴随阵发性发热。特蕾西记得那时她常常不舒服，老去看医生，还总是觉得累。医生给她开了抗炎药，她的关节问题慢慢好转，14 岁时已经没有任何症状，但此后就一直比蒂娜矮。

显然，可能有很多原因造成特蕾西比她的双胞胎姐妹矮，比如她曾服用皮质类固醇几个月之久，这可能会有影响，但愿只是一过性的吧。更可能的是"自身免疫反应"，身体为了应对并不存在的异物而使关节长期处于炎症状态之下。病人描述，这种炎症感觉就像是得了一场迁延不愈的温和流感，这也是特蕾西总觉得疲劳的原因。炎症和身体的高防御状态的另一个副作用是扰乱肠道菌群。我的团队和其他团队的研究都表明，类风湿关节炎早期，病人的微生物组会出现无法用服药或饮食改变来解释的明显变化。[20] 研究发现，主要的问题菌（普雷沃氏菌属）会在炎症状态下大量繁殖，取代正常情况下在肠道生长的其他细菌（如拟杆菌门）。

特蕾西生长发育迟缓也可能是肠道菌群的变化导致的，我们已经知道无菌小鼠不能正常发育，即使增加喂食量也不能。组成发生了改变的肠道菌群可能给免疫系统发送信号，使其以为正在受到攻击，从而阻碍生长发育。

因此，饮食改变及其导致的菌群变化影响了身高的增长趋势，让荷兰人的身高大大超过了美国人。药物特别是抗生素日益增多的使用可能也起了作用，我们后面详谈。

人类的乳汁哺育我们已有几百万年，其好处也得到公认。从几千年前开始，许多人类适应了饮用与人乳差别不大的牛奶。可因为对牛奶中的脂肪含量、相关的过敏及不耐受等问题的种种惧怕，公众对牛奶的看法一直不算特别正面。尽管如此，证据仍表明对大多数人而言，进食牛奶、酸奶和奶酪对健康会有些许帮助，但黄油的情况我们还不清楚。[21]而且，越是原生态、少加工的乳制品，越有益健康。

第四辑

糖与甜

第 10 章

碳水化合物：糖

"糖是当今最危险的毒品却还随处可得……和酒精、烟草一样，糖其实也是有害的成瘾物。政府的作用非常关键。应该限制人们食用糖并且告知其危害。"2013 年，在反对糖的风潮达到顶峰时，阿姆斯特丹卫生部门的首脑如此写道。[1]与此同时，市面上出现了好些种畅销书，如罗伯特·勒斯蒂格（Robert Lustig）的书，其中就称糖为毒药。

我们通常叫作"糖"的这种毒物实际上是葡萄糖和果糖一比一缩合而成的碳水化合物，也就是蔗糖。其中的果糖是人们的主要讨伐目标。能言善辩的医生和媒体对其发起了规模浩大的声讨，称这种甜味物质是导致当今肥胖和糖尿病流行的罪魁祸首。大部分人仍在为脂肪和胆固醇是否有害的争论而迷惑，现在是不是连糖也不敢放心吃了？

糖的一种组分葡萄糖，只有微弱的甜味，人们一般不单独食用。葡萄糖是人体的天然燃料：它通过血流到达全身，被细胞用来维持各种生理过程和功能，为肌肉、脑和脏器提供关键的能量。另一种组分果糖则是甜味的来源，同时也是所有水果的天然成分。

前面提到，数年前，我也像其他许多中年人一样开始关心自己的饮食和健康状况。基于我当时的健康知识，我打算减少饱和脂肪的摄入以降低心脏病风险，同时也减一点体重。先从早餐开始：周日早上丰盛的咖啡、吐司、黄油、果酱还有培根煎蛋统统抛弃掉，代之以用天然豆奶冲泡低脂高纤维的什锦麦片（muesli）和家乐氏高纤麦麸（All-Bran®），再以一杯红茶和一杯纯天然、零脂肪、非浓缩的佛罗里达产橙汁送服。一星期中也会吃几次低脂或脱脂酸奶。

这已经无比健康了吧？毕竟糖只有"空热量"，同等重量时，糖的热量只有脂肪的一半。那我还需要担心糖的问题吗？呵呵，恐怕还真有这个必要。

现在众人皆知普通一罐可口可乐或百事可乐含有 140 千卡热量，超过 8 勺糖；一条玛氏巧克力棒有 7 勺糖；如果你心血来潮要吃一包太妃糖爆米花，可能会吃掉超过 30 勺糖。吃喝这些美味可能会令你暗爽，但你起码要知道自己在干什么。我小心地躲开这些明显含糖的坏食物，但还是和大多数人一样被食品业给骗了。食品标签上糖的含量是以克来显示的，要获得有意义的数据，得把克数除以 4，用多少勺来表示，8 克糖就相当于 2 勺糖。

"健康的"低脂早餐谷物能为我提供大量的燕麦纤维、全谷物和坚果，但吃它们也相当于吃下了 20 克糖，更直观点说就是 5 勺糖。这还不算，一小份低脂豆奶中还有 1 勺糖，一小杯奢侈（标有非浓缩字样）的 100% 纯天然佛罗里达橙汁中又有 4 勺糖。事实上，这种橙汁并没有听起来那么纯，其制作流程是将消了毒的橙子储存在无菌也不含氧（此时橙子的味道已损失很多）的罐子里数月之久，后面再重新调配其风味。而其他由冷冻浓缩果汁复原而成的便宜橙汁，含糖也并不少：无须额外添加，橙子的天然含糖量就不少。总之，所有这些加起来已经有 10 勺糖了，这还不算每周两次脱脂酸奶，里面还有 5 勺添加糖。不过在食品厂家高超的化学工艺处理下，在添加的盐的掩盖下，我吃这些食物时，根本尝不出里面有这么多糖。而食品标签上的"不含添加糖"也轻易误导了我。

所有人都爱糖。就连从未尝过糖的婴儿天生都会寻找甜味，他们在哭闹或不舒服时，只用甜的东西就能安抚。普通英国人一天吃 15 勺糖，不少人吃得更多。寻找味甜无毒的水果，从中快速获取能量及维生素 C，是人的本能反应。另一种比较可能的解释是，在丰收季节，我们可以吃大量的水果，储存重要的营养物质，好挨过冬天。祖先们可能做梦都没想过人类会有全年不限量的果汁和蜂蜜供应。

那一天吃 15 勺糖正常吗，更重要的是损害健康吗？

过去，糖都是小袋包装，放在餐桌上的糖碗里，供人们喝茶、喝咖啡或吃点心时添加。这种情形已经很少见到了。现在我们自己更少往食物中加糖了，因为为了方便顾客，糖已经被预先添加到了食品中。英美两国65%—75%的市售加工食品中都多少添加了糖。

纯能量还是纯骗术？

果糖是天然存在的最甜物质，比葡萄糖甜许多。自然界中只有水果含果糖，但现代食品魔法使得它无处不在。直到近期，人们担心的还都是脂肪这个妖怪，令糖大肆逍遥，并在巧妙的营销伪装下被打造成大能量源。脂肪在加工食品中留下的空缺，渐渐地但也无可避免地被糖所填补。

所有的糖，不论是蔗糖、葡萄糖还是果糖，都被称为"空热量"物质，因为其中没有其他营养。食品业巧妙地在"空"字上做文章，称糖只有纯能量，不是体脂的主要来源。营销团队有意忽略了其中的果糖而把目光集中在葡萄糖上，提醒众人，运动员都喝高能量的葡萄糖运动饮料。马拉松巧克力棒（现名"士力架"）和玛氏巧克力棒（广告词"随时随地好状态"）宣称能让人整天精力充沛，甚至跑上一个马拉松。

糖甚至还有疗愈作用。高糖饮料葡萄适（Lucozade）打出铺天盖地的广告，称其有助于恢复健康（尽管并无证据），而每瓶饮料含糖超过12勺。几乎全由糖组成的谷物早餐（糖比膨化谷物还多）也被包装成能让孩子精神饱满开启一天的好东西。除了可能会造成蛀牙，糖似乎就是一种毫无害处的优质且廉价的天然能量源，不过这得要在你本身很健康的情况下。

就这样，新的"健康"早餐用 15 勺左右零脂肪的糖为我注入了"满满活力"，相当于喝两罐可乐。还好我摄入了大量纤维，可以减慢果糖和葡萄糖的吸收速度，从而可能减少其部分危害；但血糖高峰和多余的热量（不管是否是"空热量"）肯定对人没好处。我有种受骗上当的感觉。

自从意识到失误后，我再去超市就成了学习之旅。"零脂肪""高纤维""无添加糖""每日五份"这些标签在包装上往往印得超大，而含糖量却写在毫不起眼的位置，不用放大镜、没有数学学位甚至都看不清楚、算不明白。厂家故意把含糖量标签做得让人看不懂，在多种模糊的分量、名目、讳饰之下，把碳水化合物、天然糖、人造糖、龙舌兰糖浆、玉米糖浆、果糖、水果提炼糖（仿佛这就特别健康似的）等混为一谈。

在西方国家，平均每人每天单从果汁中摄入的热量就有100 千卡，而且大部分人都认为这样很健康，可以很方便地摄入一天所需的水果和维生素 C。然而，98% 的果汁是用浓缩果汁加入大量的糖制成的，其中的糖比等量的可乐还多。

比这还要糟糕的是粉色的"老式"柠檬汽水、姜汁汽水和其他许多果味饮料或什锦水果罐头，里面加的糖更多：这些饮食每份有 10 勺糖。其他食品如有机酸奶中也有大量的糖，只不过厂家在糖前面聪明地加上了"来自天然水果""有机转化糖浆"等字样。龙舌兰糖浆常被用作糖的替代品，包装会显示它是从龙舌兰（一种沙漠多肉植物，由蝙蝠授粉——目前这一点可有些令人担心）中提取的，因此比糖更健康，且甜度高出 15%。然而遗憾的是，这种植物虽然产自异域，但没有健康优势，因为它"神奇"的高甜度实际上来自其中含量达 70% 的果糖。

徜徉在超市的货架中间，你会发现 Hovis 面包和其他貌似健康的全麦面包品牌里都有糖。一般汉堡面包里的糖，更是多到如果不在上面点缀酸黄瓜，它就能被当成甜点。每一小份番茄酱就有 1 勺糖。牛肉派、速食汤、罐装豆子、意大利千层面、意大利面酱、香肠、熏三文鱼、海鲜棒、观感健康的沙拉、轻食沙拉、谷物棒、麦麸片和即食咖喱中也有糖。一碗罐装番茄酱所含的糖（12 克）比一碗家乐氏"糖霜谷物"（Frosties）还多。

基本上你很难找到有哪种包装食品不是大量含糖——如果你能看清包装上的超小字体的话。哪怕其中的糖是从水果或其他"更健康的"原料中提取的，也不会有任何区别，因为没有纤维的话，身体对糖的反应都是一样的。

为什么所有食品中都要加糖呢？部分是因为我们爱吃糖。人们的口味显然已经发生了改变。我们不想再从桌上的糖碗中拿糖加进食物。时至今日，我们都希望一切吃的越甜越好，而不再怀念那些鱼尝起来有咸味、果干和葡萄略带酸味的好时光。随着食物越来越甜，加工食品和果汁中添加的糖越来越多，我们的甜味阈值也在提升，要触动味蕾必须有更甜的味道。人们也不喜欢低脂或脱脂食物的味道，又因为近些年食品中的盐含量稍有下降，为了补偿味蕾，好心的食品公司就添加了糖这种东西。

对甜味的喜好部分也和文化及基因有关。尽管所有人都或多或少爱吃糖，但由于前面提到的甜味受体基因的差别，人们对糖的喜爱程度也颇有差异。肥胖倾向与对糖的喜好有很强的遗传相关性。2015 年，通过大规模的国际合作研究，科学家们确定了近百种肥胖基因，每一种在肥胖的发生过程中都起着微小的作用，同时还有更多的基因不断被揭示出来。[2] 对某些人来说，携带肥胖的易感基因本身不一定导致肥胖——除非他们遭遇了特定种类的食物。

一项研究招募了 3 万名美国人并分析了 32 种最常见的肥胖基因在他们体内的变异情况。研究发现，那些不幸继承了超过 10 个肥胖风险基因的人，更易受含糖饮料的影响。接下来的 5 年里，即使他们每天只喝一罐含糖饮料，肥胖风险也会增高 1 倍。[3] 科学家还不确定为什么糖会促进肥胖基因的表达，但毫无疑问人天生就爱吃糖，这可能是为了发现可食用的碳水化合物。有趣的是，能和糖相互作用的基因，大多对脑也有影响。

在与芬兰同行合作进行的双胞胎研究中，我们发现嗜好糖的差异有 50% 由基因决定，其余则是饮食文化或周围人的糖消费习惯的影响。[4] 我们还发现，人们对含糖量 20% 的糖溶液的喜好程度与他们是否常吃其他甜食明确有关。[5] 在儿童时期，对甜食的喜好部分由基因决定；后续人生中不断接触高糖食物，也让人的甜味阈值不断提升，直到越吃越甜。

各政府一般不愿限制反式脂肪的使用，更回避去规定食品饮料的用糖限量，而代之以与食品行业进行所谓的"自愿协商"。2002 年，世卫组织首次提出食品标签上糖的热量（如"碳水化合物热量为……，其中糖为……"）应限制在总热量的 10% 以下，食品行业对此反应激烈。美国的玉米糖游说组织向国会请愿，并威胁世卫组织要撤回资助。不为所动的世卫组织在 2014 年的新版草案中提出，10% 的限量是合理的，且政府应力争将其进一步减少到只占 5%，相当于一罐可乐的含糖量。[6]

但没有立法来约束，指南的作用不大。普通英美民众的糖消耗量是推荐量的 2 倍，青少年吃得更多。

2018 年，英国在其首席医疗官和不断累积的公众焦虑的压力下，终于将对软饮业征税纳入法律。[7] 这使得含糖量超过 5% 的软饮，单支价格增长了 8—24 便士，可谓效果惊人，多数厂商都修改了配方以低于此限。将这一法律扩展至乳饮料和酸奶的计划则因强力的行业游说而搁置。约 20 个其他国家也有类似税项，其中 10 个在欧洲。美国若也执行此政策，每年或可节省 30 亿美元的健康支出，[8] 但不出所料，它并未有样学样，因为美国食品饮料行业的游说太强了；不过还是有一些市县在逆此主流而行。

近几十年西方饮食的用糖量快速增长，主要是出于经济和政治的原因。20 世纪 60 年代初的古巴导弹危机期间，古巴甘蔗断货，糖价上涨，美国政府决心实现自给自足。爱吃汉堡的尼克松总统认为为了使人民安居乐业，避免社会动乱，确保食品价格低廉是政府的首要任务。政府计划对廉价食品给予补贴，食品巨头则乐见其成。随着大量廉价的玉米被制成淀粉，又有政府大手笔的补贴推波助澜，20 世纪 70 年代初，高果糖玉米糖浆（HFCS）开始大规模应用。这种糖浆的果糖含量稍高（果糖与葡萄糖之比为 55∶45），和以甘蔗、甜菜为原料制成的一般的糖味道无异。美国政府决心不惜代价维护玉米产业的利益，对进口糖额外征税，确保用美国玉米制成的糖有价格优势。这也意味着玉米糖浆被肆意加进了软饮和加工食品中，几乎未增加成本就提升了销量。

欧盟则不愿使用玉米糖浆，因为政府对当地（主要是法国的）甜菜制糖业给予补贴。补贴主要有两种方式：借助名声不佳的共同农业政策（CAP）保持农民售出甜菜时价格稳定，为此纳税人每年需花费超过 15 亿欧元；同时对每吨进口甘蔗征税 300 欧元，使其成本翻倍。英国因为过去殖民地众多，一度主要依赖蔗糖；但由于欧盟的政策，连等同于糖的代名词的泰莱公司（Tate & Lyle）都已将旗下的制糖业务出售。最终结果是，世界各地的糖价都很低，却还获得了纳税人的大量补贴，颇具讽刺意味。这些因素促进了过去 30 年中含糖量不断增加的饮料的热销。从饮料中获取的热量前所未有地成了西方饮食的主要组成部分。

20 世纪 70 年代，人们曾对现代肥胖问题的成因是糖还是脂肪有过激烈争论。1972 年，安塞尔·基斯的高脂饮食病理论的主要反对者，英国的生理学及营养学家约翰·尤德金（John Yudkin）写了一本颇具远见的著作《白色恶魔》（*Pure, White and Deadly*），在书中提出糖而非脂肪才是健康问题的元凶。[9] 两人因此成了不共戴天的仇敌。但不论是基斯还是尤德金，两人都没有可靠的临床试验数据，而只是用观察性流行病学研究支持自己的论点，而这些研究本身可能存在缺陷。最终基斯凭借远胜对手的公关能力"赢"了这场争论，至少政府认可了他的观点。为了清晰地突出"脂肪有害"这一符合巨头利益的信息，对糖的一切担心都被掩盖了。

尤德金认为，和脂肪不同，精制糖是后来才出现在饮食中的，而且我们现在的吃糖量是历史上的 20 倍。在农业诞生之前，人类只能从成熟水果或野生蜂蜜中获取糖分，这对大多数人来说都是稀有机会。随着农业的发展，人类开始种植甘蔗，但因生产成本不菲，糖和蜂蜜一样还是奢侈品。在 16 世纪买糖就像今天买鱼子酱那么奢侈。后因奴隶贸易的助推，加勒比种植园的甘蔗开始有产量和品质的提升，糖价也渐渐越来越低。

糖的人均消耗量的近期变化很难准确估计，因为食品中添加的东西越来越多；但 19 世纪末以来，糖的消耗量增加了约 20 倍。自 20 世纪 90 年代起，英国的糖消耗总量以每 10 年增加 10% 的速度稳步增长，与之相伴的主要是总脂肪摄入量的减少。

问题依然存在：按照重量来说，人们现在吃糖比脂肪或蛋白质都多，这究竟是福是祸？

忙碌的牙仙和致命的漱口水

"我以为给他喝果汁对健康好。"比利（Billy）的父母觉得水果饮料富含营养和维生素C，很健康，却无意中造成了比利的牙不断被蛀。比利今年5岁，尽管每天都用含氟牙膏刷牙两次，但牙齿还是全都烂了。在曼彻斯特牙科医院，比利在接受全身麻醉的情况下拔了10颗牙，按当时的方案他最多只能拔10颗。医生本想拔15颗，但那样比利必须等上9个月，还要住院一夜。比利现在只剩10颗牙：上面4颗，下面6颗。这些没拔的乳牙，在还没从牙龈中冒出头来时就已经被蛀，在接下来的半年里也会被恒牙顶掉。他的父母再也不许他睡觉前喝果汁了。

第一次发现蛀牙问题时比利才2岁半。他妈妈是一名25岁的电脑工程师，她说："从没有人告诉过我怎么保护比利的牙齿。我知道让他蛀牙可能是我的错，但我是无心的。我觉得比利的饮食很均衡，喝的果汁啊汽水啊、吃的巧克力都不算多，但医生告诉我是时间不对：睡觉前吃喝这些东西是最糟糕的，糖会整晚作用在牙齿上。"

在英国，每年都有43000名儿童需行手术拔除坏牙，这个数字还在不断上升。1/10 的 5 岁孩子有蛀牙，而当下的果汁风潮也使成年人的蛀牙问题越来越多。最早揭露糖的负面作用的专业群体是牙科研究人员，他们发现糖的定量配给结束后，二战期间有所下降的龋齿发生率出现了激增。[10] 当时妈妈们还在往婴儿配方食品中加糖，往安抚奶嘴上抹糖。不过许多牙医乐见补牙带来的额外工作和收入，并没有很努力地去改变患者的饮食习惯，只是有时怪家长们没帮孩子多刷牙。不过，牙医家的人从不在晚上喝含糖饮料，就连乳饮料也不喝，然后神奇地从不出现蛀牙问题，这说明蛀牙是完全可以预防的。

20 世纪 60 年代达到高峰的儿童蛀牙率，在各国开始向水和牙膏中加氟，好保护牙齿、抵挡糖害后，即以每年 5% 的速度下降，蛀牙的流行得到了大力遏制。奥布里·舍伊汉（Aubrey Sheiham）等牙科学研究者直言不讳地批评同行和政府没有采取积极举措来应对糖的消费不断增加带来的问题。读医学院时我听过舍伊汉教授的课，至今记忆犹新。20 世纪 80 年代中期，依然是拜糖分所赐，发展中国家的蛀牙率超过了西方国家——西方国家的蛀牙率已降低一半，因此舍伊汉建议英国牙医"要么去别的国家，要么退休去打高尔夫球"。[11] 如此说来，20 世纪 60 年代，我们已经收到了明确的警示：身体不只是不适应新的高糖饮食，还深受其害。

在西方国家的蛀牙率大幅下降时，一些牙医也发现，没有加氟或刷牙习惯没有大变化的地区同样出现了此类现象，他们推测这可能与儿童抗生素使用的增加有关。[12] 这揭示出龋齿的直接原因不是糖的食用量增加，而是微生物。

一般的人体微生物也不适应大量的糖，但有那么一种微生物非常爱糖，会如狼似虎地进食牙齿和牙龈周围的糖并快速增殖，它就是变形链球菌。而且不幸的是，与其他非致病菌不同，它消化糖后会生成乳酸，腐蚀牙釉质，形成小空洞。它们黏附在牙菌斑上，附着在牙齿表面。我们所熟知的牙菌斑是数百种无害细菌互相黏附而成的菌落形成的黏性生物膜。它们分解糖分后会聪明地生成一种胶状物，使它们在获取营养的同时能牢牢附着在牙齿上。讽刺的是，每天使用漱口水会杀灭口腔中的健康细菌而使有害菌滋生，导致更严重的牙龈和牙齿疾病。[13] 氯己定漱口水会降低口腔的微生物多样性，提升人的口腔酸度、血压和心脏病风险。[14]

即使在龋齿流行的高峰，也有 15%—20% 的儿童大体能免于此劫。他们似乎得到了神秘力量的庇护，即使每天早饭吃甜谷物喝可乐且几乎不刷牙，也不会蛀牙。这是因为他们很幸运地有一些基因，能生成特殊的唾液蛋白，抑制变形链球菌的作用。[15] 我和我弟弟都没有这些基因的"好"变异，蛀牙流行时我俩还是小孩子，都有亲身经历。我们常常比赛看谁能吃掉最多碗的谷物早餐，直到难受而再也吃不下，结果在得到糖带来的一时振奋之余，也投喂了口腔的细菌。

你现在可能还记得吃过 Sugar Smack、Honey Smack、Sugar Puff、Coco-Pops（可可米®）、All Stars、Frosties 等多种

品牌的谷物早餐（皆为家乐氏出品），但可能不知道它们都含有 35% 以上的纯糖；而在美国，同一批品牌的含糖量还要再高 10%。我们在本地牙医诊所度过了许多"欢乐"时光，而牙医一面满意地看我们继续吃谷物早餐，一面用诊费给自家修建大泳池。让人不安的是，40 年后，同样的这些谷物早餐（有些品牌去掉了名字中的"sugar/ 糖"）仍在出售，包装看起来既健康又富有营养，上面没有任何警示。过去几十年，除了过分热心的澳大利亚牙医弄巧成拙地给我带来的麻烦，我没有任何牙齿问题，可现在又出现了几处小龋。是我运气不好，还是因为我从"超健康"的低脂早餐中摄入了额外的糖分？

近期的研究表明，乳杆菌等益生菌对产酸的变形链球菌有一定抑制作用。一家德国公司研发出益生菌（无糖）糖果，一天含五颗就能减少变形链球菌的数量。[16] 这种糖果中的乳杆菌与奶酪中的品种类似，但已经过加热灭活处理，但仍可结合口腔细菌，扰乱其代谢，阻碍它们黏附到牙菌斑上，只等被唾液冲走。一些较长时段的试验表明，其他类似的益生菌可在口腔中存活数周，持续发挥保护作用。[17] 还有试验表明让孩子吃更多的天然奶酪或无糖酸奶也有同样的作用。[18]

尽管氟的使用越发普遍，但蛀牙有卷土重来之势。多数国家都出现了蛀牙率的回升，而全球约有 1/3 的人有蛀牙却没有得到有效治疗。[19][20] 完全没有蛀牙问题的，只有延续了祖先的狩猎采集生活、以肉和鱼维生的少数几个部落。就连在新石器时代早期从事农耕的祖先，因为以淀粉为食，也有蛀牙问题。拔牙手术是目前英国儿童入院治疗的最常见原因。汽水和果汁中越来越多的糖是造成这一问题的元凶，而在口腔有害细菌的联合作用下，氟也无力抵挡。

我们对糖如何影响口腔细菌已经了解得较多，但对糖如何作用于肠道细菌还知之甚少。原因是大部分研究关注的要么是高脂饮食，要么是高脂高糖混合饮食。考虑到祖先们很少能吃到蜂蜜，更不做果昔，人类的身体和肠道微生物并不能很好适应大量的糖，特别是饮料中的糖。

咀嚼食物还是啜饮碳水？

人的消化系统以一系列预定的有序步骤启动并调节消化过程。大脑一思考食物，这个过程就开始了，胃液和激素开始涌动，唾液中也会出现更多的淀粉酶。然后是咀嚼。身体希望我们细嚼慢咽。据说要嚼烂比较韧的肉和蔬菜，并让消化系统做足准备，最好能嚼够 40 下。和祖先们相比，现代人的咀嚼力和下颌肌肉往往得不到完全施展，结果下颌发育不充分，造成智齿萌出空间不足这种现代流行病，从而引发一系列问题。

一般来说，经过充分嚼碎的食物会继续下行，引起肠壁、肝脏、胰腺、胆囊等器官分泌激素，助力食物的分解，同时给脑发送饱腹感的信号。胰腺释放胰岛素，快速处理所有入血的葡萄糖。胆囊释放胆盐，将信号进一步传递给位于肠道下段的结肠之内的微生物，让它们做好消化食物的准备。

　　假设你一边喝大杯含糖饮料，一边吃精制碳水如面条或米饭这种不用怎么嚼的食物，身体没有足够的时间释放正确的信号。这一大堆糖到达胃部后会很快进入小肠并主要被小肠吸收。这会导致胰岛素异常地提早释放，影响葡萄糖的代谢；胆盐为了消化大量突如其来的糖，成分也会发生改变；正常的肠道微生物也被那些以糖为食的有害菌种所替代，后者会进一步释放信号，改变激素的信号和胆盐的成分。结果就是整个系统的紊乱。从"空热量"食物中获取养分的细菌还会将信号传递给脑，刺激人摄入更多的糖，其中的葡萄糖最终以脂肪的形式储存下来，而且往往是危害较大的内脏脂肪。

微生物能否对抗果糖的危害？

　　尽管果糖是天然的，"存在于水果中"，但最近还是成了健康饮食圈的声讨目标，原因比较复杂。40 年前尤德金曾在其著作中提出果糖可能是伤害健康的元凶，分解植物淀粉所释放出的葡萄糖则大不相同。他的观点没有得到重视。但是，软饮中大量的糖最终引起了人们的注意。

　　乔治·布雷（George Bray）是一位杰出的肥胖问题研究

者，2004 年他指出，在美国，日益增加的糖摄入量与同样在升高的肥胖率之间明显能观察到相关性。[21] 20 世纪 50 年代以来，多数国家含糖饮料的消费量都增加了 3—5 倍；截至 2009 年，英国人（尤其是一些青少年）摄入的总热量有 20% 来自高果糖软饮。[22] 全球范围内，这一变化很好地呼应了肥胖和糖尿病患病率的升高。[23] 对其他大型观察性研究的荟萃分析也从流行病学的角度证明，喝软饮与日后患肥胖及糖尿病的风险相关。[24]

果糖与葡萄糖的代谢过程存在一些重大差异，正是这些差异引发了担忧。大部分果糖都在肠道被吸收，并直接进入肝脏转化成葡萄糖、能量或脂肪。但和葡萄糖不同，它促胰岛素释放的作用较弱。起初，盲目自信的医生推荐糖尿病患者吃含果糖的糖果，其实这个主意特别傻。

果糖的确与葡萄糖有不一样的代谢情况，但它会扰乱传递给脑的进食信号。我们还不太清楚果糖及其分解后的葡萄糖产物如何与肠道微生物相互作用，但许多运动饮料中含有大量果糖，这使得越来越多的人因肠道微生物的发酵而胀气、不舒服。[25] 这种果糖不耐受与基因有关，相关人士无法正常代谢果糖，致其在血液中蓄积，浓度越来越高。这种情况在自然界中是很难发生的。

了解了葡萄糖和果糖代谢的重要差异后，科学家们用老鼠开展了一系列难以在人身上做的实验，发现与垃圾食品和高脂饮食一样，果糖也会引发大鼠体内菌群的有害变化，尤其是引发脂肪肝，而抗生素能逆转这一作用。[26]用大量果糖喂老鼠，其内脏脂肪会急剧增加。[27]人体随机对照试验的结果没有动物试验这么显著，但几个月后实验对象都出现了代谢改变和内脏脂肪囤积。[28]人们可能低估了果糖和软饮使内脏脂肪增多的作用，而这一作用可能是造成诸如中东等地区糖尿病流行的原因，这些地区的人喝大量的软饮，外表看上去也不胖。他们这种叫"外瘦内胖"（TOFI），是非常糟糕的代谢状况。

水果中有大量的果糖，那我们是不是应该担心吃过多水果的危害呢？目前还没有过硬的相关数据，但直接吃水果应该说比食用果糖危害小得多。一项针对1054名有较高糖尿病风险的日裔巴西人的研究表明，吃全果的实验对象有正常的胰岛素水平高峰，而从含糖饮料中摄入等量果糖的人会出现2倍值的胰岛素高峰。[29]另一些规模较小的细节研究也得出了相似的结论，并表明全果中有其他成分起到了保护作用——很可能是水果中的纤维，后面我们会谈到。

大量食用或饮用任何形式的糖都有害健康，而以液态形式摄入的糖危害更大，哪怕打扮成"健康果汁"。然而，尽管对果糖表示担忧的声音越来越多，但目前没有确凿证据表明必须把果糖当作大魔头来驱除。诚然，葡萄糖的代谢和对身体的影响与果糖不同，但别忘了，过量食用葡萄糖也会引起脂肪堆积。[30]更大规模的人体随机对照研究表明，果糖和葡萄糖对健康的影响没有区别，而各种荟萃分析的结论并不一致。[31][32]

　　身材匀称的健康人偶尔喝点含果糖的饮料似乎没什么问题。我们应该避免犯下曾经犯过的还原论错误，避免把果糖一类成分单拎出来当替罪羊，而忽略饮食的整体情况。尽管我现在确信过量的糖特别是饮料中或人工制成的糖对人有害，但没有清晰的数据表明等量的果糖比葡萄糖或其他种类的糖更有害。

　　回想起我过去的"理想"早餐——都是高糖低脂的什锦麦片、水果酸奶和果汁——那真是天大的错误。事实上，我已经开始考虑是不是该重返培根煎蛋和粥的怀抱了。

第 11 章
碳水化合物：不是糖的"糖类"

弗格斯（Fergus）务农为生，住得离爱尔兰南部的科克市（Cork）不远。他到 70 岁才停止劳作，也不再有任何负累。身体健康、神采奕奕的他，期盼着和妻子玛丽在如诗如画的田园风光中安享晚年。他们已经携手走过了 48 个年头。突然有一天玛丽发现自己的一侧乳房有个肿块，经诊断是癌症且已转移。6 个月后，玛丽溘然长逝。弗格斯变得深居简出，基本只在自家木屋附近活动，很少上街，也不怎么和邻居往来。3 年后的某天，阳光明媚，本地的全科医生难得有点空闲，决定上门去看看他。弗格斯多年来一直归他负责，但只在陪妻子的时候才去诊所，从没自己看过医生——他显然也不需要。

在这位全科医生的印象中，弗格斯身材精瘦，不抽烟，活动量也很大，相对于他的年纪来说算非常健康。可再见到他时，医生吃了一惊。他肤色灰黄，牙齿已有一些脱落，看起来脆弱不堪。"我看你得去诊所做个检查。"医生说。

检查显示弗格斯有高胆固醇血症、轻度糖尿病和高血压，还因髋关节炎而跛行，记忆似乎也在衰退。

医生思索着可能的原因，问了医生在爱尔兰最常问的两个问题："你抑郁吗？""你喝酒吗？"

"医生，你猜对了，"弗格斯回答，"刚开始我深受打击，以泪洗面，就开始酗酒无度。不过半年后我终于振作起来，戒了酒，只偶尔喝点健力士黑啤（Guinness）。我现在挺好。"

他近期状况急转直下的谜底，后来由一名护士揭开了。之前都是他妻子做饭，他本人连蛋都不会煮，自尊心又很强，不愿寻求帮助。过去 3 年他基本只吃奶酪三明治，喝点茶。几个月后，他搬去了当地一家养护院。尽管糖尿病得到了治疗，但半年后，弗格斯还是因为心梗，在睡梦中离开了人世。

保罗·奥图尔（Paul O'Toole）在科克工作，我们在微生物项目上有合作，他给我讲了弗格斯的故事。这种情况在当地很典型、很普遍：老年人在饮食发生巨变后，健康会随之恶化。保罗的团队研究老年人体内微生物组对健康的影响，特别是饮食的作用。在一项重要的研究中，他们调查了 178名住在本地养护院的爱尔兰老人，他们年龄在 70—102 岁，一半属于日托，一半长住。[1]

研究团队发现，所有在食堂吃单调饭菜的长住居民，微生物组在半年内都变得很相似，很不幸，这种微生物组成并不健康，缺乏多样性，没有许多常见的益生菌，且呈现较高的炎症水平。而日托的老人有时会自己做饭，不在食堂就餐，与吃大锅饭的长住居民相比，他们的微生物组更健康。尽管存在一些差异，但在来到长照养护院一年后，所有住户的微生物组都变得非常相似且不健康。

老年人身体状况恶化有很多复杂原因，包括因运动量减少导致的肌肉流失，抑郁，与外界联系变少，认知功能下降等。牙齿脱落、唾液分泌变少、更多地使用抗生素及其他药物，也会影响微生物组。我们发现，随着年龄的增长，调节性 T 细胞的数量和功能异常情况都会增多——我们知道，调节性 T 细胞会影响人体的微生物，在人日益衰老时会过度抑制免疫系统。即便排除所有这些因素，饮食和营养状况仍然是老年人体内微生物组及与之相关的健康状况的决定性因素。肠道微生物组多样性最低的老年住户最虚弱、最容易患病，且不管出于何种原因，更有可能在一年内去世。

我团队的克莱儿·史蒂夫斯（Claire Steves）研究了 400 名年长英国双胞胎的情况，他们都独立生活，普遍体弱。她发现，这些老人的微生物组多样性不如普通老人，能抑制炎症和肠漏的微生物（如普氏栖粪杆菌）数目较少，乳杆菌这样的有益菌也较少。我们随后开展了一项囊括 1400 名双胞胎的较大型研究，发现肠道菌群缺乏多样性与认知功能恶化有明确的联系。[2] 我们推测很可能是饮食改变先导致了菌群的变化，进而使身体变弱、认知衰退，而非相反。

食堂饮食究竟缺少了什么，才会有如此大的影响，目前仍不清楚。养护院不太容许饮酒。尽管人们曾经认为喝大麦酿造的健力士黑啤有益健康，但该企业已经多年没有打健康的旗号做宣传了，所以不大可能是因为饮食中缺少健力士。除了饮食明显的千篇一律之外，一个主要问题是缺少新鲜蔬菜水果，或者说是缺少新鲜的碳水化合物。

碳水化合物来自植物和水果，有多种形式，从中提取能量的难易程度也有差别。容易让人迷惑的是，它们也叫"糖类"（saccharide），以希腊语中表示糖的词命名。由一个或两个分子组成的小分子糖分别叫"单糖"和"二糖"，这就是通常所说的糖，广泛用于加工食品当中。大分子的糖叫"多糖"，有储存能量或维持植物骨架（纤维）的作用。

大部分可食用碳水都叫"淀粉"，是一组组的葡萄糖分子紧密连接成的长链，它是植物的主要能量储备，也是土豆、面包和大米的主要成分。有些形式的淀粉人很容易消化，另一些则不太容易。前面我们介绍过，人体只有 30 种分解复杂碳水化合物的酶，不过好在肠道微生物有超过 6000 种酶，能很好地分解淀粉。没有肠道微生物时刻准备着帮忙，我们吃碳水化合物可能仅仅就是在锻炼咀嚼力而已。

生食美食家和"有毒"西红柿

原始人饮食的热衷者和极端肉食者都声称人类还没有演化得足够适应过去 1 万年来不断增加的新品种食物——前面我们讨论过，这种观点不对。而生食倡导者基于同样的逻辑，更进一步提出我们应该杜绝烹饪食物。事实上人类烹煮食物已经有 100 万年的历史。生食运动提倡某种形式的纯素食，认为烹饪食物会大大降低营养价值，破坏有益的酶类。这一饮食法有多种形式，严格程度和正统程度不一，包括以水果为主的"果食"（frutarian）、以蔬果汁为主的"汁食"（juicetarian）、以芽苗为主的"芽食"（sproutarian）等形式。

一些没那么严格的生食者群体会吃用 45 摄氏度以下的低温缓慢烹煮的蔬菜，这种方式不会破坏任何营养或酶。低温慢煮法有一定的科学依据。一些高端餐厅已经开始采用"真空低温烹饪法"（sous vide），在 55 摄氏度左右进行慢煮。我最近一次品尝此种菜肴，是在布鲁塞尔一家米其林星级餐厅（自然很贵），风味和口感都好得出奇。后来我参观了这家名为"如家"（Comme Chez-Soi）的餐厅的后厨，里面没有烤架或烤箱，看起来更像个太空时代的实验室而非厨房。

不过反正大部分生食美食家都不吃肉，而且比起味道更在乎健康意义。他们声称"不被破坏、极富价值的酶"对人非常宝贵，都忘了人体的消化过程会高效地令食物中的酶失活。显然，过去上百万年间，人类一直在演化，那些坚持生食的顽固分子很早就销声匿迹了——这是有道理的，如果一点也不烹煮，很难摄取到足够的热量和营养。随着烹饪技术的发展，人类的肠道缩短了 1/3 还多，无法再完全以生食维生。在现代社会，生食法可能是瘦身的好方法，这不是因为食物中神奇的酶发挥了功效，而只是因为复杂的碳水化合物无法被充分分解转化为能量。

严格的生食法或原始人饮食法自然是有一些优势，一大额外好处是减少了精制碳水的摄入，也避开了加工食品。但将食物整类整类地完全摒弃，实在大错特错。比如我们前面提过，原始人饮食的倡导者会剑指历史悠久而又无辜的西红柿，说它所属的茄科多数是有毒植物，"人类还没来得及适应"。这就犯蠢了。说西红柿或茄科植物会引起人的自身免疫病，这也站不住脚，用伪科学思路来强调数百种成分中某一两种物质的副作用更是不妥。没有任何研究可信地表明西红柿会致病，它们是地中海饮食的必要组成部分，而这又是最主要的一种经证实能降低心脏病风险的饮食方案。许多其他严谨的研究也表明，番茄中的番茄红素可能有抗癌、防心脏病的作用，因此人们不应该把西红柿从日常饮食中剔除。[3]

饮食多样性不足，特别是缺少新鲜的食物会有害健康，但形形色色充斥网络的仅以水果和坚果维生的故事也陷入了另一个极端。这些果食者自称获得了神奇的力量，精力充沛，但其实往往要花大量时间在厨房切块榨汁，或是跑厕所。

"香蕉女孩"弗里莉（Freelee）似乎是唯一的例外。她来自澳大利亚的阿德莱德（Adelaide），曾患有贪食症。过去 10 年里，她的饮食 90% 由水果构成，外加一些怪怪的煮蔬菜。有一阵她住在昆士兰，那时她肌肉紧实，体重 50 千克，身着暴露的比基尼，被香蕉和摄影师簇拥。在一段点击量很高的视频中，她一天吃了 51 根香蕉，同时喝椰奶，理论上这些东西可以为她提供超过 4000 千卡的热量。

　　尽管没有限制热量摄入，她仍然能保持苗条。她承认自己一般每天只吃 20 多根香蕉，但还觉得饿的话会多吃一点或者吃别的水果。下午 4 点之前她一般只执行生食，晚餐可能吃点稍微煮过的蔬菜。她编制了一系列饮食法和烹饪书，大力推崇"日啖香蕉 30 根"法，追随者们有的取得了卓著成效，有的惨淡收场。

　　在决定效仿前，你需要了解到，她已经逃离昆士兰，现在似乎居于南美丛林的某个隐秘所在。她也认为因节食导致停经九个月对身体有益，还认为不该用化疗治癌症，而应该吃水果。另外一些果食主义倡导者包括已故的乔布斯（他公司的名称显然受了他饮食习惯的影响）、圣雄甘地，还有大名鼎鼎的达·芬奇——不过文艺复兴时期的佛罗伦萨可是很难吃到芒果和香蕉。甚至有好几位超长马拉松选手也只吃水果，还表示自己从中获得了神奇的力量。但对许多人来说，这种饮食方式等同于某种现代风格的进食障碍。

蔬果汁和排毒食谱

　　"我看上去好像吃了一整头羊。"2007 年的一天，悉尼某股票交易所的交易员乔·克罗斯（Joe Cross）凝望镜子，意识到自己太胖了。事不宜迟，他马上开始了为期 60 天的蔬果汁禁食。他想不反弹地减重，还想摆脱必须用药物控制的自身免疫病。"我想重新掌控自己的人生。"儿时他就是大胃王，热爱垃圾食品和含糖饮料，但因为运动量大，人一直苗条。这种饮食习惯延续到了成年，有一次打赌之下，他一口气吃了 11 个巨无霸汉堡。他经常一天喝四五罐可乐，中午吃中式工作餐时还会喝好几罐啤酒。他容易上瘾，曾经有酗酒问题，也曾和他父亲一样是个狂热的赌徒。

过去他忙着挣钱和出人头地，体重稳步上升。他曾经尝试过所有短期饮食方案及减重方法，甚至尝试了果食法，但只坚持了一个月就回到了老样子。他在 2010 年的纪录片《濒死病胖子的减肥之旅》(*Fat, Sick, Nearly Dead*) 很好地描述了自己当时的状况。他当时 40 岁，体重 140 千克，患有一种罕见的自身免疫病——荨麻疹性血管炎，也是心脏病和糖尿病高危人群。据他的朋友们说，表面上看他是个诙谐的有钱人，喝喝啤酒，但实际上他已经处在自杀的边缘。

荨麻疹性血管炎是 10 年前他在加州打了一场高尔夫球之后突然发作的。这是一种怪病，他全身的小血管会对任何刺激物过敏，产生组胺。即使在大型教学医院，我也只碰到过几例这种情况。这种病还会引发关节炎。它既有过敏也有自身免疫病的表现。温度变化、触碰甚至空气污染都会诱发血管反应，皮肤上生起大片红斑，看起来就像是被荨麻扎过或是被牛虻叮过。

有时仅仅和别人握手他就会发病，全身皮肤迅即变红起斑。血管通透性增加，体液渗出，皮肤高高隆起，和重度过敏反应一样。该病无法根治，但可以用类固醇和其他一些免疫抑制剂减轻症状。他服用可的松（一种类固醇），但正如对其他大多数自身免疫病那样，它起初能大有帮助，但长期看会增加食欲，从而加重超重问题（还有许多其他副作用）。

60天里，乔一直遵循着纯植物饮食，一日三餐都以蔬果汁为食。早上一般是一杯混合果汁，主食是他所谓的"苛刻绿汁"（mean green），用6片羽衣甘蓝叶、1根黄瓜、4根芹菜梗、2个青苹果、半个柠檬和1片生姜混合榨汁。他无论去哪儿都随身带着电动榨汁机。不能喝酒、茶、咖啡或其他任何饮料，也不能吃其他食物。他回忆说，头三天很难熬，后来就习惯了。

他特意在穿越美国时执行这一特殊的饮食方案，观察人们做何反应。他想在充斥垃圾食品的国度考验自己的毅力，直面源源不断的诱惑。

在穿越之旅结束时，他减掉了37千克体重——平均每天0.5千克；胆固醇水平下降了50%。他说自己感觉很好，精力旺盛。当他开始不榨汁而吃全果和蔬菜后，健康功效依然在持续。他开始慢慢减少药量，在医生的指导下最终停用了可的松，荨麻疹性血管炎没有复发。他还说服一位更胖的卡车司机皈依了他的饮食方案——奇怪的是，这名司机也患有他这种罕见病——他们相识于亚利桑那州，而卡车司机也成功地执行了他的方案。

乔和他的经历激动人心。许多人亲身尝试了这种方法，通常是为期 2—10 天的蔬果汁禁食，效果不一。不过，乔显然有些小优势：他富有且单身，可以休假两个月，有医生和营养学家提供健康和饮食指导。他还有专门的跟拍团队，不过在他看来，跟拍团队有时反而会帮倒忙，比如他们在麦当劳狼吞虎咽的时候，他只能可怜巴巴地坐在车里。

重要的是，乔的病让他有改变的动力，而且还有影片记录他的这一尝试。不过真正的考验不是他能否完成这一饮食计划，而是能否保持减肥后的体重。10 年下来，效果一直不错。靠着健康的蔬菜饮食加上偶尔的榨汁餐，他体重没有反弹，还在社交媒体上收获了海量关注者。

蔬果汁和排毒餐成了减肥及重焕身体活力的热门方法。但其实与蔬果汁的功效有关的科学研究和试验基本甚至根本没有，相关信息大多来自个人经历及推广网站。当然这种饮食法很受追捧，带动了昂贵的榨汁机和混合蔬果汁成品的热销。诚然，对于多数无法从肉类和精制碳水中获取的营养素而言，大量的新鲜果蔬的确是理想的来源。许多营养网站倡导喝蔬果汁，说这比吃完整的蔬菜水果有更多好处，还能给消化系统"放个假"。事实果真如此吗？

它们表示喝蔬果汁能毫不费力地吸收各种营养，还有某种排毒功效。所谓的"毒素"从来没有明确的定义，一些网站说它们是酸性物质、死亡细胞或腐败产物。按他们的说法，这些毒素显然会在细胞内大量堆积，到达一个危险的水平。"随后，大量的死细胞、毒素及酸性物质溢入血液"，引发炎症，进而导致慢性病、免疫系统弱化以及常见病的患病率升高。好在还有救。用富含营养的蔬菜水果榨取高浓度的蔬果汁精华，辅之以禁食，就能清除毒素、平衡血液酸碱度，从而"净化"身体。

现在你可能已经意识到了，这套说辞虽反复见诸书籍和网络，但可惜全是一派胡言。鲜榨蔬果汁中的营养当然对人有益，但任何一名严肃的科学家或医生都知道，说蔬果汁禁食法能给身体"排毒"，完全是毫无根据的伪科学。这种观点就像是中世纪大行其道的催吐催泻、水蛭放血等法的回魂，但其实人体不会大量蓄毒或是酸满而溢（科幻电影中除外），无须定期"除垢"。

依靠禁食帮肠道大扫除

许多人通过喝蔬果汁减轻了一些体重，但这可能就是某种形式的禁食。禁食虽然没有通行定义，但一般是指每日的饮食在通常日摄入量的 0—30% 之间。2013 年，以禁食为基础的饮食新书《禁食法》(The Fast Diet) 出版，在英国创下了破纪录的销量，并得到英国电视节目主持人迈克尔·莫斯利（Michael Mosley）博士的推崇 [4]。迈克尔为 BBC 拍摄了一部关于饮食和禁食的纪录片，亲身体验了各种饮食方案。其中一种方案将每日摄入热量限制在几百千卡并持续数天。这种长期的单纯禁食叫"热量限制"（Caloric Restriction，CR），只有有着钢铁意志的人才能坚持下来。迈克尔成功禁食数天并减轻了一些体重，但他也觉得这种方法于大多数常人而言都是对身体和心理的极大考验。

和其他科学家讨论之后，他选了一个更实际的方案：在一周之内，有 2 天把热量减到通常日摄入量的 1/3 以下（女性和男性分别为 500 千卡和 600 千卡），另 5 天正常饮食。这意味着在禁食的两天里，早餐只吃一个鸡蛋外加水果，午餐吃一把坚果外加胡萝卜，晚餐吃鱼和蔬菜，喝大量花草茶。尽管迈克尔绝对不算胖，但 5 个星期下来，他轻松减掉了 7 千克体重，而且在非禁食的日子里可以随心所欲地饮食。他的体脂率甚至以更快的速度从 27% 降到了 20%。

为评估可行性，我也试了两周这种饮食方案，它现在已经有很多变种。当我在医院忙得不可开交、顾不上吃饭的时候，想到第二天理论上可以随意地吃，禁食就不再困难。和其他人一样，禁食后的第二天，我反倒没有格外想大吃一顿全英式早餐。我为成功禁食感到自豪，甚至也觉得自己变健康了一点。造成代谢改善和体重减轻的最可能的原因，据信是胰岛素样生长因子 1（IGF-1）的改变，这种激素可能有抗衰老作用。但表明 IGF-1 有益的过硬证据多是基于果蝇和蠕虫实验得出的；如果要研究啮齿动物以及禁食对人类的影响机制，怕要更为复杂。[6]

间歇性禁食的结果比单单减少热量更显著。2019 年末有一份综述回顾了多项关于间歇性禁食的研究，发现参与者在 6 个月后体重平均比初始值低 9%，效果可媲美于更严格的饮食计划，且中途放弃率低很多。[7]

近年来还没有针对人类的长期研究，但在 1956 年，西班牙还处在佛朗哥将军治下，伦理委员会也还未成立，那里有人在一家养老院开展了一项不可重复也罕为人知的研究。这家养老院位于马德里，执行研究的是一群强硬的圣约瑟夫医院护士。120 名可怜的老人（开始他们大概是没有多胖的）被分成两组：其中一组每天餐量不固定，因此日摄入热量也时多时少，比如头一天只有 900 千卡（1 升牛奶和一些水果），第二天又有 2300 千卡；另一组每天都摄入约 1600 千卡，这是比较适合于他们的年纪和体重的量。方案执行了 3 年后，波动饮食组的老人死亡率是均匀饮食组的一半（分别是 6 例和 13 例死亡），因流感、感染和其他疾病住院的天数也是后者的一半。[8]

当然，数千年来，人类一直有施行间歇性禁食——因为宗教的教义。实际上，每种主要宗教，如基督教、伊斯兰教、犹太教、印度教、佛教及许多其他宗教，都将禁食作为其文化和训诫的一部分。如果没有饮食方面的改变和一点健康的禁食活动，好像确实很难新创一种宗教。大部分为人所接受的宗教饮食实践都被认为可能有益健康，禁食肯定也不例外。[10]

许多野生动物会自然地禁食。如果检测冬眠动物比如松鼠在冬眠前后的排泄物，就会发现，它们的肠道菌群表现出很大的季节性差异，且这种差异应该说对健康有益。在春天苏醒并重新进食两周后，松鼠的丁酸（有益物质）水平会升高，肠道菌群达到最丰富的多样性。冬眠期间，以脱落的肠壁碎片为食的微生物大量繁殖，依靠食物维生的微生物则不见踪影。[9] 比如缅甸蟒，其体长可达 5.5 米，除了老鼠和野猪还吃许多其他动物，但吃了上顿就不知道下顿在哪儿。这意味着它们得长期禁食，有时长达一个月，禁食期间它们的胃会缩小。大无畏的研究人员检查了蟒的粪便，发现它们在禁食后，肠道菌群会出现与冬眠禁食的松鼠相似的改变，而饱餐一顿一两天后，肠道菌群又会发生巨大变化。[10] 应该说，在所有动物身上，菌群变化都自然而然地与禁食有关。

关于间歇性禁食的人体研究表明，其在代谢方面的收益要比减重收益更大。背后的机制涉及"代谢转换"的概念，即身体需要将能量来源从葡萄糖转换为脂肪酸和酮类。这一过程会诱发一种代谢锻炼，并向身体发送信号，刺激抗衰老机制的启动。代谢的这种改变还会影响肠道微生物组。现代饮食的问题在于我们一天会吃三顿正餐，外加平均三次零食，结果 24 小时周期中几乎拿不出十几个小时的时间让身体自我修复，因为身体得处理食物。

对实验室小鼠的研究表明，如果扰乱它们夜间进食的习性，让它们更像人类这样吃饭，其肠道微生物组就会变得不那么健康，每日的自然节律变化也会消失。如果把进食压缩在 6—8 小时内，保证连续 18 小时不进食（这种做法现在叫"限时进食"），小鼠会变得更健康、更苗条，甚至能抵抗高脂饮食的害处。[11] 近期一些报告表示，人类压缩进食时间没有多少减重效果，但确实能在代谢和菌群方面显现出益处。其他研究也显示出限时进食的许多其他好处，如延缓衰老、改善认知、降低 2 型糖尿病风险，甚至可能对癌症也有积极影响。

热爱禁食状态的微生物主要是阿克曼氏菌，它以肠壁脱落细胞为食，将其从体内清除，并能神奇地促进其他菌种的多样性。不过，要是禁食太久，这种细菌会破坏肠壁，带来健康问题。我们在为美英两国肠道项目开展的先导性研究中发现，禁食组的菌群改善最多，多样性大大增加。有几项针对禁食的小型研究发现，肥胖患者在斋月禁食期间，微生物组的多样性和阿克曼氏菌的情况都有改善。[12]

健康的一天始于早餐——真的吗？

长期以来，有一条营养学假设广为流传：我们进餐应该有规律，避免扰乱代谢或是饥饿后补偿性暴食。还有一条假设是，三餐间隔应该均等，以利于消化。主动禁食的想法在许多人看来不合常理，但实际上多数人晚间常有 10—12 个小时不进食而没有任何问题。那为什么不能白天超过 4—6 个小时不吃，既不喊低血糖也不去拿块巧克力饼干呢？盎格鲁-撒克逊世界对"必须吃早餐以维持正常代谢、减少暴食"

的教条尤为执着。1/3 以上的西班牙人、法国人和意大利人不吃早餐，有些人只在公交站匆匆喝一杯意式浓缩咖啡。他们看起来很健康，而且可能直到下午 2 点前都不太吃东西。

事实上我们都被误导了，误导来自早餐谷物公司的宣传，外加一大批低质量的横断面研究。这些研究声称不吃早餐和肥胖、血糖代谢紊乱及一日中晚些时候的暴食相关。[13]问题在于，这些都是小规模的横断面研究，只能看相关性，关注的也是已经存在代谢紊乱的肥胖患者的生活习惯。近期有五项研究在排除体重的影响后，真正测试了几星期不吃早餐的影响。它们都表明，不吃早餐的人都没有增加体重或是总的热量摄入，毋宁说，不管被试是胖是瘦，不吃早餐都使总热量摄入稍有减少且没有改变代谢率，而五项研究也大多报告了不吃早餐的人体重略有下降。[14]要说不吃早餐损害儿童身体，相关证据同样薄弱，缺乏过硬研究的支持。[15]这样看来，早餐必须好好吃的说法也是一种饮食的迷思，大可抛弃。[16]

但还是有些人感到自己非吃早餐不可，原因部分在于文化，部分在于基因。我们的双胞胎研究显示，一个人是早起鸟还是夜猫子，明确地受基因影响，这些及其他有关代谢、昼夜节律等方面的差异，无疑会影响人的进食时间偏好。[17]我在 ZOE 的 PREDICT 研究中也测试了自己不吃早餐会怎样，发现我代谢食物的情况有了改善，一天中晚些时候的血糖峰值也更低了。我们应该顺应身体，而不是按教条或指南来决定吃不吃早餐以及何时进餐。

实际上一日三餐是现代的发明——维多利亚时期才出现在西方。尽管无法确定，但我们猜测旧石器时代的祖先一天只吃一顿正餐。希腊人、波斯人、罗马人及古犹太人一天都只吃一顿大餐，通常是晚餐，犒赏自己一天的辛劳。直到16世纪一日两餐才在英格兰流行起来，但仅限于在富人中。根据当时的一则俗语，长寿的新诀窍是："6点起床10点餐，6点晚饭10点眠，保你活上一百年。"富有的上层阶级一天也只吃两餐，这一习惯清楚地反映在兰斯菲尔德伯爵夫人（Countess of Landsfeld）1858年对其同侪的饮食习惯的记录中："早9点过后，直到下午五六点晚餐准备妥当，人们什么都不吃。"[18] 直到19世纪下半叶，在一日两餐之外再加上早餐才变得常见。

有清晰的证据表明，无论是通过间歇性禁食还是限时进食来增加禁食时间，都可能对健康有益，即使一周的总热量摄入不变。在一项类似于上述西班牙养老院试验的短期研究中，两组志愿者每天分别吃一大顿或是三小顿，吃的食物和摄入的热量都相同。研究持续8周后休整一阵，然后两组志愿者互换方案。结果两组志愿者的心率、体温及大部分血液检查结果都没有显著差异。不过，一天只吃一顿的志愿者饥饿感更强，血脂略有升高，但体脂和皮质醇这种应激激素的水平显著降低。[22] 所以，两顿不吃即使可能让你饥肠辘辘，但没有证据显示这会危害健康；它甚至还有益于代谢和肠道

微生物。菌群强大的昼夜节律对人的免疫系统、代谢和健康
都很重要，而禁食对其有促进作用。"时间营养学"这门新
科学大有可为。[20]

超级食物与超级细菌

"超级食物"正在形成一项规模不断增长的产业。人们
舍得花大价钱来购买他们认为最有营养的食品，或是其友人
闻所未闻的异域坚果、蔬菜，特别是那些据称有神奇疗愈力
的食物。在少数跻身"科学发表"的关于超级食物的研究中，
大部分"神奇功效"都只存在于试管当中，极少数（如有）
是用大量的单一化合物来喂养大鼠而得出的。只有更少一部
分是用合理的剂量或正常的食物开展的合格人体研究，时间
还短得可怜。超级食物的常见例子有石榴、蓝莓以及备受吹
捧的巴西莓和枸杞，它们可能具有抗氧化作用，但在宣传风
潮之下并未表现出与其他浆果的差异。甚至平淡无奇的甜菜
根也受到推崇，据称它能提升体内一氧化氮的水平。

另一些流行的超级食物更具异域风情，如亚洲淡水藻
类"小球藻"，它通体绿色，据称有对抗自身免疫病、糖尿
病及癌症的功效，一个月"只要 90 镑"就够。蓝绿藻如螺
旋藻（我最近才吃过用螺旋藻做的浓汤）是另一种"增强免
疫力"的超级食物，富含蛋白质和维生素——可惜每克螺旋
藻的价格比肉贵 30 多倍。螺旋藻是湖面上的微生物聚集成

团形成的，实质是一种古老的细菌：蓝细菌。这些微生物生成了地球大气中的氧气，后来又演化形成叶片中的叶绿体，因此可看作一种古老的益生菌。人们一度认为这些微生物只存在于水中，但我们后来发现其中一些种类也存活在我们那些双胞胎志愿者的肠道内。[21] 这再次提醒我们，对于与人休戚与共的微生物，我们还了解得太少。

和其他能产生维生素的细菌一样，螺旋藻能生成维生素 K 和某种形式的维生素 B12，在纯素食网站上它被推崇为肉的替代品。不过没有证据表明其产生的维生素 B12 与肉中的 B12 拥有同样的关键特性或功效。[22] 就海藻而言，如果你没有相关的肠道微生物及其产生的 3 万种特殊的酶，将无法吸收这些异域水生超级食物中的营养。

超级食物的概念看似新奇有趣，但也是一种营销骗局，因为其实每种新鲜水果和蔬菜都是超级食物。新锐的例子还有奇亚籽、汉麻、藜麦、小麦草，因为它们富含纤维和维生素。超级食物各自都含有几百种不同的化合物，可以联想出一长串效用。有人觉得酸奶、鸡蛋和大多数坚果都是超级食物；基于本书前面几章，我们还可以加上奶酪、橄榄油和大蒜——可以列举的食物不计其数。市面上有一本书列出了最新的超级食物 101 榜单。

人们现在渐渐知道，许多食物只有搭配在一起才能更好地发挥其营养价值。菠菜和胡萝卜就是很好的例子，两者都含有胡萝卜素，而胡萝卜素在调味汁中橄榄油的作用下能被更好地吸收。[23] 如果前面几章还没说服你，那么这里再一次说明，选择食物时要避免用还原论的态度只看各成分。比起偶尔猛吃几种"超级食物"，经常食用品种多样的各色植物和蔬菜要对健康有益得多。

长期喝太多果汁也可能危害健康，因为果汁中有大量的果糖和蔗糖，却没有水果中原有的纤维，而纤维的好处之一在于它能减慢糖的吸收。近年来牙医发现，在过分热爱果汁的 20 来岁小年轻群体中，蛀牙的发病率在上升。相较之下，规律地饮用混合蔬菜汁要健康得多。蔬菜可以直接榨汁饮用，也可以少许加热做成蔬菜浓汤。研究表明，比起原样装盘，人们更愿意吃做成汤的多种蔬菜。如果汤很浓稠，蔬菜也只是断生而已，这样的菜汤能减缓消化，向脑和下肠道释放饱腹信号；另一个好处在于营养没有流失进水里，而且比起生吃或是吃用传统方法烹饪的蔬菜，一般的健康人通过喝蔬菜汁或蔬菜汤能吃下更多的植物。只要别过于痴迷，使用能保留果肉、纤维及多种营养素的榨汁机是可取的。

善待不爱吃菠菜的人

普通西方饮食缺乏纤维及蔬菜水果中的碳水化合物。因此普通健康西方人的肠道菌群很可能其实也不健康，因为它们无法获取可以利用的碳水化合物。[27] 而许多人不爱吃蔬菜，让事情变得更糟——前面我们举过几个这样的事例。一项针对 8—18 个月大婴儿的研究发现，他们讨厌吃甚至触摸绿色蔬菜，就像对蛇或昆虫的天然厌恶那样。[28]

这种对绿色植物的敬而远之有时表现为不爱吃学校的菠菜，这可能有演化方面的理由，比如能防止孩子顺手拔起某种有毒的绿色植物吃下去。基因当然也在发挥作用，家长们都知道，有些孩子比别的孩子更不愿意接受一些食物，特别是以前没吃过的。这些孩子的"新事物恐惧症"往往会一直延续到成年，表现为挑食。挑食的成年人更不愿尝试新食物或新口味，最后饮食会更为单一，更缺乏营养。在成年双胞胎身上，我们发现存在很稳定的强遗传性挑食因素。[29] 使用一些小伎俩，比如榨汁改变食材的外形，或许有助于缓解这种厌恶；让孩子吃颜色鲜亮但不是绿色的蔬菜也可能有效。

如今任何能促进肠道菌群正常工作的植物或蔬菜都应被看作超级食物。但我们应该把超级食物看作是食物的集合，而不是盯着单一成分，或是在晚年一天三顿喝螺旋藻汤。食材越多样越好，在此前提下，是做汤还是榨汁，是生吃还是烹煮，反倒不太重要。和吃什么比起来，进餐时间和间隔可能对我们及我们的菌群更重要。像其他动物一样，肠道细菌也需要规律的工作和长时段的休养，以达到最佳状态。在健康科学公司 ZOE，我们正研究算法，未来或可定制你的进餐时间。除了营养素和多酚，许多新鲜食物含有难以消化的纤维，能让菌群充分锻炼，而这对我们很有好处。

第 12 章
纤 维

一名具有开创精神的爱尔兰医生丹尼斯·伯基特（Dennis Burkitt)深深影响了今人与纤维之间的关系。他堪称传奇人物，或许是大英帝国孕育的最后一位热忱的探险家兼科学家。

在接受医学教育和外科培训后，他于二战期间被派往东非。在 40 多岁时，他蒙"上帝召唤"去往中非，成了一名传教士，并在当地行医。他在那里生活多年，行程万里，在全国各地的小型医院和诊所做手术并布道。

旅途中为打发时间，他绘制了流行疾病分布图，从而发现比如有一种淋巴瘤只波及生活在疟疾带的儿童，并准确预测了该疾病由病毒感染引起，可以治愈。他还绘制了原住民的饮食和排便习惯分布图，并于 1970 年提出了一种新理论。

至今我仍能生动回忆起在伦敦卫生学院 (LSHTM) 读研究生时听他讲的一堂课，课上他给我们展示了旅途中拍摄的照片，上面主要是在非洲边边角角的地方拍的当地人壮观的大粪。生活在喀拉哈里沙漠（Kalahari）的布须曼人的一次排便通常近 1 千克重，相比之下，一般"文明"欧洲人的粪便只有可怜的 110 多克。在他的分布图上，伯基特也把此等排便量与饮食中的纤维量及西方疾病在此地的绝迹联系了起来。

他提出，纤维的主要功效是充当体积膨松剂并软化粪便，加快肠道的排空，从而避免有毒物质的重吸收引发癌症。另外，纤维还可以清除可能引发心脏病的脂肪，预防痔疮和静脉曲张。他的观察敏锐且超前。他也批评对碳水化合物加以精制、去除其高纤维外壳的现代风气，也不提倡吃白面。

他深信新式马桶的形制不利于人顺利排便，饮食中缺乏纤维会导致结肠癌。后续研究不支持对结肠癌的这种看法，最新研究也表明便秘固然会造成一些问题，但并不是癌症的风险因素，不过高纤维的通便剂或许有抗结肠癌的作用。[1] 尽管如此，多亏了伯基特满腔的热忱，纤维才成为人们重视并谈论的话题。

"膳食纤维"是人体无法消化的食物成分的统称。过去人们认为它完全无活性，在机械特性之外没有任何作用，也不会和身体起反应。但其实纤维种类多样，既有像燕麦、豆粒和果肉中含有的可溶性纤维，它们能直接在结肠中发酵；也有全麦、坚果及其他种子、麸皮、果皮、许多豆角（如四季豆）及其他蔬菜中含有的不可溶性纤维。不过，即使不可溶性纤维也不是全无活性，它们可以被细菌发酵分解，产生气体及其他副产品。总的说来，纤维可以吸收水分，加快肠道排空。尽管大多数人都认可纤维对健康有益，但对原因尚缺乏共识。原因之一可能是纤维的益生元作用。

早在伯基特提出他的理论之前，宣扬饮食中纤维的功效就成了一门生意，可以一直追溯到古希腊时期。

所有纤维都是碳水化合物，因此每克纤维理论上能提供4卡热量，但绝大部分纤维不能被吸收，而食品标签也可能有欺骗性和迷惑性。20世纪80年代低脂饮食运动高峰时期，专家敦促美国民众大量食用燕麦麸。1993年以来，美国允许纤维作为食品标签上健康声明的依据，前提是该食品的脂肪含量也要一并考虑。但此类声明对于改变民众的习惯帮助不大：大部分美国人（还有英国人）摄入的纤维比别国居民都少，只有当下并不高的每日推荐量（18—25克）的一半，孩子们吃得更少。

在食药局批准可就纤维做出健康声明的时候，观察性数据其实还很不牢靠。最近有荟萃分析汇总了当初关于心脏病的那22份报告，发现不同研究的结果差异巨大（这也显示出这些研究质量堪忧）。不过荟萃分析的结论依旧是，总体而言，纤维有益健康。据估计，每多摄入7克纤维就能将心脏病风险降低10%。[2]另有7项共纳入近百万对象的研究也发现纤维对降低总死亡率有类似的作用。[3]

大部分研究都认为全谷物中的纤维对健康大有裨益，但现实中表现出益处的纤维主要来自其他植物和蔬菜，而关于水果中的纤维，数据最为薄弱。每天多吃7克膳食纤维并不费劲，只要吃多一份（100克）全谷物、一份豆类（大颗豆子或小扁豆）、一到两份绿色蔬菜或是四片带皮水果。

刚刚提到，在早期研究发现燕麦麸能大幅降低血胆固醇水平之后，20 世纪八九十年代，市场上掀起了燕麦麸早餐的销售狂潮。厂家还宣称它有神奇的降血压及降低糖尿病风险的功效。营销大师们趁热打铁，1988 年《纽约时报》报道了人们对燕麦麸玛芬的狂热，商店被抢购一空，燕麦麸玛芬成了"80 年代最受欢迎的点心"。随后一些与之矛盾的研究引发了一些对此等神奇功效宣传的质疑，直到最近有荟萃分析汇总了 66 项关于燕麦麸的研究，澄清了疑云，该分析显示燕麦麸对血压和糖尿病没有影响，但确认了其降低胆固醇的功效有一致性。[4]

可惜燕麦麸的这种功效并不显著，只能将胆固醇降低 2%—4%——除非起始胆固醇水平非常高。而且要达到这一少得可怜的效果，一天要吃一大碗（三小包）燕麦麸。燕麦麸玛芬更糟，麸皮的那点健康功效，抵不过玛芬本身的高脂高热量。到 90 年代，科学家还不清楚麸皮究竟为何如此功效。直到 30 年后，人们从微生物身上找到了答案。

益生元促进微生物生长

益生元是与人的肠道有益微生物关系密切的食物组分。尽管并非所有纤维都是益生元，但从定义上看，所有益生元都是无法消化的纤维，因此食物中益生元的含量自然也体现了纤维的含量。我在伦敦国王学院的同事凯文·维兰（Kevin Whelan）的研究表明，菊粉（菊糖）和纤维密切相关。这也将益生元与传统概念上的纤维联系了起来。

益生元是食物与肠道微生物互相作用的重要途径之一。益生菌指的是能促进宿主健康的微生物，而益生元指能促进结肠有益菌生长的食物组分。这些大体不能被人直接消化的纤维种类繁多，借助它们有益菌得以繁荣兴旺。在我们的一生中，最先接触到的益生元是打包在乳汁中的寡糖，它是由糖分子紧密连接形成的复杂化合物。[6]

许多益生元被称为抗性淀粉，以与米饭、面条等容易消化并释放葡萄糖的精制（已分解）淀粉相区别。粗略估计，为维持菌群和身体的健康，普通人每天需要约 6 克益生元。

不少类型的益生元有充分的科学认证，另有许多种可能有益健康但缺乏确凿的证据，不过在互联网上，所有种类当然都被一视同仁地宣传推广。为人熟知的益生元包括前面提到的菊粉，还有果寡糖和半乳寡糖。随着食品业越来越多地将它们用作添加剂，你也会越来越熟悉这些名字。益生元与益生菌结合后叫"合生元"（synbiotic）。近来还有一种很有创意的添加物叫"优生菌"（optibiotic），就是把某种有特定健康功效的益生菌与专门有益于它的存活和繁殖的益生元结合起来。我们大概会见到更多此类例子以及定制化版本。

天然植物如菊苣（苦菊）根、菊芋（洋姜）、蒲公英嫩叶、韭葱、洋葱、大蒜、芦笋、麦麸、面粉、西蓝花、香蕉及一些坚果中都含有益生元。[6] 不同种类的植物中菊粉含量差异很大，菊苣根的菊粉含量最高，约有 65%，而香蕉中只有 1%。干燥后，大部分植物中活性益生元的比例会增加，但烹煮后会损失一半，所以如果你不喜欢吃有嚼劲的食物，那为了获取等量的益生元就得多吃些。

要摄入推荐量的益生元（6 克），每天得吃 0.5 千克香蕉（10 根），或 1 茶匙研碎的菊苣根或菊芋粉。谷物和面包也含 1% 的菊粉——黑麦面包中稍多一点；但即使"暄腾腾"的切片白面包也含有一定量的菊粉。[7] 美国人和英国人对富含纤维的蔬菜越吃越少，因此益生元和纤维的主要来源估计已经成了面包（美国人每日 2.6 克，[8] 英国人每日 4 克）。而欧陆居民，特别是奉行地中海饮食的欧洲人，摄入的菊粉约高于英国人 3 倍。[9]

蒜味口气抗感冒

蒜是多酚和维生素的极佳来源，是一流的益生元，一度还是区分北欧和南欧的菜肴及饮食习惯的主要依据，亚洲人吃蒜更是已有数千年历史。直到 20 世纪 80 年代以前，蒜在英国都不常见。我还记得在 20 世纪 70 年代初，年幼的我看到的新奇一幕：一个法国人留着夸张的髭须，身穿蓝色条纹衫，头戴黑色贝雷帽，骑行在伦敦的郊区，自行车上挂着一串颇具异域风情、有那么点贵的大蒜和火葱头。我也仍记得参加学校组织的法国之旅，在巴黎清晨的地铁上闻到带浓烈蒜味的呼吸——不过鉴于今日的伦敦也是五方杂处，地铁上的经历已与巴黎区别不大，我大概已经不太在意了。

1976 年，玛莎百货（Marks & Spencer）小心翼翼地推出了英国第一款即食餐，打破常规地在其中加了蒜。这道菜名叫"基辅炸鸡"，至于究竟发源于基辅还是莫斯科，人们仍在争论不休。这款产品在英国大卖，英国人也逐渐习惯了蒜的味道。生产马铃薯的公司麦肯食品（McCain）甚至推出了蒜香烤薯角这样的零食，这在几年前都不可想象。

有时我也遇到受不了蒜味的南欧人，并感到奇怪，我一直以为所有南欧人从出生起就吃蒜，因此才那么快适应大蒜的浓烈味道。我们调查了 3000 多名双胞胎，想验证英国人吃不吃蒜是否主要与文化影响有关。与预期相反，结果表明是否吃蒜很大程度上（49%）由基因决定，而家庭环境的影响可以忽略不计。[10] 这也说明至少在英国人当中，这些味觉受体基因，具体而言是苦味受体基因，对人的偏好有重要影响。而在大都爱吃蒜的南欧人中间，该基因可能很少见。

人们一直宣称大蒜具有许多健康功效，如防治感冒、癌症、关节炎等。我本人也发表过研究蒜与关节炎关系的文章，其结果尽管提示了一些可能性，但仍有待过硬的证明，而吃蒜也许只是更健康的饮食和生活习惯的标志。[11] 用蒜防治感冒在地中海国家是很强大的传统。我曾经尝试过预防感冒的托斯卡纳疗法：一发现感冒的苗头，马上生吃 3 瓣大蒜，再喝一整瓶基安蒂红酒（Chianti）。结果很神奇。第二天醒来时，我满嘴蒜味，宿醉严重，还有如期而至的感冒症状。后来人们告诉我，我应该在感冒"之前"采用该疗法。

一份独立的考科蓝系统评价（Cochrane Review）分析了 8 项研究大蒜与感冒关系的试验，结果只有一项试验有分析价值。在这项试验中，英国研究人员将 146 名被试随机分成两组，一组食用大蒜，另一组服用安慰剂。12 周之后，吃蒜组有感冒症状的天数只有安慰剂组的 1/3。[12] 问题在于试验的剂量相当于一天吃蒜 8 瓣以上，有些人做不到。不过我有一个小妙招：吃点欧芹和酸奶的混合物能快速消除嘴里的蒜味，两者搭配可称得上是天然的口气清新剂。

大量可重复的实验结果和对多项随机研究的荟萃分析表明，大蒜降胆固醇、改善脂质组成的效果应属确切。[13] 大蒜制品补剂的销售在 2020 年猛增，因为营销说它是抗新冠良药；虽然有一些弱证据支持其有免疫益处，但我们借助"新冠症状研究"应用程序研究了超过 200 万人后，并未发现它有任何与新冠有关的好处。[14] 不过，大蒜究竟功效几何，可能要取决于餐食及结肠中已有微生物的组成。

肠道大扫除

最近我在我工作的医院"自愿"做了一次肠镜＊检查，

＊ 严格说是"结肠镜"，但鉴于小肠镜不常规，直肠镜常叫肛门镜，因（转下页）

随后发现了吃富含益生元的食物造成的现实问题。肠镜在英国还不是什么激动人心或者非做不可的事，我决定做有几点原因。我此前从未做过肠镜，而在做肠镜就像理发一样频繁的美国同行看来，我太落后了。如今，许多国家推荐 50 岁以上人士定期接受肠镜检查以筛查结肠癌。结肠癌是最可预防的男性常患癌症之一。另一个原因是我想以身作则。我打算对双胞胎志愿者进行肠镜研究，在让他们接受任何侵入性检查之前，我自己一般要先尝试一番。另外我也想考验一下我的肠道微生物，看看它们面对堪比巨大海啸的灾难——肠道清洗时会做何反应。

检查开始前几天要禁绝纤维的摄入，一切顺利。有些本来不吃多少纤维的人感觉不到差别，但我暂停了一切蔬菜、水果及全谷物。禁食也不难，因为还可以喝流食。医生提醒我喝下那一小袋强力泻药后的几小时要做好妥善准备。不要去上班，当然更是绝不能搭乘拥挤的火车，可能的话就待在离马桶不超过 10 米远的地方。我觉得这有点夸张。

过了一会儿泻药才发挥作用，细节就不详述了，总之我很庆幸这一次我听了医嘱。进出厕所 20 趟，用完了一卷厕纸后，我终于清空了肠道，做好了准备。真正的检查过程对我来说没有痛苦，反倒算得上有趣，可能是因为给我做检查的是伦敦顶尖的内窥镜医师杰里米·桑德森（Jeremy Sanderson）。他让我喝下少量他所谓的"快乐水"，其实就是一种短

（接上页）而通常所说的"肠镜"即指结肠镜。

效镇静剂，然后开始检查。

我在床边的大屏显示器上观看了医生用内窥镜检查我黏滑泛光的肠壁并取下 18 小块活组织用以检验的整个过程。检查结束后我准备去上班，但医生让我请假休息一天，因为快乐水可能令我行为反常。在无事可干的状态下，我想起了那万亿级辛勤劳作却被我冲进马桶的可怜微生物们。

可能是镇静剂的作用，反正我变得很感伤。我感觉对不起那些忠实的微生物，过去一年我一直在尽心尽力地让它们茁壮成长。我知道研究表明，接受过抗生素治疗或肠镜检查的患者，99% 以上的微生物都被消灭了。顽强的幸存者会盘踞在意想不到的地方。它们可能藏身于阑尾这处避难所中（如果你和我一样还没切阑尾的话）——或许这就是它失落已久的使命？它们也可能聚集到盲肠，结肠的这个角落总容纳着一些液体，仿佛沙漠绿洲，就是气味难闻。微生物也可能隐匿在肠壁上那些小小的皱襞中，一起形成生物膜紧紧贴覆在表面——不过还没有人清楚它们是如何成功抵御对肠道那么猛烈的冲刷的。

三日益生元餐

迄今为止，只有少数几项小规模研究追踪了人为做肠镜而清肠后的变化，最大的一项也只纳入了 15 名病人。一个月后，大部分人的菌群恢复如初。不过由于未知的原因，有

3 名病人的肠道微生物组成发生了重大变化。[15] 当我就这一问题咨询消化科的同事时，他们说，有时患有轻度肠炎或肠易激综合征的病人在清肠后会神奇地不治而愈。这可能就是因为肠道菌群发生了大的变化。总之，我打算犒赏一下肠道里那些坚守阵地的幸存微生物，决定开始为期三天的富含益生元的饮食。

首先我需要相应的供应。现在不是吃菊芋的季节，所以买不到，我只得用菜蓟来代替。尽管菊芋（Jerusalem artichoke）和菜蓟（globe artichoke）的英文名很像，但菊芋其实是向日葵属植物的根，形似土豆，美国人称之为"太阳蓟"（sunchoke），英国人则亲切地叫它"打屁蓟"，因为一些人吃了之后有这种副作用——大概和基因有关。我买到了菊苣（未展开的苦味苞片部分，在法国北部和比利时很受欢迎），不过不是富含菊粉的菊苣根，是的话就太好了。蒲公英嫩叶一向少见，因为我没有住在农场里——蒲公英酒可不算。

剩下的食材就不难找了，就是大蒜、洋葱、韭葱、芦笋、西蓝花等。我还增加了亚麻籽、开心果和其他多种坚果。我把这些原料切碎，加少许菠菜叶、西红柿和欧芹调味，当然也拌入了特级初榨橄榄油、香醋调味汁和全谷黑麦面包丁，做了一大碗沙拉。我觉得这沙拉味道不错，不过一日三餐都吃这些生东西带来了一些副作用："两头排气"，口气也不好，让人敬而远之。清肠并做完肠镜后我感觉很棒，很多人在清肠或禁食后都说有这种感觉，其中的原因人们还不太清楚。

不过我为微生物所做的这些努力是否值得呢？

我们实验室检查了我的粪便样本后发现，在清肠之后，微生物的数目虽然减少了，但总的组成基本没变。而且，在实行菌群再生餐一周后，也许是多亏了益生元和我的肠道微生物那惊人的生存力与繁殖力，双歧杆菌的数目和总的微生物种类都增加了，其中还有一些增长显著的新品种。理论上说，益生元肯定起了一定作用，起码对我来说是这样，不过这次检查还远算不上证据。

那么在合格的临床试验中，益生元是否真的比安慰剂更有效？大部分关于益生元的科学研究用的都是一定量的相关化合物，而不是切碎含有这些化合物的食物让被试吃，因为化合物更容易测量和量化。试验普遍使用每天5—20克菊粉，有些用寡糖，还有的两者结合。要算得上益生元，必须满足一个最低标准：能显著增加双歧杆菌的数目。很多种"益生元"并没有做过正式的人体验证，却照样打着益生元的旗号宣传销售。

一项荟萃分析汇总了26项研究益生元对体重影响的试验，共涉及831名被试。这些试验总体质量不高，规模都很小，持续时间也不长，短的只有几天，最长的也才3个月。[16]尽管大多数研究表明有益菌数量有所增加，但减重效果并不明显，缺乏一致性。只有5项试验纳入了肥胖志愿者作为被试。[17]尽管存在这些问题，但被试普遍反映餐后饱腹感增加了40%，血浆胰岛素和血糖水平也下降了。奇怪的是，服用补剂一般不能增加微生物组的多样性。

之所以有这么一致的效果，可能是因为益生元为有益菌（如双歧杆菌）的增殖提供了养分，并且对那些目前还无法测定数量的神秘细菌产生了微妙的影响。这些细菌随之生成短链脂肪酸，后者具有一系列重要的生理作用。[18] 其中最重要的一种是丁酸，它参与肠道释放激素的过程，这些激素能抑制饥饿感，降低血糖和胰岛素的上升，免得它们造成脂肪囤积；丁酸抑制免疫应答、降低炎症水平的功效也最显著。两方面作用之间应该存在某种关联。

如果你不爱大量吃含益生元的蔬菜，也可以很容易地在美国市场和网络上买到已经美国食药局批准的合成丁酸补剂。不过有几点要事先声明：首先，这些补剂均未经过严格的人体测试；[19] 其次，单一的丁酸不一定和肠道微生物生成的丁酸与多种天然产物的混合物有同样的功效；最后，你要知道，丁酸就是黄油酸败时你闻到的东西，同时也是人类呕吐物那股酸腐味的来源，绿色和平组织成员甚至曾拿它当臭气弹攻击捕鲸者。

致命谷物和怪物小麦

我们谈过全谷物在地中海饮食中的重要性，也谈到它是益生元和纤维的来源之一。但现在有一种不断壮大的思潮，认为全谷物根本不健康。另一些看法更过分，说所有的谷物都对人有害，是造成肥胖和其他西方常见病的元凶。这种现象很大程度上要归咎于美国的一些畅销书，如美国心内科医生威廉·戴维斯（William Davis）博士所著的《小麦肚》（Wheat Belly）。他的网站上赫然写着："《小麦肚》这一开创性的著作彻底颠覆了营养学界的认知，揭露了看似健康的全谷物的真面目，它们是农业遗传学家和农业企业强加给大众的基因改造怪物。"[20] 按这一说法，我们都或多或少对这个 1 万年前的"发明"过敏或不耐受，也从未能适应这种食物。我们应该抛弃所有含谷物的食材，否则将面临可怕的后果。

的确有人对小麦和大部分谷物中含有的一种名为"麸质"（gluten，又名面筋蛋白、麸胶）的成分不耐受，这种蛋白能将分子粘在一起（gluten 在拉丁语中即意为"胶"），赋予面包以筋度。正是这种蛋白引发了乳糜泻，这是一种会造成肠壁绒毛萎缩并引发严重的消化症状和吸收不良的自身免疫病。与人们通常所想的不同，这种病其实相当少见，确诊的患病率仅为 1/300，可能患病率（血液中含有相应的抗体）仅为约 1/100。

在美国和英国，自认为患有乳糜泻的人，超过经血液和肠道检查确诊的患者人数的 10 倍；而讽刺的是，真正的患者中只有 1/10 得到了正确诊断。人们对麸质急剧增加的关注，促使连锁快餐品牌和餐馆纷纷推出了无麸质产品，其市场规模仅在美国就有 90 亿美元，且在以每年 20% 的速度增长。这种强劲风尚也传到了欧洲，现在就连街边小店都有无麸质蛋糕和面包出售，而大豆及真菌蛋白则受了冷落。

在他的书中，戴维斯用大多数乳糜泻患者开始无麸质饮食后都减轻了体重的现象来支持他的饮食方案。事实上恰恰相反，以我行医的经验，我只见过吸收不良、瘦骨嶙峋的乳糜泻患者。在戴维斯引用的研究中，执行无麸质饮食后体重增加的病人数量是体重减少者的 3 倍多（95 对 25），甚至那些本来就超重的病人也增加了体重。[21]

不过即使缺乏科学依据，此类限制麸质或准纯素食的饮食法、书籍及食谱还是在本就不信任食品公司的美国公众间引发了共鸣并大获成功，书籍销售总额在美国就超过 10 亿美元。一些人的确减轻了体重，但这可能与无麸质毫无关系，而是和前述的各种具体限制性饮食方案一样，无麸质饮食拒斥了许多食物门类，还大大减少了吃零食的机会。

不吃小麦、大麦和黑麦也可以没有问题，只要能用健康的蔬菜来代替；但现实往往不会如此，因为许多人最后会只吃无麸质奶酪比萨、喝无麸质啤酒这些特殊饮食，于是失去了维生素 B、纤维和益生元的珍贵来源，肠道菌群的多样性也大大降低。

真正的乳糜泻患者有巨大的动力坚持无麸质饮食，因为他们即使吃少量麸质都会特别难受。但对于大多数无此症状的超重人士来说，一辈子再也不吃任何谷物显然要难得多。小剂量的麸质是很难避免的，因为加工食品和酱汁中往往会添加麸质来实现黏合、改良质地。无麸质饮食法唯一真正的好处可能就是避开了加工食品，不过食品公司现在也推出了超加工的无麸质产品，价格也更贵。

唾液的突变和蔬菜的演化

如前所述，认为无麸质饮食有益健康，是基于直到9000年前为止人类祖先都从未食用过谷物的假设。于是，今天的人类来不及演化出好好消化谷物的基因和机制，因而食用谷物会引发有害的过敏反应，使肠道发炎，导致肥胖和其他病症。另外，所有谷物都含高热量，这也对人不好。前面我们聊过大约7000年前发生的基因突变让许多人能够饮用生奶，而就在几年前，认为乳制品对人有害的观点还非常流行。既然如此，那为什么还有人认为9000年的时间还不够我们适应谷物或其他淀粉类食物呢？现在有证据表明，人的确能适应这些食物。淀粉酶是其中的关键之一。和其他许多哺乳动物一样，人的唾液中含有淀粉酶，能分解碳水化合物，胰腺也能分泌淀粉酶并排入小肠。

有一组美国遗传学家想到了一个妙招：看全球吃不同淀粉类主粮的人群各有多少淀粉酶基因拷贝。淀粉是所有植物的组分，是土豆、面条和米饭中唯一的碳水化合物，也存在于小麦和根茎蔬菜中。淀粉可能易于分解，例如熟土豆中的淀粉；也可能难于分解，如生蔬菜中的（抗性）淀粉。自从几十万年前掌握了烹饪后，人类就开始吃那些难嚼的根茎植物；此前只能生吃的时候，这些植物要么营养价值不大，不值得花力气去吃，要么可能有毒。后来人们又在世界各地大规模种植这些植物。

前述的美国研究人员将非洲的雨林住民和极地的西伯利亚人，与以各种面粉为主粮的欧洲人、以多种谷物为主粮的非洲人及以米饭为主粮的日本人做了基因比较。结果不出所料，他们发现了淀粉酶基因拷贝的巨大数量差异。[22] 延续传统饮食的部落民，该基因拷贝数远少于淀粉饮食人群。基因拷贝越多，产生的淀粉酶越多，也越容易消化淀粉。

人类有 99% 的基因与猿猴相同。不过猿猴主要以水果为食，偶尔吃点肉，没有淀粉酶基因拷贝。和喝牛奶一样，西方人快速适应了高淀粉饮食，大概是因为这带来了重大的演化优势。现有理论认为，拥有较多的淀粉酶基因拷贝，可防止儿童因腹泻而死，因为他们仍能从淀粉中获取能量。

与伦敦帝国理工学院的同行合作，利用双胞胎志愿者的数据，我们进一步研究了该理论。我们检测了每对双胞胎淀粉酶基因的拷贝数并将其与体重对应起来。结果明白无误——但与我的预期不同。

基因拷贝最多因此淀粉酶也最多的志愿者（理论上意味着淀粉消化能力最强）是最苗条的，不太适应淀粉、基因拷贝数最少的人（消化淀粉也最差）最胖。[23] 我本来预期的是，消化淀粉的能力较强意味着会从碳水中吸收更多的热量，从而体重更大，而不是现在这样恰恰相反。

我决心找出其中的原因。我觉得微生物可能会帮我们揭开谜团，因为在早期消化过程中食物的结构发生了巨大的改变，随后这些食物到达结肠，与人体的微生物相互作用。和之前一样，研究双胞胎往往能指明正确的方向。

淀粉酶基因的差异

琳达（Linda）和弗朗西丝（Frances）是我们项目中的一对 68 岁双胞胎。人们很少把她俩弄混：琳达体重 76 千克，弗朗西丝体重 54 千克。她俩是异卵双胞胎，因此和普通姐妹一样，只有一半基因相同。出生时，琳达只比弗朗西丝重 170 克，不过从记事起，琳达就一直比弗朗西丝胖。16 岁时眼看着弗朗西丝有了追求者，琳达开始控制饮食，日后更是有了多次此类经历。开始时她通过忍饥挨饿，体重短暂地接近了弗朗西丝，但很快就反弹了。一直到二十好几岁，她俩都住在一起。她们口味相似，平常吃的喝的种类和分量也都一样。尽管琳达运动得更多了，但她的体重还是不断增加，而弗朗西丝则保持了苗条的身材。

"我们一直知道我俩的代谢不一样，"弗朗西丝说，"我常常觉得内疚，觉得这对琳达不公平——我总是可以随心所欲地吃。"琳达点评道："我不嫉妒也不生气，但确实一直在努力通过控制饮食和运动来减重，毕竟是她总有男朋友。"

这些年来，琳达试过许多饮食法。持续时间最长的是阿特金斯饮食法，她坚持了6个月，效果不错，但后来实在受不了千篇一律的吃食，还是放弃了。她也试过包菜汤饮食："有几个月效果也不错，不过你也想得到，有别的副作用。我意识到控制饮食对我没用，就不再控制，但仍然去健身房，打高尔夫球和网球，还租了块地种菜，既锻炼身体又有新鲜蔬菜吃。"

我们的淀粉酶研究项目从1000对双胞胎的血液中提取了DNA，她俩的也在其中，随后我们就检测她俩淀粉酶基因的拷贝数。这项检测其实颇有难度，每次检测都会不太准，所以我们重复检测6次并取其平均值。琳达和弗朗西丝两姐妹的结果很明确：琳达只有4个拷贝，而弗朗西丝有9个。每少一个拷贝，肥胖风险增加19%。因此对琳达来说，虽然她和弗朗西丝吃得完全一样，但她患肥胖的风险是弗朗西丝的近2倍。

"听了你的解释，我觉得这些结果确实能说明问题，也明白了为什么我们两姐妹会不一样，对食物的代谢也确实不同。现在才知道这个对我们来说可能有点迟了，不过可不可以检测一下我们的子女？"

检测结果非常惊人，我们花了一年时间分析这些数据。和大多数饮食传奇一样，我们的案例也引发了媒体的广泛关注。具体来说，我们发现了一个基因，其效应10倍于之前发现的所有基因——包括肥胖基因FTO，该基因是第一个很容易就发现的此类基因，但现在看来它的重要性要小得多，并且无法用来预测个体的肥胖情况。这一发现的缺陷在于，准确检测该基因效应花费不菲。

个体代谢差异

另一个重大的范式转变在于，直到最近，人们还认为大部分已发现的肥胖基因都是作用于人脑的。这也令人们一直觉得，肥胖就是脑释放进食信号诱使意志薄弱的人过量进食引起的。而我们发现，代谢的效应（影响的是能量）要 10 倍于此。我们发现的基因拷贝信号非常难以察觉，将来我们还发现可能有更多与淀粉酶基因类似的针对其他类型食物的基因。尽管该领域日新月异，但 FTO 一类的肥胖基因或许是借改变不同脂肪细胞（如是白色、米色还是棕色脂肪）的大小和类型而非单纯作用于脑来发挥作用的。[24]

我们还比较了淀粉酶基因拷贝数量最多和最少的双胞胎的微生物组成和代谢特点，发现某些与肥胖有关的厚壁菌门细菌（梭菌目）存在很大差异。相关机制目前还没有研究透彻，不过可能是淀粉酶基因拷贝较少的人对淀粉的消化不好，使微生物组成起了变化，生成的脂肪酸也不同，进而食用淀粉后胰岛素升高得更快，最终使易感人群囤积更多的脂肪，面临更高的糖尿病风险。这也表明即使吃含等量淀粉的食物，因为基因对微生物的影响，有的人更容易长胖。[25]因此一份土豆对每个人的意义并不相同——对某些人来说，一份土豆相当于两份能量。

进一步研究相关的基因拷贝能帮我们在未来将人分成不同的进食者类型。对于像琳达这样生活在高谷物环境中却缺少相应基因的人来说，少吃淀粉而改吃脂肪可能更好，这样他们的身体和微生物可能更为适应。

而对于我们其他人来说，好消息是我们比所想的能更快适应新的食物和环境。正如生活在高淀粉饮食地区的人有更多的基因拷贝、能形成更多淀粉酶，人类也经基因突变获得了消化牛奶的酶类，同样，无疑还会存在更多尚未发现的基因突变。我们也知道，接触不同的饮食确实能改变基因（表观遗传）。人体比我们所想的有更强的适应能力。我们不是批量生产的机器人；人类有更强的可塑性，能更好地适应环境。这是人类存活至今并成功立足于地球的原因，也正因如此，人能从如此繁多的饮食和生存环境中获益。这一机制对人类整体发挥了作用，不过和琳达情况相似的个体的基因或代谢也许没有很好地适应，他们可能要调整饮食或是改变肠道微生物的组成。

低 FODMAP 饮食和胀气

患有肠易激综合征的人可能都听说过低 FODMAP（可发酵寡糖、二糖、单糖及多元醇）饮食。这种饮食限制摄入上述不易吸收的碳水化合物，像是果聚糖和半乳寡糖，这就排除了多种食物，如小麦、豆荚和豆粒，还有一些水果和蔬菜。此种饮食有可能明显改善肠易激患者的症状，但结果不能保证。其副作用在于，它限制摄入的食物包含大量重要营养素，如纤维、维生素及多酚，因此可能给许多人的肠道菌群健康及多样性带去负面影响，因此是必须在注册营养师的指导下执行的限制性饮食方案。[26] 一旦肠易激症状缓解，就应该缓慢增加 FODMAP 类的食物，看能否耐受。患者微生物组成的多样性也使个体的反应无法预测。

前面提到地中海饮食，其健康益处可能不仅来自橄榄油、红酒、坚果和乳制品。地中海饮食每周的食材种类繁多，含有大量纤维。食用的谷物主要是面包、米饭或面条，通常都会配上前面提过的以西红柿、洋葱和蒜为原料制作的酱汁。当然还有豆角（带豆粒）、鹰嘴豆等，以及常被食用的十字花科蔬菜。多酚对微生物区系有重要益处，应该多吃含有多酚的食物，此外也应摄入大量纤维。最近一些研究从我们的双胞胎库中选了 1600 余名跟踪了 10 年，它们表明，饮食中包含最多纤维的人有最多样的菌群，增重也最少。[27] 我们也说明了，植物中的多酚有超越纤维本身的单独的益处，从质和量两方面都显示出了重要性。[28] 我们摄入的纤维依然远远不够；如果遵从最近这股限制 FODMAP 的饮食风潮，长期将纤维及其他营养素的多种重要来源排除在饮食之外，将会出现我们难以承担的后果。

第 13 章
人工甜味剂和防腐剂

　　约翰·戴利 (John Daly) 是个幸运儿。1991 年，刚刚拿到美国职业高尔夫联盟巡回赛资格卡的戴利坐在阿肯色州的家中，突然电话铃声大作。他和其他九人在候补名单上，一旦有人退出美巡赛，他们中就能有一人补位。结果一位球员因妻子提前生产必须马上回家，而排在戴利前面的八位候补选手都无法按时赶到。他飞到球场，借了一位球童，甚至热身赛都没打就遥遥领先。尽管困难重重，他最终还是赢下了巡回赛冠军。作为一名新手，他以大力挥杆、不拘小节和满不在乎的态度很快赢得了观众的喜爱，后来又以同样的风格赢下英国公开赛。但之后他受困于心魔，从此与冠军无缘。

　　他开始过量进食，无节制地饮酒，球场表现大受影响。他还有烟瘾（一天抽 40 支），还把成百万美元的收入输在赌桌上。40 多岁时，教练送了他一句"你的人生里还是酒精最重要"后也离开了他，之后他进入戒酒中心。他戒了酒，代之以可乐；可乐喝得太多后体重增加，他又开始喝健怡可乐，同样无可救药地上了瘾，不过体重倒是没继续上涨。

一年后他接受了胃束带手术以减轻体重。手术后他抱怨道："胃束带让我没法想喝多少就喝多少了。不加冰的话，我就喝不下去。可乐的气太多，直接喝很难受。以前我一天喝 26 到 28 罐，现在最多只能喝 10 到 12 罐了。"他仍然打高尔夫球并且参加美国大师赛，不过是在自己餐馆旁边的大巴上卖餐食，餐馆叫"猫头鹰餐厅"（Hooters' Diner），以服务员衣着暴露而闻名。

像约翰·戴利这样对无糖饮料或者含糖的"真家伙"上瘾的情况越来越常见，比起酒精或可卡因成瘾，这种成瘾自然是省钱得多，但会对身体的代谢产生灾难性的影响。从喝普通饮料改喝无糖饮料显然也没有解决戴利的问题。大部分这种情况还不能算严格意义上的化学物质成瘾，因为他没有明文载录的戒断症状，只是在强烈的冲动下越喝越多。

人工甜味剂——并非我们想的那样有益无害

1963 年轻怡百事可乐在美国面市，20 年后开始在英国销售，那时，无糖饮料被认为是了不起的现代发明。在食品中添加零卡路里的甜味剂不仅仅是概念，其应用也已有百年历史。当前，越来越多的人特意改喝近乎零卡的无糖饮料，以避免糖分的危害并减轻体重。

不是每个人都爱喝无糖饮料。有些味蕾非常敏感、有特定基因变异的人觉得人工甜味剂味道强烈、不好喝。还有些人不喜欢它的余味。这种讨厌的感觉部分也因为模拟天然甜味的化学物质有不同的口感和结构，而人对这些都很敏感。碳酸饱充也是一项因素，它能诱使人脑以为饮料没有它实际那么甜。[1] 没气的可乐常常甜得难以入口。

20 世纪 80 年代以来，无糖饮料的销量在全球范围稳步上升。截至 2020 年，其销量规模占美国饮料的 1/3，达 45 亿美元。尽管公众越发关心甜味剂对健康的影响（特别是出于对癌症的恐惧），但无糖饮料的销量依然每年增长 4%。大部分人还是相信零卡人工甜味剂有助于减轻体重。一些让常喝含糖饮料的超重儿童改喝人工代糖饮料的短期研究表明，代糖饮料有助于减肥。可如果你仔细了解，会发现结果并不像以为的那么鲜明。2019 年，一份汇总了 56 项研究的荟萃分析显示，人工甜味饮品对减重没有明显作用；考虑到人工甜味剂和糖的巨大热量差异，以及此类研究多由食品行业资助，这一结果是颇令人惊讶的。[2]

事关糖尿病时，糖自然招致负面的公众看法，许多患者为体重和代谢考虑而转向人工甜味剂。2020 年，一份汇总了 9 项研究的荟萃分析发现，没有过硬的证据支持改喝无糖饮料有任何好处。[3]

一系列观察性但为期更长的研究显示，即便在控制了大体重人士本就更可能使用甜味剂这一因素后，甜味剂组仍然与增重、糖尿病甚至超额死亡倾向相关。[4][5] 这可以从长期心理作用能改变行为得到部分解释。在另一项研究中，114名学生被随机分组，饮用普通雪碧（含糖柠檬味汽水）、含阿斯巴甜的零卡雪碧或苏打水（对照组）。该研究表明，无糖饮料改变了学生日后的行为，驱使他们尝试摄入额外的热量，这提示阿斯巴甜会影响人脑。[6]

这并不是无稽之谈。阿斯巴甜是世界上使用最多的甜味剂的主要成分，它能影响下丘脑神经元，理论上能扰乱食欲通路。[7] 其他甜味剂中的化学物质也可能有预料不到的复杂影响。[8] 另一些研究表明，长期饮用无糖饮料的人，脑内的奖赏通路会发生改变，他们能从糖中获得更多快感。[9] 这些蒙骗并撩拨味觉受体的无热量分子存在于许多食品饮料之中，很难完全避免。

世界上适用性最广、广泛用于食品、饮料和酒类中的甜味剂有一个听起来蛮天然的名字：三氯蔗糖（蔗糖素）。实际上它的化学名称是长长的一串：1,6-二氯-1,6-双脱氧-β-D-呋喃果糖基-4-氯-4-脱氧-α-D-吡喃半乳糖苷。这种比蔗糖甜 500 倍以上的物质曾被认为是一种惰性分子，会直接通过身体而不发生任何反应，并顺利通过了癌症安全性测试。尽管与公众所想不同，目前没有过硬的证据显示它与癌症有关，但事情同样并不简单。

一些研究表明"惰性"的三氯蔗糖会改变参与消化的激素的水平。它通过激活味觉受体实现这一作用，味觉受体不只存在于舌头上，也存在于胰腺、肠道和下丘脑中。对肥胖患者开展的小规模研究表明，激素水平改变会导致胰岛素释放增加、胃肠道排空加快，以及常见消化激素的释放。[10] 2020 年，一项纳入 45 名正常被试的细致研究表明，三氯蔗糖单独服用时对人体没有影响，但与碳水一同摄入时会降低胰岛素敏感性，对代谢及脑对甜味的反应也都有负面影响。这意味着，它可以启动脑和身体对糖的过分反应。[11]

甜味剂显然不是"惰性"的。在消化过程中，它会几乎原封不动地到达结肠，与那里的微生物相互作用。人对甜味剂的反应似乎有很大的个体差异，这可能归因于各人菌群的不同。早在 2008 年有一些研究考察了大鼠体内的少数菌种，其结果可以部分佐证上述判断。研究人员用美国食药局推荐的人类安全剂量的善品糖（Splenda®，即三氯蔗糖）溶液喂饲大鼠 12 周，发现微生物的总量和多样性都显著下降，其中健康微生物尤其受到影响；[12] 肠道也变得酸性更强。其中一些变化持续到停止喂饲后 3 个月。其他关于三氯蔗糖对人体影响的研究表明，在胰岛素激增最强的人身上，微生物组发生了变化。[13] 阿斯巴甜和安赛蜜也是常用甜味剂，它们的吸收情况与三氯蔗糖不同，对菌群作用更小，但也令厚壁菌门有所增长而令有益的阿克曼氏菌有所减少。[14]

碱性饮食和菌群

在营养学界，通过饮食改变肠道酸碱度的兴致本已由高转低,但又随着碱性饮食的流行而重新燃起。该观点认为,少吃酸性食物可以减轻肠道的酸性,增加血液的碱性,从而促进健康。结合早先其他讨论人体酸碱度的解释来看,这一理论纯属胡扯。肠道内天然就有很强的酸性,为的是消化食物,而血液也总是保持弱碱性。人体通过肾脏和尿液严格控制血液的酸碱度,饮食对其没有影响。不过碱性饮食包含的主要是蔬菜,肉类被排除在外,因此这种饮食的迷思是会有一些无心插柳的益处。

尽管单是碱性食物不能显著改变肠道的酸碱度,但一些常见药物可以。抗胃酸分泌的药物叫"质子泵抑制剂",是一类在全球销量都超好的药物,常常不凭处方就能买到。它们缓解烧心(胃灼热)和溃疡的症状效果很好,每7个人中就有1人在服用,很是流行,且一般认为它们少有甚至没有副作用。然而我们在2016年纳入1800名双胞胎的研究表明,质子泵抑制剂会引起肠道菌群的重大改变,令通常分布在肠道上段的微生物(如链球菌)大增。这或可解释为什么长期服用此类药物的人,肠道感染率会上升,可能还要面临其他负面作用,如骨折和癌症罹患率的轻微上升。[15] 这又是一个药物安全性测试忽视对肠道菌群影响的例子。

抗生素配无糖饮料

为展示无糖饮料对菌群的作用,由埃兰·埃利那夫(Eran

Elinav) 和埃兰·西格尔（Eran Segal）领导的以色列团队也开展了类似的试验，但规模大得多，结果刊发在《自然》杂志上。他们先给正常饮食或高脂饮食的几组小鼠的饮水中分别添加普通配方的三种常见甜味剂（三氯蔗糖、阿斯巴甜或糖精），这会使其血糖水平显著高于喝纯水或糖水的小鼠；而在给小鼠使用抗生素、杀灭肠道菌群的基础上重复该检测，甜味剂则再无任何作用。接下来，在将微生物接种到无菌小鼠身上后，无菌小鼠的血糖也升高了。这表明，肠道微生物与血糖升高直接相关。他们又比较了参与某项营养学研究的 40 名常食用甜味剂的志愿者和 236 名不常如此的人的肠道菌群，发现甜味剂对人的影响和对小鼠的影响完全相同，即会导致血糖和血胰岛素水平的异常。

他们又开展了一项研究，给 7 名从未食用过甜味剂的志愿者在每日标准饮食的基础上添加糖精（剂量在许可范围内），持续一周，同时监测其血糖水平。尽管志愿者的反应有个体差异，但有 4 名志愿者的肠道微生物发生了重大改变，拟杆菌门和好些肠道少见微生物数量增加，这也呼应了他们血糖水平的变化。甜味剂使肠道细菌超量生成前面提过的代谢信号分子——短链脂肪酸——中的两种，但反常的是其中并不包括有益健康的丁酸。总的来说，甜味剂改变了肠道微生物的组成，提升了其消化碳水、淀粉的效率。这也会影响肠道菌群对一般食物的消化，从而能解释体重的上升。[16]

这些实验表明，人工甜味剂绝非有益无害，它们可能对代谢有负面影响，引起体重增加，使糖尿病风险升高。因为即便是所谓的惰性物质，对肠道微生物来说也可能很关键，可能扰乱肠道菌群的功能从而危害人体健康。我们还不清楚甜味剂的健康风险究竟会有多大，也不知道是不是所有人都易受影响，但前述实验表明，不论是作为消费者的我们，还是只要合成分子能通过癌症安全性测试就批准其为"安全"的食品监管者们，都应该更谨慎地对待这一问题。

糖有天然的抗菌作用，而无糖饮料和一些加工食品不含糖，厂家为延长保质期就会大量添加化学防腐剂，如苯甲酸钠、苯甲酸钾、柠檬酸或磷酸。许多报道表明苯甲酸盐、柠檬黄、味精、亚硝酸盐和硝酸盐都会引起过敏。这些化学分子可能还会对肠道微生物产生未知的巨大影响，减少其数量和多样性。它们还会直接地或通过与微生物的相互作用而影响免疫系统。[17] 有人认为这可能是食物过敏现象增多的又一原因。食品添加剂和甜味剂的安全检测关注的主要是中毒及致癌风险，不会检测人体代谢的变化。因此在对它们了解得更深入前，我们应减少甚至更理想的是避免摄入这些"无害"的化学添加剂。

随着多种食品被征糖税以及对"低糖"标签的追求，全球范围内食品饮料中人工甜味剂的使用又开始增长。但如前所述，这往往意味着糖的用量也在增加。为迎合注重健康的消费者，软饮公司正试图用甜菊叶这种"天然"原料来替代人工甜味剂，2011 年起欧盟就出现了此种做法。据称甜菊叶能减少 30% 的热量，但可能也有抗菌作用。[18] 因为成本原因，甜菊叶往往与价格更低廉的糖混用。甜菊叶号称没有任何负面作用，但尚无过硬的检测。不过在工业生产的饮品中喝到这种神奇甜味剂时，它已经经过了深度的化学加工；许多人还能尝出其中的金属味或茴芹籽味，正是这种情况延缓了它对食品工业的占领。讽刺的是，食品业正在用微生物来生产一种没有苦涩后味的甜菊类物质。

我最近组织了一项研究，请来自美国和英国的 13 位营养学教授评价 100 种食物的健康益处并排序。涉及无糖饮料对健康是好是坏时，教授们根本没有统一意见。拥有大量营销预算的无糖饮料，一时半刻不会消失。

那人们已经吃喝了上千年的天然兴奋性物质又如何呢？它们对健康有害吗？

第五辑

内有玄机

第 14 章
可可和咖啡因

　　还是一名医学院学生时，我撰写并发表了第一篇论文：来自世界各地的数据表明，喝咖啡与胰腺癌的发病有关。胰腺癌是很凶险的癌症，常致人死亡，当时在西方社会患病率呈上升态势，我查阅的数据表明咖啡可能是原因之一。那篇论文可谓具有突破性，不是科学意义上的，而是对我的简历和随之成功开启的职业生涯功不可没。如我之前所说，此类"生态学"研究往往有其缺陷。人们可能通过同样的分析表明拥有电视机或穿喇叭裤与癌症有关，因为同一地区有电视机和穿喇叭裤的人数都增加了，而媒体则会冠以"电视机和喇叭裤致癌"这样的标题。同样的分析也可能会得出食用巧克力（可可）有死亡风险。

　　总之，并不严谨的科学结论和耸人听闻的媒体报道又主导人们的认知 30 年之久，徒增数百项昂贵的观察性研究给可怜的大鼠喂了超量的咖啡。20 世纪 80 年代也曾有类似的叙事提出激素替代疗法包治百病，从抑郁症到心脏病、失智甚至性欲减退无所不包，我当时也深以为然。直到临床试验表明，该疗法有引发心脏病和癌症的风险，而除了能预防骨折外并无益处，这一神话才告破灭。我们应该从过去的错误中吸取教训，但改变旧有的观念和偏见往往需要时间。如今，咖啡及其帮凶咖啡因是否对人有害，巧克力和可可是否虽然调皮但品性优良，都还有待裁决。

医学院一年级期中考试期间，有一天，我和几个同学为没有准备超难的生物化学考试而焦头烂额，于是决定靠通宵复习做最后一搏。我服下了几片咖啡因（名叫 Pro Plus），心想这定能让我保持清醒和机警，挑灯夜读一整晚。事实却颇为不同。我开始颤抖和抽搐，无法集中注意，头脑一片空白。疲惫不堪的我第二天毫无悬念地考砸了。之后多年我都对咖啡因心存戒备，并和多数人一样认为咖啡因和另一种人们熟知的豆科植物提取物——可可——都对人有害。

咖啡或可算是世界上最常见的兴奋饮品，全球 80% 的地区都在饮用。不过很多咖啡饮用者会表现为咖啡成瘾，突然停饮会出现震颤、注意力涣散及戒断性头痛等症状。现在，人们能更精细地研究可可和咖啡这些成分复杂的食物对人体的影响。人体内循环着成千上万种代谢物，其细胞的代谢状况能体现出这些分子的重要性。如今通过检测一滴血液、唾液或是尿液，研究人员就能精确测定大多数这些化学标志物的量，相关科学就叫"代谢组学"。我们对双胞胎志愿者就做了代谢组学研究，获得了关于基因的重大发现，揭示了代谢物与各种疾病间的联系。而在成千上万种能检测的代谢标志物中，许多仅由肠道微生物生成。[1]

数项人体研究表明，微生物、益生菌和抗生素能改变作为神经递质前体的关键化学分子的水平。这些化学信号分子，如色氨酸和血清素，在脑内起着关键作用，和抑郁及焦虑状态也有重要关系。体内大部分血清素产自肠道，最新研究发现它主要由肠道微生物在人不进食的时间里产生。越来越多的研究也一致揭示孤独症与菌群紊乱有关，而菌群紊乱则可能与异常的脑化学信号传导有关。[2]

巧克力真的是神奇食物？

媒体和大众对说巧克力具有神奇功效的研究喜爱有加，尤其是在英国。巧克力人均消耗排行榜的榜首是瑞士，为每年 10 千克，随后依次是爱尔兰、澳大利亚和英国；而美国的巧克力人均消耗量只有英国的一半多。巧克力带来的美妙感觉，部分和肠道微生物有关。在数项研究中，食用黑巧克力的成人，血液中的神经递质及其他一些只可能是微生物生成的代谢物分子的水平都发生了明显改变。[3] 还有证据显示，与苗条人士相比，肥胖人士更易受巧克力香味的诱惑。[4] 所以爱吃巧克力不是你的错，应该怪你的肠道微生物，它们爱以巧克力为原料，生成令脑子愉悦的分子。

和许多常招致抨击的食物及添加剂，如汉堡、脂肪和色素等不同,"巧克力有益健康"的报道屡见不鲜。比如有报道称巧克力能奇迹般地预防甚至治疗心脏病、癌症、抑郁、性欲低下及性功能障碍。而这些"特殊力量"的来源只是一种经烘烤并发酵的豆子。可可豆是植物可可(Theobroma cacao)的种子,其学名的拉丁文本意是"神的果实",据信最早由阿兹特克人栽种。我们吃的巧克力大多由糖、脂肪、乳固体和可可豆组成,其中奶和可可各占多少,取决于文化和营销策略。

世界范围内巧克力的组成差别很大,盎格鲁-撒克逊世界通常偏爱牛奶巧克力,但黑巧克力的消费也在上升。在双胞胎研究中我们发现,虽然对糖果和巧克力的喜爱一般有其遗传基础,但偏好牛奶巧克力还是黑巧克力主要由文化决定,基因没什么影响。而在爱吃巧克力的人更爱吃硬心还是软心这方面,基因的影响则大于文化。这可能是因为人对质地和甜度有遗传性偏好。

虽说媒体对巧克力的推崇有些过头,目前又没有相关的长期研究,我起初也对其功效持怀疑态度,尽管如此,已有可靠(虽不是滴水不漏)的证据表明,巧克力中的可可能降低心脏病风险;可可本身就有300多种化学组分,经发酵后这个数字还会进一步提高。[5]还有几项研究(尽管是观察性的)甚至表明常吃巧克力和体重较轻有关。[6]迄今,人们已开展了70多项关于可可的人体临床研究及更多的动物研究。

在可可所含成分中,健康功效最为明确的是名为"类黄酮"的化合物。它们与前面讲过的坚果和橄榄中含有的有益物质属于同一类多酚，具有抗炎、抗氧化作用，并对肠道微生物有重要影响。[7] 在一切食物中，同等重量的可可含有最高浓度的多酚和类黄酮，实在是珍贵的商品。

当被问到吃多少巧克力时，巧克力爱好者常会感到尴尬。为避免这种情况的影响，我们和诺里奇的同行一起，检测了 2000 名英国双胞胎的代谢组标志物水平。结果发现，吃巧克力、浆果并饮用红酒的双胞胎，血检的类黄酮水平最高，他们体重更轻，动脉更健康，血压更低，骨骼更强健，糖尿病风险也更低。[8] 这一结果似乎太理想了——这确实只是一项观察性研究；但如果考虑到菌群的作用，这就会更为合理。事实上，现在有有力的证据表明，人的肠道微生物和人一样爱吃巧克力。可可含有能改善血脂的物质，这些物质在肠道中代谢时，微生物发挥着重要作用。试验一般都表明，可可中的多酚提取物（类黄酮）能提升双歧杆菌和乳杆菌的数量，并令炎症标志物减少。[9]

健康食品店里现在也有高级可可出售，像玛氏这样的糖果制造业巨头目前在推广 250mg 规格的可可黄酮醇补剂，比如 CocoaVia™ 粉剂，可以加进牛奶、燕麦或果昔中饮用，[10] 美中不足的是会额外摄入 200 千卡热量。健康食品店如今满是添加了多酚、益生元甚至益生菌的巧克力棒，但大多缺乏有益于健康的证据。

不过，平常吃的普通巧克力棒是同时含有可可、糖与饱和脂肪的，而人们对这种巧克力棒则研究得较少，通常认为它不健康。瑞士开展了一项仔细的检测，研究要求志愿者在两周的时间里每天吃两次含 70% 可可的黑巧克力，每次 25 克（一份），[11] 每份（雀巢特浓巧克力，该研究由雀巢公司资助）含有 6 克糖和 11 克脂肪。尽管巧克力中含有脂肪，但两周后，志愿者的总胆固醇和坏胆固醇（低密度脂蛋白）水平没有升高，好胆固醇（高密度脂蛋白）则明显上升。另一项瑞士的研究发现，食用黑巧克力 4 周，血管健康状况会有提升，但在巧克力中额外添加黄酮醇对结果没有影响。[12]

微生物摄入类黄酮和多酚后能生成许多有益的副产品，如短链脂肪酸丁酸。令人惊奇的是，一周后，升高的多酚代谢物水平无法仅用从食物中摄入的量来解释。一旦品尝到一点点巧克力，肠道微生物就能像小型家庭作坊似的自动生成有益的化学分子。研究人员还发现，常吃巧克力的人与偶尔吃的人相比，代谢情况和肠道菌群都有所不同，都更健康。[13]

当心牛奶巧克力

含 70% 可可的黑巧克力对健康有益，你喜欢吃这种自然很好；但如果你像大多数孩子和英美澳民众一样，爱吃含奶更高的巧克力，像是吉百利和好时呢？这种巧克力对肠道菌群和健康是有益还是有害？英国市场上最畅销的吉百利牛奶巧克力于 1905 年面世，是"首款"货真价实的牛奶巧克力（不过牛奶巧克力可能是德国人在 1839 年发明的）。它现在的配方中含有 26% 的可可，另有可可脂（可可豆中的主要天然饱和脂肪）、牛奶和糖。四小块一份的这种巧克力含有 4.7 克饱和脂肪和 14.2 克糖（3.5 勺）。过去吉百利的牛奶巧克力只含 23% 的可可，因为欧盟规定牛奶巧克力必须含有牛奶和至少 25% 的可可，于是 2013 年其可可含量增至 26%。在美国，只要含有 10% 这么点儿可可就可以叫巧克力，好时牛奶巧克力只含有 11% 的可可，相比之下更甜，每份含 8 克饱和脂肪和 24 克糖（6 勺）。尽管牛奶巧克力和黑巧克力都以同样的可可为原料，但要从牛奶巧克力中获得多酚的益处，必须多吃 3 到 5 份，这样一来可能人也长胖了，牙也蛀了。

因此长期来看，去习惯含有 70% 以上可可的黑巧克力的味道是值得的。不过很难算出每天最少应该吃多少，因为现实中不同工艺生产的巧克力所含类黄酮的量差异很大。有些厂家偷偷用添加剂让巧克力的颜色更深，注明的可可含量也只是粗略估计。希望在不久的将来，类黄酮和多酚的含量也可以登上食品标签。[14]

食品企业的研究人员几十年前就发现将大量脂肪和糖相结合能造成让人近乎成瘾的效果；再加上可可的美味，这种食品会令人无法抗拒。大部分畅销的糖果都是此种配方，各企业也在不断努力改进混合比例以挑动顾客的味蕾。卡夫与吉百利合并为全球头部食品企业之后推出了一款产品，叫

"卡夫宠爱涂抹酱"（Kraft Indulgence Spread），由卡夫费城奶油奶酪与"纯正"比利时巧克力外加 18 种其他成分混合而成。这款产品可能会大受欢迎，但别指望此类深加工食品含什么多酚，或是对菌群、腰围有任何好处。回顾一下地中海悖论：其中大部分国家（法国、西班牙、意大利）的居民传统上都偏爱浓黑巧克力（高可可含量），而对牛奶巧克力等没那么健康的种类兴趣不大。他们的心脏更健康，可能也与这种偏好有关，不过这一点较难证实。

咖啡因可能让你倒下

家住诺丁汉郡曼斯菲尔德的迈克尔·贝德福德（Michael Bedford）在家附近参加了一场聚会。在吃了 2 勺从网上合法购买的咖啡因粉、喝了一瓶能量饮料后，他开始吐字不清，接着呕吐起来，很快便倒地身亡。他摄入了超过 5 克的咖啡因，相当于 50 杯浓缩咖啡中的量。验尸官指出死因是咖啡因的"心脏毒性"。迈克尔年仅 23 岁。这样的事例表明咖啡因并不总是无害的享受。

软饮公司为增加饮品的口味、层次和苦调，增强其提神效果，会常规性地添加咖啡因，特别是在无糖可乐中。近年来，因为一些家长反映孩子喝了可乐后兴奋过度，无法入睡，百事可乐和可口可乐都降低了咖啡因含量。美国和欧洲两地出售的产品咖啡因含量有别，美国更高。英国的百事极度可乐含 43 毫克咖啡因，美国的含 69 毫克；英国的普通可口可乐含 32 毫克，美国的含 34 毫克；健怡可乐则分别是 42 毫克和 45 毫克。对其他一些功能饮料如红牛（含咖啡因 80 毫克）的厂商来说，咖啡因是吸引那些需要补充"能量"彻夜狂欢之人的必需成分。大多数普通汽水平均含 30—45 毫克咖啡因，相当于半杯咖啡或者一杯淡茶中的量。

食品厂家添加咖啡因，明面上说是为了风味和层次感，但暗含着是想在果糖之外进一步增加成瘾物。茶的咖啡因含量不一（在 20—70 毫克之间），不过通常相当于半份咖啡中的量，且茶的劲头与其颜色无关。毫无意外，在英国媒体眼中茶名声更好，还有医用价值。茶的这种公众形象应该说也得到了流行病学数据的佐证，对 22 项前瞻性研究的总结显示，每天饮茶 2—4 杯的人死亡率下降 25%，超过这一饮用量功效则降低。[15] 不过要声明的是，这种功效似乎仅限于绿茶，而非英国人或澳洲人爱喝的红茶。

无法预料的咖啡劲头

在英国，咖啡已经取代茶成了最常见的饮品；世界各地咖啡连锁店的兴盛也表明全球的人都对咖啡有瘾头。不过咖啡因及其主要饮品载体咖啡也受到了大量的检视和质疑，各种渲染咖啡危害的报道屡见不鲜。咖啡因被指与压力增加、睡眠质量差、远期心脏病和癌症风险相关。因为缺乏相关标准，人们很难了解自己从一杯咖啡中能摄取多少咖啡因。英国一项针对 20 家意式咖啡店的研究显示，一杯浓缩咖啡的咖啡因含量可相差近 4 倍，最高的达 200 毫克，这是孕期女性摄入咖啡因的最高安全剂量。而同一家咖啡店每天出品的咖啡中，咖啡因含量差异更大。在不同国家里，一杯咖啡的咖啡因含量可以相差 10 倍。因为缺少标准，我们无法准确估计咖啡对人的影响。有时候连喝惯了浓缩咖啡的意大利人也会为一壶美式咖啡的浓酽而惊诧。[16]

不过，总体说来，大多数人即使一天喝 6 杯咖啡也是无害的。多项前瞻性研究共纳入了 100 多万名来自欧洲、美国和日本的对象，跟踪观察其咖啡饮用习惯若干年，综合这些研究，会得到有力的数据支持上述观点：它表明，适量饮用咖啡，每天三四杯，能降低死亡风险，并使心脏病风险降低17%；而且与我本人 30 年前的粗糙分析不同，适量饮用咖啡也有利于降低癌症风险。[17]

尽管对流行病学数据我们还是应持谨慎态度，因为上述发现可能是咖啡饮用者的其他生活习惯（如饮酒或抽烟）造成的，不过鉴于开展饮用咖啡的长期临床试验不大可能，上述数据可能就是我们能得到的最佳估计了。少数对咖啡因特别敏感的人应避免摄入过多咖啡因，但对全球 20 亿咖啡饮用者中的大多数人来说，每天喝咖啡应该说对健康有益。

那咖啡对人的益处从何而来呢？咖啡使人上瘾，过量饮用还会造成焦虑、睡眠差和心律失常。我们知道，咖啡因可以在脑内阻断一些物质（腺苷）的受体，正是这类物质令我们犯困。英国民众仍对咖啡心存芥蒂，主要因为无法准确获知其咖啡因含量。

咖啡树演化得能大量生成咖啡因，大概主要是为抵御爱啃树叶的动物（因而树叶中咖啡因浓度最高），也为自身的播散赢得空间——某些易对咖啡因上瘾的动物可能会频频来啃食叶片，并将树种散播。遗传学家发现，咖啡树和人类有一个重要的共同特征：基因。咖啡树的蛋白质编码基因数量（2.5 万个）比人类的还多（约 2 万个），这应该能让我们对咖啡的演化心生敬佩，或者收敛一些人类的自负。[18]

仍有惊悚报道聚焦于不同品种的咖啡及咖啡豆烘焙过程中单拎出来可能致癌的物质，如丙烯酰胺。[19] 咖啡因只是咖啡豆所含上千种化合物中的一种，烘焙还会带来更多种物质。阿拉比卡咖啡中含有至少 12 种多酚，其中最常见的一种名为氯原酸（又名咖啡单宁酸）——听起来似乎更适合给泳池消毒。不过我们目前认为，这些多酚中的多数和可可、橄榄中的多酚一样，尽管名字听着像有毒物质，其实都有益健康。

我们的一些双胞胎研究表明，对咖啡的喜好和对许多其他食物一样，受遗传的强大影响。[20] 部分可能与味觉基因有关，但我们后来发现，此类喜好是由另一批特殊基因决定的，这些基因调控咖啡及其中上千种物质在肝脏中的代谢过程。食用咖啡这种成分复杂的食物后感到愉悦或糟糕，也是由酶分解食物生成的产物决定的。也就是说，和多数食物一样，咖啡的影响也因人而异。[21]

除了上千种化合物和十多种有抗氧化作用的多酚，咖啡的纤维含量也很高，每杯咖啡中含 0.5 克。纤维和多酚的组合意味着咖啡是肠道微生物的理想食粮。[22] 微生物分解纤维生成丁酸等短链脂肪酸，促进许多其他有益菌如拟杆菌和普雷沃氏菌的生长。[23] 在我们的 PREDICT 研究中，咖啡会在肠道菌群中引发强于所有其他食物的信号——所以你很容易测出谁在喝咖啡。[24] 因此，早晨一杯咖啡可以唤醒体内的微生物，而这一功效不是仅仅由咖啡因实现的。

如果你不喜欢喝意式浓缩等浓咖啡呢？要摄入足量的多酚，在美国你可能得喝一大杯咖啡。不过，只要多酚剂量相当，不管是喝无咖啡因咖啡还是冻干速溶咖啡，肠道微生物都会同样开心。茶恐怕没有同样的益处。尽管无论红茶还是绿茶也都含一些多酚，但茶不像咖啡那样含有纤维；毕竟氧化和发酵过程的细微差别都可以让绿茶的健康功效优于来自同样茶叶的红茶。对于那些不喜欢被咖啡的香气提神的人来说，有少量证据表明，服用含有绿咖啡豆提取物的补剂可能有助于减轻体重，尽管这可能只是咖啡因。[25]

像咖啡这样的饮食在人们眼中经历的从"恶棍"到"英雄"再到"恶棍"的反复转变，应该使我们对说任何常见食物大大有害或功效神奇的证据都更谨慎，而非不假思索地全盘接受。不过，令人安心的是，现有信息有力地表明，几千年来人类消费可可和咖啡的习惯不大可能对健康有害，甚至能促进健康。那么这一说法对酒是否也成立呢？

第 15 章
酒 精

2006 年末，俄罗斯暴发了一场"黄死病"（yellow death）。医院急诊室收治了几百而后增至几千名皮肤黄得发亮、眼白也泛黄的病人。他们病情严重，伴有呕吐和皮肤瘙痒。一些人在一周内死去，另一些幸存者也在几年后离世。来自莫斯科近郊的娜塔莎（Natasha）是 30 岁的单身母亲，独自抚养 7 岁的儿子，一年后她死于肝衰竭。这些病人全都有一个共同点：他们喝了私酒（俄语叫 samogon），其实就是用含 95% 乙醇的医用消毒剂勾兑成的，售价相当于 40 便士一瓶。仅在这次事件中，就有总共 12500 人中毒，其中约 1/10 的人死去。当地人并不同情这些酗酒者。

在超过 60 年的时间里，俄罗斯人都是世界上饮酒（及抽烟）最凶的民族之一。酒的消费在 20 世纪 90 年代初苏联解体后达到顶峰，酒精相关的死亡率一度高达 40%。据估计俄罗斯如今有 25% 的人有酗酒问题，每年约有 50 万人因此死亡。俄罗斯有 1/4 的男性会因酒精相关问题死于 55 岁之前，因而其男性群体预期寿命只有 64 岁，是欧洲国家中最短的，同时也使俄罗斯位列世界男性寿命最短的 50 国家之中。超额死亡主要由心脏病和癌症造成，但与人均饮酒量高达 15.7 升（美国的 2 倍）特别是纵情豪饮伏特加不无关系。[1]

喝酒对人有益还是有害？对此并无明确答案，取决于你的饮酒量、基因以及所在的地区。对于俄罗斯人，饮酒无疑危害健康；可酒也是地中海居民饮食和生活方式中不可或缺的一部分，对于他们，喝酒是有益还是有害？

我们接收到的信息往往彼此矛盾。一方面，酒精有毒性和致瘾性，可能导致胎儿发育畸形，引发癌症及抑郁；另一方面，它也可能提振心境，促进人际关系及性关系，减轻心脏病，延年益寿。据说成年人的饮酒安全上限是每天两三个单位（如两三杯红酒），但这是基于平均情况的猜测，各人情况会很不相同。在欧洲和许多其他国家，酒精饮料不需要提供食品营养标签，因此人们并不了解相关的营养信息。如果知道 570 毫升啤酒有 180 千卡、一杯红酒有 150 千卡热量，大部分人会感到吃惊。而且在许多国家和文化中，啤酒不算酒，这令问题更加复杂。

不过搞不清楚喝酒方面的问题也很正常，毕竟我们连水也没弄清楚。大部分人认为为保持健康我们每天要喝超过 2 升（8 杯）白水。因为担心缺水，许多年轻人随身带着富含化学物质但不含任何微生物的塑料瓶装水。"一天 8 杯水"也是缺乏数据支持的现代迷思。每个人需要的水量大不相同，而身体有出色的机制感知是否缺水。另外，我们从食物、咖啡、茶、软饮甚至酒中获得了相当多的水分。以打猎为生的人类祖先可用不着每五分钟从水瓶里大口喝水。

都是基因的错

2006 年凌晨 2 点 36 分，温度宜人，好莱坞影星梅尔·吉布森驾驶着雷克萨斯惬意地疾驰在加州马利布的滨海公路上。这一地区限速 45 英里 / 时，而他的车速是 84 英里 / 时，公路巡警詹姆斯·米（James Mee）将他拦了下来。他的副驾位上放着一瓶龙舌兰酒，吉布森承认他抿了几口。呼吸分析仪显示他的呼气酒精浓度超出法定上限 50%，警官依法将他逮捕，之前一直保持合作的吉布森突然爆发，好像变了个人。据警官所说，在得知不能开车回家后，吉布森勃然大怒，充满攻击性。他先是绝望地哀叹："我的生活全毁了。我他妈完了。萝宾（Robyn，他妻子）肯定会离我而去。"接着他又吹嘘整个马利布都是他的地盘，他会给这位警官"好看"，又问警官是不是犹太人，还出言不逊："该 × 的犹太人，世界上所有战争都该由犹太人负责。"相关报道见诸网络后引起了全世界民众和媒体的激烈反应，谈论至今。同一天，与他结发 26 年的妻子与他分居。

事后他再三道歉，称最近自己压力过大，心中压抑了太多愤怒，还说"人人都会犯这样的错"。他本还可以归咎于自己的基因。他生长于一个极度保守的天主教家庭，几年前他父亲的反犹言论以及大屠杀"很大程度上是编造的"论断也引起了类似的哗然。

此前的双胞胎研究显示，攻击性行为、极度保守的观念乃至宗教信仰等特质受基因影响很大（约 50%）。[2] 但从基因方面来辩护并不为法官所认可，因为基因论意味着人绝不会改观，这么说恐怕并不公平。多数人纳闷的是，究竟是酒精让人失控，暴露了真实想法和观念，还是酒精和愤怒的共同作用随机地触发了大量言语攻击。吉布森将之归咎于酒精和自己的心态。他被吊销驾照三个月，并强制参加戒酒班。假使他辩称酗酒是家族问题，他弟弟克里斯（Chris）也同样受酒瘾的困扰，公众会不会给予他更多的同情？

所有与酒精有关的人体机制一定程度上都受基因的影响。有人不喜欢酒的味道，比如啤酒的苦味；有人喝酒后很快会感到恶心头痛；有人酒量颇大，毫无不适，于是也更容易喝酒上瘾，变成酒鬼。能喝酒、爱喝酒与几种关键的酶有关，它们在世界各地人的体内情况不一。亚洲人不擅饮酒是出了名的，因为他们有一种变异的乙醇脱氢酶（ADH），使得对酒精的代谢比缺少这种变异的欧洲人或非洲人快 50 倍。

这常常意味着与日本朋友或同事共饮时，他们一杯下肚就脸泛桃花，吃吃傻笑。有研究者称正是由于这些基因的某种突变，早期殖民者才从印第安人手中夺取了美国西部，印第安人在 1 万年前从亚洲迁徙而来，体内携带着这些基因，他们中许多人都招架不住"白人的烈酒"。目前的假说认为，和淀粉酶基因的变异使我们能消化淀粉一样，自从农耕来临后，与代谢酒精有关的基因也出现了改变。乙醇在乙醇脱氢酶的作用下生成乙醛，正是乙醛造成了脸红、头痛、呕吐、遗忘和失控等糟糕的副反应。不同国家和人群生成乙醇脱氢酶的基因差异很大。

1万年前，中国已经开始大规模种植水稻，用微生物发酵大米制成的米酒及其他酒类也随之出现。我们推测，许多人常喝自酿的酒，没有任何不适，一些人慢慢酒量越来越大或成了酒鬼。这些醉醺醺的男人，或许也有女人，可能常发现自己趴在稻田里，而不是在照顾子女。跌进阴沟、躺在一摊呕吐物中的人也很难被看作理想的配偶。而女性若在孕期饮酒，其后代的生存机会也要小。就这样，耐受酒精的基因慢慢被淘汰了，对酒精高度敏感（半杯拉格啤酒就醉）的基因则发展壮大，因为不胜酒力的人绝不上瘾，其后代存活下来的也多得多。[3]

大约6000年前开始，这些本属罕见的基因变异大量增加，占据了亚洲，很快成了亚洲的常态。亚洲人中也有酗酒者，但非常少见，而且往往携带欧洲人那种未突变的基因型。这也能解释为什么卡拉OK能在日本和许多亚洲国家大获成功：歌房的亚洲人只要闻到酒味就能摆脱拘谨。与酒精代谢有关的基因在中国演变的历史表明，酒精对人群并非总体有益。不过这种基因突变没有远播欧洲，如今只有少部分欧洲人不能耐受酒精。

为什么这种基因突变没有占领欧洲呢？是欧洲女士觉得醉酒的男士更有魅力，还是酒中的一些成分给常饮酒的人带去了某些益处，从而抵消了酒精成瘾和酗酒显见的害处？

世界范围内，一次又一次的大规模观察性研究显示，与滴酒不沾相比，适度饮酒与较低的心脏病风险相关。[4] 每天饮用略少于 1 单位的酒精，相当于一小杯红酒，其预防心梗发作及相关死亡的作用最佳。[5] 但要看那些大量饮酒且心脏病患病率也高得多的人群，如俄罗斯人，我们能看到心脏病风险反倒升高了（这叫 J 形曲线）。不过别忘了这些都是观察性研究，可能存在其他与饮酒或不饮酒相关的因素引起的偏倚。一项大规模的荟萃分析剔除了不饮酒者的信息，发现即使低剂量的酒精，也和总死亡率的小幅升高相关；但奇怪的是，饮酒仍然表现出了预防心梗的效果。[6] 2015 年发表了一项针对饮用葡萄酒的随机研究（相关主题为数不多的随机研究之一），该研究招募了 224 名滴酒不沾的糖尿病人，让他们在两年时间里执行标准地中海饮食方案，且每天饮一杯红酒、白葡萄酒或是矿泉水。结果惊人地清晰：两种葡萄酒都比白水更能改善血脂血糖指标，且红酒优于白葡萄酒。[7] 在好几十年时间里，法国人的心脏病及中风致死率都只有英国人的一半，直到两国的数字都开始下降。因为法国人喝葡萄酒，每天饮酒的量要多得多，这曾被认为是解释前述"法国悖论"的最佳理论。不过法国人对葡萄酒的热爱也表现为了较高的肝硬化及酒精相关癌症的患病率，这也表明酒精的利弊很是微妙。

红酒"补剂"

1965 年，普通法国成人每周要喝近 5 瓶红酒；20 世纪 70 年代，在早餐时段的高速公路服务区看到法国卡车司机喝干邑也不算稀罕。现在交通规则和社会风气都严格了，法国人人均葡萄酒饮用量稳步降至以前的 1/4，交通事故死亡率也降至了 1/4，肝硬化患病率亦有所减少。现在法国人每周喝将近 1 瓶葡萄酒，仍在葡萄酒饮酒榜前列，仅落后于由纯男性构成、爱穿长袍和长筒袜的梵蒂冈教士。如今因为年轻人喝葡萄酒越来越少，法国人喝的啤酒数量有超过葡萄酒之势。在其他一些爱好饮酒的国家，如意大利和西班牙，也出现了同样的情况。

即使红酒的确能预防心脏病，这种作用也很小，不能解释这种巨大的历史差异。文化可能也有影响。喝酒的方式或许很重要：规律、放松、不受时间限制的法式饮酒方式似乎有保护作用，而与之相反，一时兴起、一饮而尽、周五夜"狂欢"般的英式滥饮则是灾难性的——英国每年因饮酒丧失劳动能力造成的总损失超过 200 亿英镑。[8] 从各项研究来看，也不能确定只有红酒才对健康有保护作用。一些研究显示所有的酒都同样有益，也包括啤酒。注重健康的英国人向来爱畅饮啤酒，只可惜还没收到过预期功效——除非把健力士啤酒的长期宣称算进去。

比利时因巧克力和手工酿制啤酒而闻名，这是在法国大革命后，流亡比利时的僧侣为抚慰离愁而开始酿酒。如今在比利时某特色小餐馆可以买到上千种啤酒，大部分品种都有自己的专属酒杯，酿酒的原料也多种多样，包括水果。比利时的同行一直致力于找出啤酒中所含的多种多酚的健康功效，他们也相信啤酒中的酵母和菊粉等益生元能以其无限种可能的组合方式和数千种代谢物促进肠道菌群的健康。[9]比利时啤酒中既有像"粉象"（Delirium Tremens，意为"震颤性谵妄"）和"苏比特"（Mort Subite，意为"猝死"）等名字意味深长、酒精含量接近红酒（11%）的大劲头品种，也有直到20世纪80年代仍在学校午餐中供应的低度酒。如今大众普遍反对学校供应软饮，说不定低度啤酒能趁机来一次复兴。

尽管流行病学的证据不太确切，许多葡萄酒饮用者偶尔也喝啤酒，但仍有别的理由认为红酒中含有某些对身体有益的化学物质。葡萄本身富含多酚，最新研究表明其中含有109种有益物质，包括类黄酮和引领风尚的白藜芦醇，后者被包装成非饮酒人士的补剂，为商家带来不俗收益。

白藜芦醇存在于葡萄、花生和某些莓果中，对人体有多方面影响，并能在表观遗传层面调控多种基因的表达。研究和宣传都声称，白藜芦醇具有多种功效，如延年益寿，减少心脏病、失智、癌症等病的发生。20多年的深入研究表明，摄入大量白藜芦醇，相当于每天饮用 6 瓶多红酒，能降低心脏病风险，问题是这只对大鼠有效。在开展了数百项老鼠加试管的研究后，人们仍不清楚最佳摄入剂量。

鉴于在酒精和白藜芦醇的代谢上人鼠有别，因此很有必要开展相关的人体研究。遗憾的是，人体数据的质量和结果都令人失望。问题之一是白藜芦醇并不能很快地经肠道吸收入血，因此和大鼠不同，白藜芦醇在人的血液内达不到有效浓度。几项规模很小的试验表明白藜芦醇有短期的健康功效，但剂量增加到每天 1 克以上，就会出现腹泻等常见的副作用。[10]如果进一步增加剂量，有些被试会出现肾脏中毒症状。因此目前没有证据表明白藜芦醇对人有益。[11]

肠道微生物也贪杯？

对 98 名美国志愿者肠道微生物的详细序列研究发现，除体重和膳食脂肪外，饮用红酒是影响肠道微生物组成的重要饮食因素。[12]饮酒对肠道微生物的影响可能与酒精本身或者是葡萄或啤酒中所含的化学物质有关。最近我们研究了数千名英国双胞胎的生活习惯，并把他们与比利时人、美国人作比，想看看哪种类型的酒会影响菌群。我们发现，只有红酒对肠道菌种及菌群多样性有显著的益处，白葡萄酒只略略表现出了不太显著的作用，而啤酒和烈酒毫无有益表现。但红酒的功效是因为葡萄还是酒精呢？ [13]

在获得伦理许可后，一个西班牙团队募集了 10 名愿意参与有偿饮酒研究的热心被试。在 3 个月里，他们分三组试三种酒：每天分别喝 2 杯西班牙梅洛红酒、2 杯低度梅洛（酒精度 0.4%）和 2 盅琴酒。研究团队检测了他们的肠道微生物组成后发现，三组被试的菌群多样性都有增加，可以认为是健康方面的进步。喝红酒的两组（而非琴酒组）体内某些关键菌种都有向好的变化，特别是两位"老朋友"双歧杆菌和普雷沃氏菌数量都大大增加，这也有降脂和减轻炎症反应的作用。该研究表明具有健康功效的是红酒中的多酚而非酒精。当然，研究无法区分白藜芦醇、几百种其他物质及 109 种多酚的作用。[14] 人们常说常喝金汤力对已故伊丽莎白女王的长寿功不可没，不过要是她再往其中加点橄榄油，摄入更多的多酚，说不定能活更久。

尽管缺乏人体数据，且红酒中白藜芦醇的量也太少，要产生显见的效果，你得每天喝 6 瓶（这当然就有人人皆知的副作用）；但白藜芦醇补剂还是成了一门大生意。

考虑到食物与人体微生物区系相互作用的方式，将食物分解为一个个单独的物质是没有意义的。食物的功效，来源于天然食物中的所有成分以及各成分与彼此、与微生物的相互作用后生成的数千种已知代谢副产物的总和。

即使你与我一样，谨慎地相信一杯红酒或许对心脏有益，但饮酒过量肯定有害。全球范围内，酒精与约 8% 的男性死亡有关；不过饮酒的方式几乎和饮酒量一样重要。意大利人和爱尔兰人年人均酒精摄入量相当，但爱尔兰人中与饮酒相关的健康问题更多见。这或许与基因有关，也可能与能影响肠道微生物的地中海饮食的保护性作用有关。世界范围内有几项研究考查了过量饮酒的短期影响，志愿者被试通常是手头拮据的大学生。不过据我的朋友，在芬兰双胞胎登记库工作的雅科·卡普里奥（Jaako Kaprio）称，伦理委员会只准他们在安全措施完备的医院里让志愿者饮酒，而饮酒量还不及通常赫尔辛基的大学生一夜狂欢所喝的一半。

如果你曾有过因想大量摄入白藜芦醇而宿醉的经历，现在可以将其怪罪于肠道菌，也可以搬出食物中毒这一借口。肯塔基州的研究人员给予志愿者一大杯（140ml）伏特加，模拟豪饮的情形，观察被试肠道和血液的改变。来自微生物细胞壁的毒素很快就在血流中出现，致炎微生物也同时增多。这些改变导致免疫系统被激活。志愿者对伏特加的反应越严重，其体内微生物被扰乱的情况也越糟糕，生成的微生物毒素也越多。[15]在动物实验中，来自微生物细胞壁的脂多糖毒素会激活小鼠的免疫系统，并使其对酒精上瘾。[16]尽管听着有点难以置信，但肠道微生物或许真与酒精成瘾有部分关系。不过一如其他关于酒精的研究所揭示的那样，人对酒精的反应差异很大，这种差异不仅与基因有关，也与被试体内原有微生物的种类和多样程度有关。

大规模的流行病学纵向研究一再表示适度饮酒有少许保护作用，特别是对于老年女性。但人们仍担心这些研究中存在偏倚。[17] 多年以来，观察性研究都表明饮酒与结肠癌的发病有关，但一项基于基因分析从而避免了多数偏倚的研究未能证实这一结论。[18] 有数项研究抛弃了要靠诚实这种传统品质因而不可靠的自我汇报性问卷调查，而将酒精不耐受基因（与乙醇脱氢酶有关）用作了解饮酒情况的替代性指标；它们都质疑了少量饮酒的保护性作用，但并不专门针对饮用葡萄酒的情况。[19]

所以我打算多头押注：继续喝上一杯葡萄酒，但不去猛灌伏特加，希望我的肠道微生物能享用葡萄酒中的多酚。对大鼠的研究表明，益生菌能遏制酒精的副作用，所以如果你打算去狂欢夜，喝杯酸奶可能有好处。当然，最新研究表明，喜欢喝什么酒，它对身体又有何影响，十分因人而异。每个人的反应大都不一样，相关因素不仅有基因，还有肠道微生物，而后者又取决于饮食和饮酒的方式。[20] 如此看来，政府指南笼统给出的安全饮酒剂量（如今英国把这个数字降到了每周 14 单位），可能对一些人来说太低，而对另一些人又太高了。指南应该更加个性化，而我们对其也不能尽信。

在英国，每天服用维生素的人比喝酒的人还多，那维生素是不是对健康就好得多呢？

第 16 章
维生素

　　蕾哈娜和麦当娜这些明星现在不再吞药片了。报道称她们现在会静脉滴注专为她们配制的维生素，好让身体"能吸收更多的维生素和矿物质"。许多人反映定期在昂贵的水疗中心或时下流行的养生水疗会所静脉输注维生素会感到精力充沛，容光焕发。我们是否该效仿那些名人，或者这种补液只不过是缓解宿醉的高价疗法？

　　众所周知，比起 50 甚至 30 年前，人们的饮食变得更不健康了，这主要是因为我们热爱加工食品，其中已经几乎不含任何原生营养成分。而没那么众所周知的是，英国政府的各种精心调查表明，即使是新鲜的蔬菜、水果和一些肉类，所含营养素和维生素也只有 50 年前同类产品的一半。在各种专家建议和营销妙招的轰炸下，我们已经先入为主地认为维生素是独立于其食物来源的单独物质。人们出于种种理由服用维生素，最常见的是促进健康、提升精力、预防癌症。

　　维生素是人们在研究第三世界疾病——脚气病时发现

的。这种病会引起四肢肿胀、心衰、健忘和其他精神及神经症状，原因不明。后来一位波兰化学家卡西米尔·芬克（Casimir、Funk）发现这种病与人们从食用带糠皮的糙米改为吃精制白米有关。白米在精制过程中脱去了富含营养素和重要的维生素 B 的糠皮。他猜测还有许多病也是缺乏"维生素"导致的。

许多维生素来自我们吃的食物。人的肠道微生物除了合成 1/3 的代谢物，还生成多种维生素，特别是 B 族维生素如 B6、B5、烟酸（B3）、生物素（B7/维生素 H）、叶酸（B9），以及维生素 K，都由肠道微生物合成。如前所述，肠道微生物生成的维生素 B12 本可对纯素食者有所帮助，只可惜维生素 B12 必须和胃液中含量较高的激素结合才能获得恰当的吸收，所以肠道生成的 B12 用处不大。

取决于剂量，叶酸和 B12 等维生素可以在表观遗传层面修饰基因，对身体产生难以预料的影响（我在《相同的不同》中对此有更详细的探讨）。维生素 A 等对免疫系统非常关键，一旦缺乏会产生重大影响。肠道受体在检测到某种维生素缺乏时，会借信号传导改变肠道菌群的组成——具体而言就是减少有保护性作用的丝状细菌，从而引发免疫反应和炎症。[1]

因此维持正常的维生素水平无论对我们自身还是肠道微生物来说都是好事一桩。对 99% 的人来说，饮食均衡，多吃新鲜蔬果，偶尔吃点肉，就能获取足量维生素，但很多人就是不信。20 世纪 40 年代，复合维生素补剂作为大众商品首次问世，此后这一市场稳步增长至今。35% 的英国人和

50% 的美国人长期服用维生素补剂，产业规模分别达到 7 亿英镑和惊人的 300 亿美元。如果你不持有维生素企业的股票，那么这种情况是好是坏？

过去，我们对维生素功效的理解来自老人的叮嘱、零星轶事、对未加工植物的好评，以及对缺乏维生素所引起的严重病症如坏血病（缺乏维生素 C）和佝偻病（缺乏维生素 D）的担忧。自那以后，人们开展了几项短期观察性研究和试管实验，结果并没有特别的说服力，但无疑促进了销售，此后维生素的销量继续呈指数性增长。

我们在别处都听过一个广为流传的观点：既然蔬菜水果能预防癌症和心脏病，那其中科学家们所认为的关键成分如胡萝卜素应该也有类似的功效。20 世纪 90 年代，数项精心开展的大型流行病学观察性研究跟踪了多名医护人员，结果表明服用维生素 E 等抗氧化补剂与心脏病患病率降低相关。[2]媒体在报道中将这种相关性描述成了确切的因果性，引得人们纷纷购买抗氧化剂。

糟糕——维生素补剂可能致癌

2005 年前后，上述关于维生素功效的轶事、观察性研究和营销宣传终于在一系列合格的随机试验中得到验证：这些研究考查了一些最流行的抗氧化剂特别是胡萝卜素、硒和维生素 E，未发现它们对心脏病有任何预防作用，甚至服用它们的组患癌症和心衰的风险反而都显著增加。[3] 这引起了维生素补剂销量的下滑，但轻微且短暂。那些针对维生素的观察性流行病学研究和研究其他多种疾病时一样，又一次误入歧途，因为其中存在固有的偏倚：服用维生素 E 的人本身就更富有，受教育程度更高，身材更苗条，较少喝酒，也更可能吃水果和蔬菜。

最近对复合维生素功效的评估和报道受到了公众的极大关注。其中包括了一份汇总了 27 项研究的荟萃分析及 2 项符合金标准的大型随机研究，覆盖研究对象总计近 50 万人。结果有力地表明，复合维生素毫无健康功效。[4] 这一专业结论总结了所有收集到的证据，板上钉钉。β 胡萝卜素、维生素 E 和大剂量的维生素 A 补剂还无疑会危害健康；其他抗氧化剂如叶酸及其他 B 族维生素，以及复合维生素和矿物质补剂，也无益于降低重大慢性病的死亡率或患病率。[5]

含有 omega-3 化合物的鱼油胶囊被广泛包装成能弥补现代饮食和生活方式缺陷并缓解关节炎的灵药。撇开这些炒作和名人代言，即使这些胶囊的确含有 omega-3，它们也不会对儿童的认知、智力或注意力缺陷困难有改善作用。纳入了超过 39 项研究及 50 万人的一些荟萃分析，以及美国一项涉及 25000 人的大型临床试验，都报告了鱼油胶囊无助于减少心脏病、糖尿病或自身免疫病。[6] 如前所述，用 omega-3 取代 omega-6 的风潮站不住脚，其他极大型的试验也表明鱼油不能预防黄斑变性、阿尔茨海默病和前列腺癌。

维生素 C 在许多国家都是最常服用的补剂。人们期待维生素 C 能增强免疫力，降低患感冒或新冠的风险。不过，合格的试验表明，维生素 C 不能预防感冒、癌症或其他任何疾病。有几项研究显示，维生素 C 和锌补剂一样，如果在感冒早期服用，能将病程缩短半天，不过吃个橙子或吃点西蓝花也有同样的效果。我们在借应用程序开展的大规模调查中，也未发现维生素 C 或锌有预防新冠感染的效果。

医生开给病人的药往往被冲进了马桶，只有不到 50% 真正进了肚，就连治重病的药也不例外；我见过许多病人什么药都不肯吃。可只要管它叫"维生素"，有些人就抢着吃，就算我们知道它没有效果。要我说这就是"维生素愚忠"。没有证据表明维生素对健康人有益；相反，目前的证据都表明，长期服用维生素补剂，特别是大剂量服用，有健康风险。

比如过量摄入叶酸现在就越发常见，特别是在美国等常规往面包和其他食品中添加叶酸的国家。叶酸主要来自水果和绿叶蔬菜。过去人们一般认为叶酸的摄入对成年人来说不是问题，也没有安全上限。一些研究（当然也是观察性的）显示，大量的叶酸或许能预防心脏病甚至癌症，还能促进受孕，因此许多专家积极主张往所有食物或供水中添加叶酸。然而 2012 年针对叶酸的基因研究表明，叶酸预防心脏病的说法站不住脚。有十几项临床试验研究叶酸补剂是否有抗癌功效，对这些试验的荟萃分析表明：无效。[7]

怀孕或备孕的妇女则属特殊情况，大部分国家都推荐这一人群每天补充 2—5 毫克叶酸，因为研究有力地表明，该人群全体服用叶酸，能降低胎儿脊柱裂（胎儿脊柱在怀孕 27 周时未完全闭合）和其他出生缺陷的发生率。这一功效对于因饮食不健康（此处指缺少新鲜蔬菜水果）从而叶酸初始水平较低的女性最为显著。这一举措有坚实的科学基础，而随之而来的出生缺陷率下降也证明了相关公共卫生运动的成功，尤其是在较不富裕的国家。

可叶酸水平本来就高的女性大量补充叶酸会有什么后果呢？或者说在怀孕 27 周后仍继续长期服用叶酸（这经常发生）会怎么样？许多人都错误地认为吃维生素是越多越好。有些忧心的孕妇服用叶酸的量是推荐量的 5—10 倍（只为保险起见）。研究表明，叶酸能通过表观遗传作用，沉默孕母和胎儿体内一些有保护性作用的基因的表达，大剂量的叶酸还可能造成其他后果，如增加过敏、哮喘和乳腺癌的风险（虽说会降低白血病的风险）。[8] 对共纳入 2.7 万名心脏病人的随机试验进行的荟萃分析显示，每天补充 2—5 毫克叶酸对心脏并无益处，过量的叶酸（大于 5 毫克）反而会增加某些人心血管再次堵塞的风险。[9] 其他一些研究表明叶酸对不育问题亦无功用，甚至反而会增加不育的风险。[10] 其中的机制目前还不明了，但因补剂而积累下的未代谢叶酸（UMFA）水平是我们的肠道菌群应付不了的。[11]

西蓝花芽还是补剂？

担忧叶酸的证据大多来自大鼠，而大鼠模型当然并不总是可靠；或是来自小型的或观察性的人体研究。尽管如此，叶酸过量会损害健康的可能性依然真确，并对其他维生素也适用。这也提醒我们，合成叶酸与西蓝花一类的蔬菜中所含的叶酸盐作用并不相同，而且吃西蓝花可不会过量。一项旨在研究该问题的临床试验表明，食用天然西蓝花芽还是含等量西蓝花提取物的胶囊，产生的效果很不一样。吃西蓝花芽的被试血液和尿液中多酚的含量是服用胶囊者的 4 倍。[12]

有 20 多年，我一直给骨质疏松患者开维生素 D 钙片（钙含量 1 克），认为这对他们有帮助。这种判断是基于一些年代久远的研究，也源于钙肯定有助于强健骨骼的"常识"，同时也受如下教条的影响：医生应该照搬强效药物的试验结果所给出的治疗方案。开骨科诊所 30 年来，我从没见过一个真正的非洲人遭遇单纯骨质疏松性骨折。我每每错愕于世界上大部分地区的人不喝牛奶，饮食中的钙含量也只及西方饮食的一小部分，还什么补剂都不吃，却更少骨折。

20 世纪 80 年代对脂肪的声讨，使西方人认为应该禁绝或减少乳制品的摄入。在患者向医生提起此种情形后，医生就通过多开钙片来解决这一问题。事实表明，长期服用钙片的欧洲人，动脉壁上会大量沉积钙质，血管因而更缺乏弹性。这稍稍增加了他们心梗和中风的风险，而这些病正是他们想避开的。[13] 关于钙片的利弊仍有争议，双方都有坚定的拥护者；尽管钙片可能带来风险且并无确凿证据表明其有助于预防骨折，临床工作者也需要几十年时间改变长期以来的用药习惯。[14] 不过，如果哪位医生和我一样不再给病人开补剂，而三个月后病人跌骨折了，所有人都会认为是蠢医生的错。这和医生打算不开抗生素时面对的困境如出一辙。

维生素 D 一直受媒体关注，新冠疫情期间我们就多有见识。它不是真的激素，而更像类固醇激素，主要由皮肤接受日照后合成，少部分也来自鱼油、鸡蛋、乳制品和一些蘑菇等食材。前面反复提到的观察性研究表明，维生素 D 缺乏一致地与上百种常见病风险的升高相关，如心脏病、癌症、纤维肌痛、自身免疫病和多发性硬化，还有抑郁和早亡。其中可能除了关于心脏病和多发性硬化的说法外，其余都颇为可疑，我坦承我自己也发表了一些此类文章。针对群体的维生素 D 水平调查提示，1/3 的人表现为缺乏，甚至维生素 D 水平天然可以较低的非欧洲人也显现了缺乏。随后维生素 D 作为一种几乎适应一切病症（包括新冠）的补剂，仿佛包治百病的万灵药一般被广为推崇。

晒太阳还是用补剂

要纠正维生素 D 缺乏，合理的建议就是每天晒太阳 10—15 分钟，让脸和胳膊暴露在阳光下；冬天则可以口服鱼油。但医生极少这样建议病人，而是开补剂。这主要是由于人们对阳光过度畏惧，而癌症慈善机构和防晒霜生产厂商更巩固了此种情绪。它的基础是对黑色素瘤过时的观察性流行病学研究。每到春季，公众就会被告知，日晒是造成黑色素瘤的唯一原因。事实上那些研究说的是，频繁晒伤也只与黑色素瘤风险上升 50% 相关。或者说，过度日晒最多只能解释不到 1/4 的黑色素瘤的发病。[15] 再考虑到由基因决定的肤色浅深的影响，本就不高的风险更会进一步下降。其实基因和坏运道才是黑色素瘤的主要原因，而不是日晒。[16] 可尽管如此，皮肤科医生仍然叮嘱黑色素瘤患者要尽可能避免日晒。讽刺的是，维生素 D 水平较低和日照不足更可能令黑色素瘤复发。[17]

现在人们更相信医生和维生素药片而非纯天然的多脂肪鱼类或日光，但后者往往才是佳选。几年前，我以维生素水平偏低但属于正常范围的女性双胞胎为研究对象开展了为期两年的随机对照试验，观察维生素 D 补剂的效果，结果发现服用维生素 D 与安慰剂的双胞胎姐妹骨骼强度没有区别，不过多数未排除基因影响的小型研究都汇报维生素 D 对骨骼有积极作用。[18] 然而，多份荟萃分析汇总了 50 多项涉及接受维生素 D 补充治疗的患者的试验，结果显示，没有过硬的证据表明维生素 D 补剂能减少死亡或骨折。[19]

有三项随机试验使用了较高剂量的维生素 D，约为每月 4 万—6 万单位（通常推荐剂量为每月 3 万单位），有力地把维生素 D 重新刻画为某种危险物质。这些研究表明，摄入较高剂量维生素 D 或血液中维生素 D 水平略高于均值的病人，与摄入较低剂量或低于"最佳水平"的人相比，骨折及跌倒的风险高 1/3。[20][21] 我们在现代人群中观察到的维生素水平较低的情况，其中一些或许不是引发疾病的原因，而是标志着总体的营养不良或运动不足，而这才是要纠正的。但许多政府（就比如英国政府）没有如此行事，而是推荐广泛使用补剂。

因为维生素 D 水平在有各种疾病、风险因素、炎症和不健康生活方式的人身上都较低，所以很难判定因果关系；又因为基因也在一定程度上决定维生素 D 的水平，所以我们采用一种无偏倚的办法，叫"孟德尔随机化（MR）研究"，在其中，相关基因可用作天然维生素 D 的替代性指标。此类研究未发现维生素 D 有益于防止骨折、癌症或死亡。[22][23] 关于维生素 D，错误的说法有数百条，而可能成立的只有几种。诚然，维生素 D 只要缺乏一点，就能令人乏力、骨痛；多发性硬化或与其缺乏有关，而补充维生素 D 也可能有利于黄斑变性的治疗；[24] 对一些小型试验的总结也揭示出，维生素 D 或可将呼吸系统的病毒性感染降低至多 11%，但单次剂量不宜太大。[25] 2020 年，因应防治新冠的需要，维生素 D 大热特热，但迄今为止的数据，来源包括一些大型遗传学 MR 研究和我们自己借助"症状研究"应用对 200 万人的调查，都没有体现出维生素 D 对防治新冠有任何显著益处。

确保剂量和比例的正确或许是避免损害的关键。人体能从奶酪、牛奶、西蓝花或高级的意大利矿泉水等日常饮食中缓慢地吸收维生素和钙，但无法适应它们在胃里浓度陡增。人工大剂量补充激素，如甲状旁腺激素，会刺激骨骼，而在一天内以天然方式缓慢摄入则会有相反的作用。以非自然的方式人为补充维生素或许有同样的问题。

我们对肠道微生物和维生素特别是大剂量维生素的相互作用仍缺乏了解。研究表明维生素 B12 能实质性影响肠道微生物的组成，其他维生素可能也有类似作用。[26] 合成维生素或大剂量维生素的副作用，有些可能与此种机制有关。

在我看来，底线就是：除非你被诊断为维生素缺乏症或者饮食特别糟糕，否则补充维生素就没有帮助，反倒可能危害身体和肠道菌群的健康。把放在浴室镜柜里的一瓶瓶储备都扔了吧，一切重新开始。在对相关风险了解得更透彻之前，我们应该对数目日益增长、营销投入巨大的"添加维生素"的加工食品保持警惕。我们对维生素的迷恋鲜明地展现了人类执意要分离出某一种神奇成分的还原论执念，它注定得不到回报。不如用心让你和家人多吃真正的新鲜食物吧，足够多样的话，它们能提供人体所需的绝大多数维生素；而在健康菌群的帮助下，身体能自然合成其余的那些。

第六辑

当 心

第17章
可能含有抗生素

　　抗生素通常不会出现在食品标签上，但它们应该被标出来。人们或许不知情，但所有人都暴露于抗生素的作用下。这是100万年来人类的生活环境发生的最大变化之一，但直到50年前才开始产生影响。1928年苏格兰人亚历山大·弗莱明（Alexander Fleming）相对偶然地发现某种霉菌生成了能杀死细菌的物质，那时他不会知道，今天的我们会如此依赖这种物质。我们现在叫它"青霉素"。

　　事实上，弗莱明从未真正预见到这种霉菌制成药物的巨大潜能。是他的同行霍华德·弗洛里（Howard Florey）和恩斯特·钱恩（Ernst Chain）做到了青霉素提纯这一关键步骤，并且在几名危重感染患者身上开展了出色的临床试验，此前这些感染往往无药可治。那时他们提纯得到的青霉素非常宝贵，他们甚至会回收患者的尿液，稍加净化后给下个病人使用。之后在二战时伦敦遭遇闪电战空袭期间，他们离开伦敦，在美国开始以工业规模生产青霉素，供盟军使用。

抗生素取得了巨大的成功，挽救了千百万遭受细菌感染的生命，这些感染至今仍常会致死。战后医生们预言抗生素预示着所有人类感染的终结。

身为 DJ 和电视红人的阿兰娜（Alana）和丽莎（Lisa）是一对 26 岁的双胞胎（the Mac Twins），事业成功，生活幸福。她们是活力四射的苏格兰人，因为是同卵双胞胎，所以长得很像，也都是金发。不过尽管外貌相似，两人的差异却比想象中大得多。她们身高相近，体重也都是很合适的 60 千克；但丽莎臀部更丰满一些，还曾经在半年的时间长了近 13 千克。丽莎现在喜欢进行规律运动来控制体重；阿兰娜则对运动不感兴趣，喜欢通过高温瑜伽（Bikram yoga）流汗燃脂。阿兰娜觉得用 5 : 2 禁食法控制体重比较容易；而对丽莎来说，不按时进食的话她会发疯。

她俩的性格也大不一样。阿兰娜曾经是比较害羞的那一个，更为务实和稳重；而丽莎有时会焦虑，时而出现强迫性行为。她俩的父亲在打高尔夫球时因突发心梗而离世，年仅 58 岁。面对这一噩耗，两人的反应截然不同：阿兰娜坚强面对，但时有极端的崩溃；丽莎则拒绝接受事实，心境抑郁。她们一直搞不明白为什么彼此如此相似却又如此不同。

她们在苏格兰长大，直到 17 岁都住一个房间，尽管经常吵架但仍是彼此最好的朋友。6 个月大的时候，她们身体都不大好，先是因为支气管炎住院，后来又因为反复发作耳道感染和扁桃体炎使用了多个疗程的抗生素。4 岁时，阿兰娜因为膀胱反复发炎，不得不数次长时间住院，并近乎持续使用抗生素 2 年。之后不久她又患上了幼年型关节炎，这是一种遗传性自身免疫病，侵害全身多处关节，令关节肿痛僵硬。阿兰娜用了大量药物，才勉强能正常生活，但到 16 岁，她突然就不疼了。

让医生觉得奇怪的是，丽莎从没有过关节炎，但离家后不久，她长了严重的痤疮——这很出乎意料，毕竟她已经过了长痤疮的年纪。阿兰娜却从没长过痤疮，这很奇怪，因为我们的双胞胎研究表明痤疮是最容易遗传的病症之一。丽莎的痤疮非常严重，医生开了几个月的米诺环素，后来又加了其他更强效的药物，最后才将其消除。一年后，丽莎又发生了尿路和肾脏的感染，迁延不愈，经常要成月成月地使用抗生素。医生甚至建议她终身服用抗生素。

从成长经历来看，基因一致的她们所以差异颇大，可能原因之一就是抗生素。如果不是儿时因为反复感染经常使用抗生素，结果大批消灭了从母体获得的天然肠道微生物，阿兰娜可能不会得关节炎。这也可能影响了她的免疫系统，说不定还是她喜欢练高温瑜伽的原因。同样，丽莎的迟发性痤疮虽有遗传基础，但主要原因还是微生物的过度繁殖及身体的过度反应，之后肾脏容易感染可能也是肠道微生物组紊乱所致。她两什么都吃，从腌蛋到哈吉斯*，从薯片到寿司。

---

* 哈吉斯（haggis），将各种羊杂碎剁碎塞入羊肚，苏格兰名菜。

过去她们上厕所的时间都一样，而现在尽管饮食和生活方式依然相同，但她们的排便规律和习惯已大有差别。我们检测了她们的微生物组，发现她们体内的常见菌种有许多不同。总的来说，她们就像两个毫无关系的人那样，只有一小部分菌种（30%）相同，且罕有相似菌株。这也意味着抗生素治疗抹去了她们出生时具有的遗传相似性。我们后来在 PRE-DICT 研究中测试这对姐妹时也发现，她们对同样的食物也有不同的反应。

把抗生素当糖果吃

仅在美国，医生每年就开出 2.7 亿个抗生素疗程，不同州差异较大。研究表明，在英国，尽管管理机构严正警示全科诊所不要滥用抗生素，抗生素的使用率仍在上升。早在 1999 年全科医师就收到警示，应减少为病毒感染和较轻的细菌感染开具抗生素处方，但医生对此置若罔闻——事实上滥用的情况变得更严重了。至 2011 年，抗生素使用率上升了 40%，一般的全科医生会给一半以上有咳嗽和感冒症状的病人开抗生素，而这些都是病毒引起的感染，抗生素对其无效。还有 1/10 的医生更加儿戏，可能是为了让病人高兴或是尽快离开诊所，给 97% 的病人开了抗生素。

过去 30 年间，有记录的国家全都出现了抗生素使用的增加。40% 的抗生素处方是完全无效的，原因刚说过。[1] 抗生素滥用的情况在所有国家都存在，但在像瑞典和丹麦这些拥有管控良好的集中式医保制度的国家程度最低——人均用量不到美国的一半。这些国家也更多地选用窄谱抗生素，更有选择性地杀灭细菌，在不影响疗效的基础上减少对肠道菌群的损害。[2] 新冠疫情之下，对疑似病例使用抗生素的情况进一步增加，尽管没有证据表明这对治病有益。

一些各自独立的综述表明，即使在少数情况下确定存在细菌感染，抗生素的益处也微乎其微。例如早期使用抗生素治疗咽痛或鼻窦感染，平均只能让症状早消失一天。对某些人来说这或许值得，可前提是抗生素没有任何副作用。

致命治疗

阿伦（Arun）2 岁时第一次需要抗生素治疗。他妈妈没多想，因为她自己小时候也用过无数次抗生素，她觉得抗生素安全有效。她从没想过会有严重的副作用。

噩梦始于一天晚上。阿伦在外面玩耍后，身上出现了一个像是蚊子咬的小包，回家后，妈妈给他在患处涂了治虫咬的止痒药后就哄他睡觉了。第二天，小包红红的，看着像是感染了，开始沿着腿略略向上扩散。因为太晚没法去看固定的医生，妈妈带他去了当地医院的急诊，医生给他注射了一针头孢曲松，这是一种强效的头孢菌素，广泛用于多种不明细菌感染。为求保险，医生还开了另一种抗生素——Bactrim® 糖浆（相当于复方新诺明，复合了两种抗生素），并嘱咐妈妈让孩子吃够 10 天的疗程。

阿伦服药后腿很快好转，但出现了重度腹泻。妈妈没太担心，她知道这是抗生素的一种常见副作用。可腹泻很严重，一直持续，后来她还发现大便中带血。她带阿伦去看医生并化验了大便。后面她知道了化验结果：是艰难梭菌阳性，阿伦得了假膜性结肠炎，一种严重的肠炎。医生又给他开了一种抗生素 Flagyl®（甲硝唑），这是治疗由艰难梭菌引起的结肠炎的一线药物。开始新治疗后头几天，他的肠胃问题好转很多，可在疗程最后一天腹泻又来了。医生还是开了同样的药同样的疗程，然后是同样的情况再次出现。

"我们就被转诊给了一位小儿消化科医生，"阿伦的母亲说，"可是要等漫长的一星期才能约到号。我整个人都吓坏了，赶紧给我的医生打电话。阿伦的情况那么糟，等那么久我无法想象。他体重掉得很快，人眼见着病恹恹的。在深入了解他病情的过程中，我知道了有一种罕见的严重并发症会导致结肠破裂，常常能要命。我们的医生说他也无计可施，让我实在太担心的话就带阿伦去儿童医院。我担心得要疯了，整整两天没睡。后来像奇迹似的，他开始好转——我永远无法知道是什么原因——他也很可能就这么死了。人们应该了解到抗生素能造成这么严重的伤害。"

另一些孩子就没这么幸运了。患这种结肠炎的儿童高达半数可能丧命，因为抗生素对肠道的破坏太严重，免疫系统和肠道屏障都彻底失去了功能。这种情况常始于一轮抗生素将结肠中的自然菌群大幅度减少，于是微生物多样性降低，保护性菌群的作用减弱，一种凶险的致病性艰难梭菌得以大量增殖，最终在肠道占据主导。这副作用虽然可怕，但还算罕见，发生率约为十万分之一；用奶粉喂养的婴儿相关风险较高，因为他们缺少从富含益生元的母乳中获取的多样且有益健康的细菌，如双歧杆菌。这些细菌能增加他们抗感染的能力，还能减少过敏的发生。[3]

我们每年开出成百上千万的抗生素疗程，多数是广谱抗生素，它们在杀灭致病菌的同时也给其他细菌带去灭顶之灾，于是严重的艰难梭菌感染以及一般性的抗生素耐药问题越来越多。这警示我们，滥用抗生素，特别是毫无必要的应用，有着可怕却往往有隐蔽性的后果。

无菌分娩可能带来的问题

人生的头三年是形成能维护健康的核心肠道菌群的关键期。可惜，人们毫不顾及可怜的微生物，在围产期大量用药。给轻微尿路感染的孕母开抗生素的情况很普遍，而过去30年来，给剖宫产前的产妇经静脉使用头孢菌素这样的强效广谱抗生素以预防1%—3%的产后感染风险更成为常例。此类药物可透过胎盘影响胎儿，能进入乳汁，可能还有其他更严重的副作用。[4]

我非常支持在某些情况下施行剖宫产。我母亲突发胎盘停止供血时，是紧急剖宫产救了我的命。当时母亲才怀孕30周，我严重早产，是个体重不到2千克的小弱鸡，要在早几年，可能都活不下来。25年后，我在科尔切斯特（Colchester）附近的一家小型医院参与接生，负责握住扩张器，发现我辅助的医生正是当年在凌晨3点起床来救我的那位，我就在这么惊悚的时刻向他表达了感激之情。我曾经在旧出生证明上见过他的名字，但他并不认得我，奇怪吧。

救命的紧急手术是一回事，可择期手术是另一回事。

欧洲不同国家的剖宫产率差异很大。2010年意大利毫无意外地以38%的剖宫产率高居榜首；但2017年被塞浦路斯的55%超越，紧随其后的是罗马尼亚和保加利亚。自2000年起，各国的剖宫产率都有增加，从北欧到南欧大致呈梯度上升，英国以27%居中。欧洲剖宫产率最低的——大概也是发达国家中最低的，自20世纪80年代以来这些国家的情况几乎没变——是一些"贫瘠"国家，以北欧国家为最，比率约为16%。该数字大体代表较合理的剖宫产率。

1968年美国剖宫产出生率只有4%，现在接近1/3，每年的剖宫产手术超过130万台。[5] 不同地区的这一数据可相差10倍，从一些小镇的7%，到纽约市的50%，再到波多黎各的60%。[6] 生产风险最低的女性，以及最无力承担手术费用的贫困人口，反而接受剖宫产最多，比如在巴西公立医院的剖宫产率是45%，墨西哥是37%。中国也受这一风潮的影响，部分地区的分娩一度大半经由剖宫产完成。[7], * 外观、经济和文化原因可能都与这些地区差异有关，但最重要的可能还是医生的选择：有了剖宫产手术，医生再不用凌晨 2 点起床，还有时间提高自己蹩脚的高尔夫球技术。

双倍麻烦

30 岁的玛丽亚（Maria）已育有一个孩子，马上又要生产一对双胞胎。她在医院工作，所以清楚流程。医生和她讨论后决定在她怀孕 37 周时实施剖宫产。日子终于到了。之前她已禁食几天，服用了少量灌肠剂排空肠道。手术室里挤满了工作人员，她丈夫身穿无菌手术服，戴着口罩，手足无措地站在她身边。一道布帘把他俩和另一边的产科团队隔开。

医生为她施行了轻度麻醉，采取的是硬脊膜外注射。等到得知生下了两个健康的男婴后，她终于放下心来，在孩子被抱走前匆匆瞥了他们一眼。30 分钟后缝合完毕，她才第一次接过两个小小的襁褓。他们比正常婴儿轻，但尚无危险——体重都超过 2 千克。他俩简直像一个模子刻出来的。

开始母乳喂养后，两个婴儿都慢慢增加了体重。一个星

---

* 文末注释的文献提及的是 1994—2006 年中国东南地区的情况。据不同统计，中国 2008—2019 年的全国剖宫产率约在 30%—45% 之间波动，大体呈上升趋势（https://iris.who.int/bitstream/handle/10665/274088/PMC6083396.pdf；https://upload.motherchildren.com/2021/1101/20211101113036312.pdf；https://www.thepaper.cn/newsDetail_forward_5566098）。

期后回家，情况发生了变化。胡安（Juan）体重长得没有马可（Marco）多，也更爱哭。2个月后，被母乳喂养所累的玛丽亚决定改换配方奶粉，两个孩子都挺接受。不过胡安还是长得慢一些，夜里更不爱睡，会阵发腹绞痛。到两岁上，马可已是个胖乎乎的快活宝宝，胡安则比较瘦小，郁郁寡欢的模样。玛丽亚带胡安看了好几次儿科，医生都让她不用担心。

后来医生建议她给胡安试试豆奶，怀疑他可能是乳糖不耐受。改喝豆奶后，起初他增加了体重，随后就出现了一些奇怪的小过敏。家人为两个孩子安排了DNA检测，此时他俩的个头已经差了不少。检测证实，两人的确是同卵双胞胎。他俩互为基因克隆体，也是在同样的抚养下长大，为什么体重差异那么大，医生和家人都想不明白。

和所有新生儿一样，刚出生时，这对双胞胎肠道里没有任何微生物。在被来自母亲和周围环境的微生物定植的过程中，肠道内逐渐形成微生物群落；同卵双胞胎与异卵双胞胎或无关个体相比，微生物群落会更相似，但并非完全相同。不过剖宫产出生的双胞胎和顺产的相比，平均而言肠道菌群差异更大——有时是因为一些奇怪的原因。比如出生后所受对待的一些细微差异，就可能带来巨大的影响。

回到胡安和马可的例子。剖宫产手术本身是无菌的。但双胞胎被取出后，分别交给了不同的护士。表面上看，护士也很干净，但其实尽管经过了严格的刷手并且穿了特殊的衣服，护士身上仍布满微生物，这些微生物会从她们的头发、皮肤和口中不断散落下来。在给婴儿称重、做标记及清洁的过程中，护士将全新而各异的微生物分别"播种"给了这对双胞胎。这些进入双胞胎口中和肠道的"外来"微生物可不在演化过程的意料之中。因此在重回母亲的怀抱前，这对双胞胎已经有了彼此不同的微生物印记，这不仅会影响他们对食物的耐受情况，也会决定他们的一生。

在顺产过程中，首先定植于婴儿肠道的是来自母亲产道（包括阴道）、尿道和肠道的微生物，随后是皮肤上的那些。对婴儿形成独特而复杂的肠道环境来说，头三年至关重要，而这些微生物则为这头三年提供了良好的开端。这些微生物群落对人的正常发育非常关键，对于从零开始训练免疫系统更是如此。特别是阴道微生物，在女性孕期会发生剧变，为生产做准备；一旦组成改变，有可能触发早产。而剖宫产的婴儿，在未按演化常例接触到这些常规细菌前，就被从母体取出了。

研究表明，在出生后 24 小时内，剖宫产和顺产婴儿的肠道微生物就表现出重大差异。最明显的是剖宫产婴儿缺少来自母亲阴道的有益菌如乳杆菌，取而代之的是葡萄球菌（皮肤的多数小感染都由它引起）和棒状菌等来自皮肤表面的细菌。[8] 我们已经知道，这些细菌并不都来自母亲，剖宫产婴儿身上的细菌多来自穿着手术服的陌生人；如果爸爸没有吓昏过去被抬走的话，可能也有一些来自他。

因此在出生后几小时内，剖宫产婴儿体内的关键菌种就已然不同，这种不同会持续至少 3 年，甚至终身。即使在开始母乳喂养后，乳杆菌和双歧杆菌等有益菌也更不容易在剖宫产婴儿肠道内定植。[9]

剖宫产婴儿更易过敏

同样重要的是，肠道微生物组紊乱的剖宫产婴儿，免疫系统也受影响，他们日后有更高的风险出现免疫问题，如乳糜泻和过敏，特别是食物过敏。[10] 几乎所有已发表的流行病学研究（观察性研究而非随机对照试验）都表明，剖宫产婴儿的食物过敏和哮喘患病率会升高 20%。[11] 多数研究还表明，母亲本人有过敏问题的话，婴儿的风险更高——可能高达 7 倍。多数研究在常规和急诊剖宫产的婴儿身上发现了类似的风险，这减少了干扰因素的影响，使结果更为可信。

剖宫产是项了不起的发明，它给了人避开自然分娩的机会，将 1/3 婴儿带到人间。但它与演化的伟力相冲突，而此前人们并未认真考虑自然生产的重要意义。

废除剖宫产怕是不太可行。那有没有什么现实的变通？

美国肠道项目的发起人罗伯·奈特早年开展过一个观察剖宫产影响的研究项目，他给当时正怀孕的妻子提了一个相当奇怪的建议：如果后面她必须接受剖宫产，能不能让他想办法使生产过程更接近自然状态？妻子同意了。后来她生女儿时确实必须行剖宫产术。麻醉前，罗伯将一大块纱布放在她两腿间，并用它在她臀部附近擦拭。当医生把健康的女婴从母亲体内取出后，他立即用这块纱布把婴儿的面部、口唇和眼睛擦拭了几秒钟，尽可能模拟顺产时的情形。

3年过去了，他们的女儿一切都好，微生物组看起来也很健康。尽管她的母族有严重的过敏问题，但女孩长这么大还没发生过过敏，也只因为葡萄球菌喉炎用过一次抗生素。我听说一些北欧医院已经开始私下采用这新操作。尽管这种办法理论上成立，但临床试验尚无定论。还有一些研究在考查添加所有顺产婴儿都有的益生菌"婴儿双歧杆菌"是否于事有补。克服剖宫产消极作用的最好办法是母乳喂养，这能提供多种关键微生物，并降低过敏和肥胖的风险。

自然通过精妙的设计——不仅有基因，还有母亲的微生物——将营养物质和免疫信号从母亲转移给婴儿，而母亲体内的微生物又受孕期饮食的精细调节。过去两代人的过敏率显著升高，或可归因于婴儿体内微生物多样性的降低，这会影响免疫系统，其机制我们还不完全了解。婴儿出生后，很有可能在3岁以内接受抗生素治疗：大部分国家的数据显示，孩子在3岁前往往接受过1到3个疗程的抗生素治疗。这种情况下，儿童体内正在形成的微生物群落的微妙平衡会被打破，且可能永远无法恢复。

欧美最常见的8种由处方药引起的副作用当中，5种与抗生素有关。在美国，一名普通儿童成年前会接受17个疗程的抗生素治疗，而其中大部分治疗是不必要的（和在英国一样）。自然，许多小孩子用得比"普通情况"更多，这不仅会降低他们对其他感染的免疫力，还会带来其他副作用。

发展中国家的儿科医生长期以来就知道慢性感染会阻碍儿童的发育，这也能解释贫穷和身材矮小之间的关联。一份综述梳理了 10 项给小孩长期使用抗生素的试验，发现这些小孩都有长高，每年增高 5 毫米，但增重更明显。[12] 对这些非洲和南美儿童来说，抗生素整体上有益健康，减少了营养不良，消灭了众多有害细菌；但此种功效怕是与西方国家无关。

抗生素和肥胖

马蒂·布莱泽（Marty Blaser）是纽约的一名微生物学家，是最早意识到抗生素的潜在长期危害和不计后果消灭微生物这一思路存在偏差的人之一。2009 年，我在纽约长岛的一个遗传学会议上首次听他发言，进而认同了他提出的那些危害确实存在。关于这一主题，他写有一本优秀的著作。[13]

和我们许多人一样，他当时也看过此前 21 年美国各州肥胖率变化的政府调查报告。结果以彩色地图的形式直观展现，随时间推移而变化，看起来触目惊心。[14] 地图上的颜色由 1985 年的浅蓝（肥胖率不到 10%）到深蓝、棕色直到鲜红（肥胖率超过 25%），宛如在呈现一幅疫病蔓延的景象。各州的肥胖率 1989 年时还都在 14% 以下，到 2018 年则几乎都超过了 20%，只有科罗拉多和夏威夷两州还在 20% 以下。南部的肥胖率最高，西部最低。目前有近半数（42%）的美国成人肥胖。

要解释这种变化并不容易。不过有一些提示：各州抗生素使用情况也有发布。结果依然是各州存在巨大差异，且无法用患病率和人口组成的差异加以解释。但神奇的是，在地图上，每个州反映抗生素使用情况的颜色和肥胖率的颜色是重叠的。抗生素使用率最高的南部各州也是肥胖率最高的。加州和俄勒冈州的抗生素使用率最低（平均比其他州少30%），肥胖率也相对较低。

我们现在已经非常清楚，此类一国范围的观察性研究很容易走偏，比如你也可以做一幅把使用脸书或身体穿洞的情况和肥胖关联起来的美国地图。因此，前述两项研究的发现还不足以作为证据，要确证抗生素与肥胖相关的假说，仍需一些成功的重复。最先提供有力佐证的数据来自埃文地区父母和子女健康纵向调查（Avon Longitudianl Study of Parent and Children）团队，他们常与我合作。该研究选了 1.2 万名布里斯托（Bristol）地区的儿童，从他们出生起就开始跟踪，并收集了精确的检验结果和完整的病历。[15] 研究表明，儿童在半岁内使用抗生素，之后 3 年内体脂量和总体肥胖风险会显著增加——增加 22%。之后另一项研究也发现抗生素有类似作用，但没这么强，其他药物则对体重没有影响。这也反映在丹麦的一组出生队列研究中：半岁内使用抗生素会影响 7

岁时的体重。[16]

最近美国一项纳入 6.4 万名儿童的大型研究公布了研究结果。该研究比较了不同类型的抗生素和准确用药时间的影响。[17] 宾夕法尼亚州有 70% 的儿童在 2 岁前使用过 2 个疗程的抗生素。研究发现，在此年龄前使用广谱抗生素，会使幼童期的肥胖风险增加 11%；使用得更早，风险会更大。

与之相对，窄谱抗生素对体重没有明显影响，常见的感染同样不影响体重。这些"流行病学"结果虽然能佐证抗生素和体重有关，但不是前后一致的决定性证据，而可能由其他偏倚因素造成，例如使用抗生素的孩子体质不同或因为别的原因更容易肥胖。因此马蒂·布莱泽及其团队更进一步，在小鼠身上验证两者的关系。

为模拟 3 岁内幼儿使用抗生素的情况，他们将小鼠幼崽分成 4 组，给其中 3 组使用 3 个疗程的不同抗生素，每个疗程 5 天，剂量与治疗婴儿咽喉或耳道感染相当。使用抗生素的几组幼鼠长得更快，微生物组受到扰乱，多样性更差。[18] 喂养近 5 个月中定期检测相关指标并加以比较，结果极为鲜明：使用过抗生素的幼鼠，体重和体脂都显著增加，若同时喂以高脂饮食，则增加最为明显。

除非特别幸运，过去 60 年中出生的人大多在小时候接受过抗生素治疗或一度高脂饮食，于是也可能受和这些小鼠一样的影响。我问那些来自全英的 1 万名参与研究的成人双胞胎，他们中有没有人从未使用过抗生素，我们好研究他们及其菌群，结果，一个都没有。哪怕你小时候躲过了抗生素，也很可能像我一样没逃开剖宫产。一项校正了其他因素的荟萃分析表明，剖宫产且未获得前述"擦拭接种"的孩子，肥胖风险大概会增加 20%，在我看来这可能要归因于菌群。[19]

嗑药的动物

大部分制售的抗生素都不是给人用的。欧洲有百分之五六十的抗生素用于畜牧业，且相邻国家的用量存在巨大差异。美国有 80% 的抗生素用于养殖业。这都是非常庞大的数量——在美国，2011 年约有 1300 万千克，而 20 世纪 50 年代还只有 50 千克。[20] 你可能以为一定是养殖的动物"经常嗓子痛"，但其实另有原因。

战后到 60 年代，科学家为了让动物长得更快，试了各种方法。[21] 在大量试错后，他们终于发现，往动物饲料中持续添加小剂量抗生素可以明显促进生长，基本可以大幅提高任何动物的成长速度，从而令其更快上市，肉也会更便宜——他们称之为"喂养效率"。而且在动物生长周期中越早添加这些"特殊"饲料，效果越好。随着抗生素越发廉价，这种方法对养殖业来说很划算。如果这在牛和猪身上一直有效，在人身上又怎么会例外？

美国的农场再也不是我们印象中农场的模样。今日的美式农场以庞大的工业级"集中式动物饲养操作场"（CAFO）

而闻名，此种场地可容纳多达 50 万只鸡、猪或 5 万头牛。这些牛被飞快地喂大，从小牛犊到屠宰只需约 14 个月，届时平均重达 545 千克。[22] 饲养场很快就不再给牛犊饲喂干草青草这些牛的天然食物，而改为大规模种植的玉米并添加低剂量抗生素，让它们习惯以此为食。玉米价格便宜量又足，还有补贴，种在喷洒大量杀虫剂的地块上，这些玉米地的面积相当于整个英国。因为被人为改变饮食、畜栏过于拥挤、空气不洁且近亲繁殖，这些牛很容易暴发感染性疫病，于是抗生素又派上了用场，这实在是很讽刺。

只有少数几种抗生素禁止用于此种大规模工业化养殖。面对利润颇丰的市场，美国农业部迟迟不做严肃干预，直到 2017 年才禁止用抗生素催长禽畜。1998 年，在意识到抗生素可能进入人类食物链并导致耐药性后，更有环保意识的欧盟便禁止往饲料中添加对人类来说相当重要的几种抗生素，2006 年更全面禁止使用包括抗生素在内的任何催长药物。

照此说来，欧盟市场上的肉大多应该不含抗生素，可惜并非如此：正如荷兰的丑闻事件所反映的，非法添加抗生素的情况依然猖獗。[23] 直至 2021 年，欧盟的养殖户仍可在禽畜生病时合法使用抗生素，他们也常常这样做，且用量极高。尽管欧盟试图限制可用药物的品种，但实际无甚效果。如果畜群中出现了 1 例感染，给 500 只同时使用抗生素比隔离观察 1 只更便宜。食物链及环境中如此大量的抗生素，提升了细菌的耐药性，人们只得将更强效的抗生素用在动物身上，进而也用于人。

而欧盟之外的养殖户连如此松散的规定也不用遵守。欧盟每年从境外进口大量肉类，消费者很难知道加工食品中肉的产地，甚至它用的是不是包装上标识的肉类，就像欧盟的马肉千层面丑闻揭示的那样。

我们食用的鱼超过一半是集中养殖的，无论是来自挪威还是智利的三文鱼；还有泰国或越南的速生大虎虾，养在红树林被砍伐后留下的沼泽中，数以 10 亿计。鱼类养殖所使用的抗生素在不断增多，而主要的供应商又不在欧盟或美国的监管之下。鱼类养殖的条件越糟糕，投放的抗生素就越多，数量以吨计。据估计有 75% 的抗生素透过养殖鱼类的网箱进入水体，进而进入附近的野生鱼类如鳕鱼体内，从而进入食物链当中。[24]

抗生素避得开吗？

假如你吃肉吃鱼，那么在对着牛排、猪肉或三文鱼大快朵颐的时候，基本上也吃下了抗生素。尽管往饲料中添加抗生素是违法的，但许多国家的市售牛奶中常常能检出少量抗生素。就算你是严格的纯素食者，甚至不相信抗生素能治病，你也并不安全。畜类被喂了抗生素，它们的粪便又用作肥料浇灌植物，而这些菜可能最终就端上了你的餐桌。这种情况在美国最普遍，但其他国家同样存在。从水槽和马桶冲下的千百万吨抗生素及动物的排泄物也污染了我们的供水，如今供水中已含有大量因基因融合而具有耐药性的菌落。

供水公司对此没有声张，但他们确实也无法监控或滤除水中的抗生素或细菌。欧洲和美国的自来水厂及农村的水库中都检出了大量的抗生素。[25] 对世界范围内的河流、湖泊和水库展开的类似研究都得到了相似发现。[26] 水中抗生素的浓度越高，种类越多，耐药基因也越多。[27] 所以不管你居于何处，以何为食，都在水中持续不断地摄入一剂剂抗生素。就连瓶装矿泉水可能也无法幸免：不同品牌的矿泉水中都曾检出对多种抗生素具有耐药性的细菌，这应该是因为它们接触过抗生素。[28]

营利性的农业产业和政府的食品与农业机构表示进入人类食物链中的抗生素剂量不高，完全无害。可万一这些"无利益冲突"、只关心你我健康的庄严机构错了呢？这些小剂量的抗生素会不会对人有害？马蒂·布莱泽再次决定要实证检验。他的实验室发现，在一生中模仿养殖动物使用抗生素的小鼠，哪怕剂量远低于治疗剂量，其体重和体脂都是正常小鼠的 2 倍，脂类代谢也会出现异常，[29] 肠道微生物组成显著改变，拟杆菌门和普雷沃氏菌属的菌种明显增多，双歧杆菌明显减少。

停用抗生素后，这些小鼠的微生物组成会恢复到与未使用抗生素的小鼠相似，但多样性仍然更差。随后，即使用同样的饮食喂养，曾使用过抗生素的小鼠也会终生都更胖。将抗生素添加进高脂饮食，产生的影响往往比添加进正常健康的小鼠饮食更为惊人。布莱泽的实验室还发现，使用抗生素的小鼠，免疫系统严重受损。菌群的改变干扰了正常的信号传导通路，负责调控肠壁免疫细胞并维持其健康的基因也受到了抑制。

为证实造成上述结果的是肠道菌群的改变，而非抗生素的直接毒性作用，研究团队将使用过抗生素的小鼠的肠道微生物转移至无菌小鼠体内，后者同样体重明显增加，这决定性地证明了问题出在肠道微生物种类的减少而非抗生素本身。喂以高剂量和低剂量抗生素的两组小鼠，与肥胖相关的天然胃肠道激素如瘦素和能引发饥饿感的酪酪肽，水平都有升高，这是在胃肠道收到来自脑的信号，要求缩短食物排空时间、增加对各种食物的热量提取后释放的。这提醒我们"脑肠"相互作用多么重要，而它又时刻都在进行。

现代婴儿要面对大量抗生素，它们可能来自产妇在剖宫产前接受的注射或抗轻度感染的短疗程用药，也可能来自母乳本身。此外还有被低剂量的抗生素污染的自来水和食物，其影响还不为人所知。抗生素可能是许多看似意外、无关的疾患的根源，比如有研究发现针对疟疾的抗生素使用增加了疟疾的扩散和感染，因为抗生素使传播疟疾的蚊子更容易摄取疟原虫的原质（plasmodia）。[30], * 抗生素可能就是造成当今

---

* 且抗生素对治疗疟疾无效。

植根于儿童期的肥胖流行的隐藏原因或原因之一。肠道微生物种类的减少和高糖高脂的加工饮食，联合创造了一场完美的肥胖风暴。

更可怕的是，我们不但自己变胖，还把专爱胖人的微生物传给下一代，于是开启了一个恶性循环：下一代会使用更多抗生素，微生物组会比我们更贫乏。也就是说，每过一代，微生物组的多样性都会减少。这可以解释为什么我们观察到的此类后果、趋势在肥胖母亲所生的孩子身上会被放大，这些母亲本身生来就有微生物组缺陷。

既然抗生素很难避开，那有没有办法来改善这种局面？变身为一个抗拒医药、践行有机生活和纯素食的"新纪元"人士，或许能给你自己、家人及你的菌群一点点额外优势，但更好的决策还是为减少抗生素的使用而共同努力。

如果医生不再被迫开具抗生素，我们的孩子会收获极大的益处。紧急情况肯定要看医生，但一般的小病可以试试多观察一两天，看能不能自行好转。人都会生病，不吃药的话症状可能多持续一天半天但也会好，如果我们都能开始接受这种观念，那肠道菌群会少受些摧残。政府可以通过敲打滥用抗生素最多的医生来施加有益的影响。法国正是靠这一办法，在2002—2006年期间成功遏制了抗生素滥用的势头：开给法国儿童的抗生素处方减少了36%。

必须用抗生素时，应该用现代基因技术开发更具靶向性的药物，而不是像目前的药物这样消灭所有细菌。除了少吃肉，经济条件允许时吃有机食品，我们还要游说政府减少补贴依赖抗生素的工业规模养殖。

微生物的耐药性每年会导致 70 万例死亡。因抗生素耐药性而出现的感染数量迅速攀升，该问题若得不到解决，预计至 2050 年将导致每年 1000 万人死亡。面对严重感染时，我们可能很快就无药可用，开发替代性药物是当务之急，比如开发对人类无害但能杀灭细菌的病毒。我们要增加对研发的投入，以找到快速识别并消灭致病菌的方法。[31]

益生菌能否解决问题？

添加了嗜酸乳杆菌、双歧杆菌或其他冻干益生菌的酸奶饮料会有帮助吗？如前所述，越来越多的证据表明，此类饮品对老幼人群、重病人群，以及为解决肠道疾病而服用抗生素的人都有益处，[32] 还有一些较弱的证据显示它们也有抗病毒（如新冠病毒）的作用。[33] 对肠道非常健康的健康人而言，尽管酸奶饮料肯定无害，但也没有过硬的试验表明它们有重大益处。这大概是因为每个人的肠道菌群都很不一样。鉴于不知要取代哪些微生物，那些添加一两种菌株的特定产品对你有没有好处就全看运气。

但愿未来人们能为每个人度身定制益生菌，不过这有赖于所有人接受定期的肠道微生物检查。鉴于越来越多的证据表明益生菌对免疫系统，对早期癌症和代谢问题的治疗有益，大体也对抗癌药物有反应，肠道微生物检查在未来应成为标准诊疗手段。[34] 同时，在使用抗生素期间食用富含益生元的食物（如菜蓟、菊芋、韭葱、块根芹等）以及含有丰富菌种的发酵食品（酸奶、酸乳酒、康普茶、辣白菜等）也有一定道理，不过目前还缺乏数据支持。鉴于抗生素及剖宫产与过敏率升高有关，而有些致敏食物又对微生物有益，那我们有没有必要限制食谱，将这些食物排除在外？

第 18 章
可能含有坚果

菲伊（Fae）突然面色青紫，嘴唇起疱，面部严重肿胀，连呼吸都停了。她的母亲惊叫起来。这一切都发生在 3000 英尺的高空。菲伊是个 4 岁的小女孩，家住埃塞克斯，无忧无虑，5 分钟前还在和姐姐一块儿玩。他们一家刚在西班牙特纳利夫岛（Tenerife）度完阳光假日，乘瑞安航空（Ryanair）的班机返回英国。菲伊有严重的过敏，机组人员已经再三提醒乘客不要拆开任何坚果小吃的包装。可是坐在她后面四排的一位男士，和其他许多人一样，以为这是故意夸大其词，没把警告当一回事。他的邻座试图阻止他，可他似乎一定要痛快吃上他那包混合坚果，才能忍受 3 小时的飞行时光。

几分钟后，一定是因为机舱里能卷入食物碎屑和粉尘的强劲通风系统将一些坚果屑带入了空气，菲伊开始挠抓面颊，脸变得通红，随后不省人事。她妈妈赶忙把她抱到机舱前端，离坚果远些，但为时已晚。菲伊的爸爸拿出了他们总是随身携带的肾上腺素注射笔，可是在紧张慌乱之下，手抖得无法注射。他们眼睁睁地看着女儿的生命不断流逝。机组人员也缺乏相应的训练，无能为力，终于一名身为急救人员的乘客冲上前，给女孩注射了肾上腺素。菲伊慢慢醒转，所有人包括那位超爱坚果的乘客都松了一口气，他深感愧疚，还差点被同机的乘客大揍一顿。之后，他被罚两年不得乘坐瑞安航空的航班。[1]

坚果曾是许多人类祖先的食物，如今也是众多菜肴的常见原料，还是前述的健康地中海饮食的重要组成部分。可食用的坚果种类很多，主要含不饱和脂肪，以及蛋白质和多酚这种抗氧化物。对普通欧美人来说，坚果提供了饮食中 1/5 的多酚。其中核桃含多酚最多，有 20 多种，[2] 30 克核桃所含多酚就相当于等重量的蔬菜和水果之和。爱吃花生酱的美国人摄入的多酚有 2/3 来自花生，这平衡了花生酱高糖高热量的不利影响。一般来说，坚果烘烤后，多酚会增加 15%，但不同种类的坚果差别很大。现在流行吃坚果前先浸泡一阵，以利于释放其营养并去除有害成分。这种做法没有害处——对一些豆类来说也确实有意义——不过到现在，你应该已经对一切所谓的去除天然食物中有害成分的说法心存怀疑了。最难消化的坚果，肠道微生物也从中提取营养。

20 世纪 80 年代，因为胆固醇和脂肪含量较高，坚果特别被强调对人不好，我也一度以为它们不健康。不过后来的研究不断表明，只要不添加过量的盐，坚果是可以抑制食欲的；前瞻性研究也表明坚果有助于减轻体重及改善血脂水平。[3] 前面提到的著名的 PREDIMED 随机研究表明，每天食用 30 克的生混合坚果（且不浸泡），与低脂饮食组相比，心脏病风险明显降低，功效几乎和额外食用橄榄油相当。[4]

花生实际上是豆类而非树坚果，但也符合上述描述。美国人每年会把 8 亿美元花在花生酱上。花生酱尽管名声不佳，却含有维生素、蛋白质、脂肪和纤维；若未经过度加工，甚至还对心脏略有益处。根据覆盖伊朗到荷兰的多项研究，树坚果对于降低死亡率作用更大。[5]

坚果中还有许多我们不了解的物质，例如可能有助于减重的"恶病质素"（又名"肿瘤坏死因子"）。只要不裹满糖或盐，坚果总体而言对人有益。那坚果怎么会和"危险"联系起来，像食品标签和菜单上醒目标示的那样？又怎么会在飞机上威胁到孩子的生命？是坚果变了，还是人变了？

食物过敏是不是一种现代病？

首个有医疗记录的食物过敏事件（鸡蛋和牛奶过敏）发生在泰坦尼克号沉没的 1912 年，[6] 而当时一个人发生食物过敏的可能性比撞上冰山还小。100 年前，要是碰到一个食物过敏的病人，医生会兴奋得两眼放光：他能就此发文章，当稀罕事讲给同行听，接着出本畅销书，变成四处巡讲的名人。但直到 1969 年，食物过敏的病例才首次登上现代医学杂志，与人类登月同年。[7]

像菲伊这样因过敏在飞行途中突然晕厥的孩子在报道中越发常见，过敏严重甚至伴有致命过敏反应的人也越来越多，但每年死于过敏的儿童数量却幸运地很低（英国只有个位数）。"无坚果"学校率先出现在美国加州，而后被各地仿效，担忧的家长可以把孩子送去就读。照此趋势发展，更多航空公司迫于压力禁止坚果，那时，一袋花生就可以看作大规模杀伤性武器，航空公司也必须给外出度假的过敏儿童开辟专门航班，否则不可能完全保证他们不接触到空气中的小过敏原。不过这会不会又是一个都市传说？

我就上述瑞安航空的惊人事件咨询了伦敦最好一批医院的几位过敏方面的领军级主任医师，该事件当时已是人们讨论的焦点，有人甚至呼吁在飞机上禁绝花生。结果出乎我意料，几位医生都说大可安心地挨着小菲伊吃花生。据他们说，必须有一颗花生直接飞进孩子嘴里，才可能引发过敏反应。大部分致敏食物，包括花生中的主要致敏源 ARAh2 蛋白，都不会经空气或灰尘传播。专家们认为，唯一可能的解释是有别的过敏原直接进了菲伊的嘴，从而引发了过敏反应。

这些医生每个月都会给高过敏风险的儿童做几百次过敏检测，他们说，如此严重的过敏反应实属罕见，绝不可能由空气中的花生屑引起。唯一的例外是对鱼过敏，因为鱼的腥味中含有致敏蛋白。这一事件显示了这些关注罕见病的团体和媒体在传播这些离奇事件中的作用，而这种作用可能是长远的，有着重要的社会影响。下次坐飞机时，机组人员告诉你机上有孩子对坚果过敏，家长为此很是担心，请你理解并别吃坚果，你会怎么做？

尽管瑞安航空事件有夸大和不实之嫌，但食物过敏事件的确在增多。食物不耐受的情况也有所增加，但它与过敏非常不同，也很难定义。食物过敏表现为吃下食物后即刻出现明显的反应，如肿胀、紫癜、麻木，也常有呼吸困难或意识丧失。没有什么轻微过敏，就像没有什么癌症或死亡不严重。相反，食物不耐受往往表现为吃过某种食物后出现腹胀、恶心、腹痛、腹泻或便秘。我们不知道究竟是这些问题是真的增多了，还是以前就有这么多但当时人们不把它们叫病。我治疗的许多类风湿关节炎患者认为是某些食物导致他们患病或症状加重，归咎的食物不尽相同。我总是跟他们说，与其花钱调整昼夜节律或是用头发做一些伪科学的过敏检测，不如试试除了矿泉水和蔬菜什么都不吃，坚持两周，看症状有没有缓解。没人照做。事实上，与疾病有关的食物过敏，真正的发生率不到1%。

但过敏是一种真正的现代病，应该严肃对待，数不清的物质都可能引发过敏。从最常见的对镍制硬币过敏——我们研究的中年双胞胎女性中有1/5对此过敏——到少见的对虾过敏（1/50）、香蕉或西红柿过敏，再到更罕见的对药片糖衣过敏或对日光过敏（1/1000）。甚至还有人对水过敏（还有个名字叫"水源性荨麻疹"），过敏对象可能包括自己的眼泪或爱人的亲吻。患这种病非常痛苦，不过倒是有了不洗碗的好理由。现在还出现了一些奇怪的组合型过敏：比如有个女孩只有吃到被桦树花粉污染的苹果才会发生过敏性休克。

防治幼儿过敏

澳大利亚的过敏患者数量在全球位居前列，原因不明。该国 1/30 的儿童对花生过敏（英国是 1/80），且该数字以每 20 年翻 1 倍的速度增长，并在 5 岁以下儿童及第一代亚裔移民儿童群体中增长最快。最早定居澳大利亚的五代人主要来自爱尔兰和英国，他们在踏上这片土地时接触到了许多可致敏的奇特物质；不过直到 30 年前，大部分人似乎都没什么过敏问题。打从我母亲在澳大利亚成长开始算起——我和我弟弟在 20 世纪 60 年代也在那儿上了几年学——澳大利亚人的生活方式发生了巨变。

传统的热爱户外、运动和烧烤的澳式生活方式一去不返，同时逝去的还有野餐、蛇、蜘蛛、泥泞的双脚和旱厕棚（dunny）。现在的孩子很少到户外玩耍，而是待在一尘不染的空调房里玩游戏机和电脑，吃的是干干净净、加工度越来越高的食物。澳大利亚是儿童肥胖率最高的国家之一。与通常给人的印象不同，很少有澳大利亚儿童参加体育运动。不过喝啤酒和看比赛两个传统倒是保存得很好。

孩子们从什么时候开始变得爱过敏呢？最新研究表明，婴儿并不是只有吃过某种食物后才对其中的特定蛋白（过敏原）过敏，实际上远早于此——在妈妈肚子里就开始了。[8]传统上，医生会建议比较担心的准妈妈们别吃特定食物，如法式奶酪或萨拉米肠，现在则有更进一步限制孕妇饮食的趋势，为的是避免出现某些罕见的感染或过敏。这些建议通常是为以防万一，没有证据支持——还恰好是在孕妇需要多样化的健康饮食的时候。其实此时身体往往会告诉孕妇要吃什么。比如医生会建议孕妇别吃花生，以求一切顺利；但我所在医院的一个团队新近开展的一些大规模临床试验确凿地表明，情况恰恰相反：和孕期不吃花生的女性相比，吃花生的孕妇反倒更不容易生出对坚果过敏的孩子。[9]这已经在许多国家引起了改变，它们修改指南，建议4—12个月龄的幼儿进食花生。但误区依然存在。

对新生儿来说，多样化的微生物组是降低日后过敏风险的关键。[10]多样化主要来自母乳喂养，辅以母亲健康饮食，晚断奶，家里也别打扫得一尘不染。微生物组丰富性和多样性的降低往往才与过敏有关。[11]过敏更常见于非母乳喂养、免疫系统较弱的婴儿。如前所述，现有理论认为健康多样的微生物组会使肠道免疫系统处于随时待命的激活状态，在接触陌生的外源性蛋白时就不会反应过度。[12]

过分讲卫生

将家里和宝宝都收拾得干净无比的妈妈，她们的孩子大多面临过敏风险。一项研究发现，会自己把橡胶安抚奶嘴吮干净后放回婴儿嘴里的父母，他们的孩子出现过敏的情况大大少于父母给尽心更换卫生消毒奶嘴的婴儿。[13] 母亲先把食物嚼烂再喂给婴儿的老做法如今在西方已很少见，但它既能帮助分解难嚼的淀粉食物和肉类，也能将多种有益微生物经唾液传给婴儿。在多数哺乳动物和一些人类文化中，舐舐婴儿都很常见，亲吻当然更具普遍性。

你可能听说过"卫生假说"。它由和我共同学习流行病学的同行大卫·斯特罗恩 (David Strachan) 提出，他是在研究全国从出生起就被追踪哮喘和湿疹情况的婴儿数据时对此产生的兴趣。他发现在英国，潮湿的居住环境与过敏相关，[14] 但与人们的直觉相反，是负相关：在矫正了其他可能引起偏倚的因素后，潮湿、拥挤的较差家庭环境竟还是有保护作用。该结果在许多其他国家都得到了重复和支持。因此就有了卫生假说：可能是过度的卫生导致了现代过敏症。

在不那么洁净的环境下长大，常接触动物及感染寄生虫的人，好像从不会得哮喘或出现食物过敏。起初人们认为这可能纯与免疫系统有关，免疫系统必须在人生早期被感染激活，以便精细调节其防御功能。人类在几百万年的时间里也正是如此演化的。可从 20 世纪 60 年代开始，一切突然变了：孩子们在越来越卫生的环境中长大，接触不到泥土和虫子，一些小病也不见踪影，而所有这些在过去都是免疫系统的教官。因此国家越富裕，人们越远离自然，过敏就越会多发。

20 世纪八九十年代哮喘的患病率到达了顶峰，之后开始回落，但与此同时严重的食物和皮肤过敏大批量增加。和哮喘不同，这两种过敏在成年后也不会消失。1/20 的儿童对花生、牛奶或其他食物过敏；过去 25 年间，这一数字以每年约 3% 的速度不断增长。麸质过敏也比以前更为常见。通过皮肤点刺试验和斑贴试验，我们能量化过敏的患病率，而无须依靠调查问卷。最新调查表明，美国有 54% 的儿童对某种物质有轻微过敏的迹象。我们也检查了来自农村和城市的英国双胞胎，发现其中 1/3 的皮肤斑贴试验呈阳性，意味着可能存在过敏。

然而，美国有些人群较少受过敏流行的侵扰。印第安纳州的科研人员在研究了当地的阿米什人后发现，阿米什儿童皮肤点刺试验的阳性率只有 7%，和他们的基因很相近的瑞士儿童，患病率则比他们高 6 倍。[15] 自 17 世纪离开瑞士伯尔尼以来，阿米什人一直没太改变过生活方式。孩子们在村民的共同抚养下长大，学会走路后就会去到处是尘土、堆满干草稻梗、遍布动物毛发和粪便的牛圈里挤奶。干农活最多的人肠道菌群最为多样，其中有大量其他美国人体内少见而非洲人体内常见的普雷沃氏菌等菌种。[16]

到目前为止，卫生假说仍经得起检验，不过它也应适时调整，以适应我们对微生物重要性的新知。别忘了，肠道微生物所产生的化学代谢物如色氨酸（现在叫"后生元"），对训练免疫系统来说也很关键。它们给肠壁上的调节性 T

细胞发送信号，后者在我们吃进的食物和免疫系统的反应之间充当信使和稳定器。[17] 调节性 T 细胞水平较高一般意味着健康，因为它能抑制免疫系统。因此无怪乎有食物过敏问题的女性生的孩子在出生时体内调节性 T 细胞水平就低，这是亲代基因和限制性饮食的双重影响。[18]

阿米什人过敏率很低的一个原因是他们大量饮用未灭菌的生牛奶。研究人员也针对欧洲家庭开展了类似的研究。如果我们可以为母婴设计出阿米什式的饮食方案和益生菌食品，增强调节性 T 细胞传递的信号，或许能扭转食物过敏流行的势头。[19][20] "卫生是保证孩子健康的头等大事"，我们中多数人都是在这样的观念下长大的。那还该不该继续让孩子保持干净呢？天然但并不洁净的环境带给阿米什人的保护不仅来自尘土和身边各种动物的毛发，还来自栖居其中的万亿级微生物。在农场附近长大的欧洲儿童就较少患哮喘和过敏。

但农场之间也有区别。在美国，大型集中式饲养场附近的居民对食物的过敏会减少，但哮喘会增加。[21] 一项研究表明，可以整天在户外玩耍、在泥里打滚的小家伙被试，比起定期洗澡、长期待在室内的那些，出现的过敏和免疫问题更少，乳杆菌等肠道益生菌也更多——不过这里说的是小猪崽。但就微生物、基因及健康而言，我们与猪很相似。[22]

许多过敏症患儿的母亲内心都充满了焦虑和内疚，想尽可能地保护孩子免受灰尘和动物毛发中过敏原的袭击。她们尽最大努力，将房子打扫得宛如无菌实验室。还有一些母亲担心有坚果、麸质、小麦或鸡蛋成分混入食物，吃饭变得像到波吉亚家族府上赴宴一般提心吊胆。*鉴于在极少数情况下，坚果过敏会致人死亡，这些母亲的担心也可以理解。但研究表明，把房子打理得像农场，养些宠物甚至养猪，是会降低而非提升过敏率的。养宠物对人的健康有诸多好处，如延年益寿、减少过敏甚至防止抑郁，这不仅来自动物的毛发和尘土，更来自动物多种多样的肠道微生物。[23]。多项研究显示，接触宠物的婴儿更少过敏，菌群也更健康。[24][25] 要将尘土和多样性视为人类的朋友，不再将食物不耐受看作了不得的疾病，这不是一件易事，但对后代的健康至关重要。

---

* 波吉亚（Borgia）是中世纪的欧洲贵族家族，有用家传毒药谋杀政敌的盛名，家族中亦有人有中毒经历乃至中毒而死。

第 19 章
保鲜期

当今全球有数量惊人的食物尚可食用却被无故丢弃。据估计，多数西方家庭购买的食物约有一半被扔掉了。有些情况是可以理解的：我为了吃得健康，某些蔬菜和水果总是买太多，结果它们慢慢腐烂长霉，引来小虫，最后只能扔进垃圾箱。但这是例外，10%—15% 的食物浪费要怪日期标签。

现在很多人认为食品过了保鲜期（best-before date）就会要人命，至少会引起食物中毒。常见的迷思认为微生物最终会占据该食品，而吃混着微生物的食品很可能中毒。少有人意识到，保鲜期只是对食物的品质而非安全性的期限估计。

一些食物的确要当心，特别是生肉，比如大规模养殖生产的鸡肉，沙门氏菌和弯曲杆菌会大量繁殖，可能引起胃肠道感染；不过它们只要冷藏，储存时间就与此类细菌的繁殖无关。多数情况下，细菌在你购买食材之前就已经开始增殖了。超市里的食物过了保鲜期后，味道、肌理及微生物组成可能会有变化，但不会危害健康。

如前所述，品质优良的奶酪本身就富含细菌和真菌（当然你大可以刮去长霉的外壳），果酱、酸奶和腌菜也是如此。如今，连醋这种有防腐作用、不会变质的产品，也有保鲜期和食用期（use-by date）。我没做过科学调查，但我自己还从没碰到过吃自家冰箱里的食物吃病的人。奇怪的是，你可能以为餐馆的卫生标准更严格，但大部分食物中毒事件都发生在外食情况下。好在主要由肉和蛋引起的食物中毒事件，在大部分国家都在稳步减少，发生率只有30年前的1/4。[1]

食品标签上的"销售日期"（sell-by date）本来是为帮助商超从仓库补货、提高货架效率的，但他们很快发现消费者喜欢查看此日期，挑选最新鲜的货品，超过此期限的则拒绝购买。于是食品厂家发明了更多眼花缭乱的日期（政府也鼓励如此）：保鲜期、食用期、销售日期，等等——因为厂家很快意识到这能让人们丢弃更多的食物，从而增加销量。这种情况现在已经变得不可收拾，超市因此扔了几十亿上百亿吨食物，消费者也仅仅以标签上的日期为准，每周都将冰箱和橱柜里的食物白白丢弃大半，令许多人感到痛惜和气愤。

最近一项对超市经营者的调查显示，他们几乎都说自己常吃过期食品，认为它们都非常安全。虽然保留了食用期，但欧盟终于下令去除大米、意大利面等不易腐坏的食物上的保鲜期，以减少误解和浪费。美国的情况要糟一些，因为各州的食品标签管理条例不尽相同，也多有不清楚之处。厂家乐见这种情况：食用期越短，就会有越多的人丢了食物再买。

虽然食品监管当局只愿意给出 0 风险政策，但在家里你自己说了算。发现一段发霉的面包，你会把它削一下烤了，还是扔进垃圾桶？很多种霉菌都喜欢面包，你确实可能"倒霉"地遭遇某种罕见菌株，从而出现过敏反应。发霉的坚果和软质水果也最好扔掉，因为霉菌会产生毒素。而发霉的如果是奶酪、萨拉米肠、硬质水果和蔬菜，但它们看起来、闻起来都还好，那么做擦削处理后吃掉则问题不大。

我们也听说绝不要把剩米饭热了再吃。这个说法与过去一些多人食物中毒事件有关：某种细菌会产生孢子（蜡样芽孢杆菌），孢子会藏在米饭中且无法杀灭，加热后，这些孢子会慢慢苏醒，产生一种凶恶的毒素，令你的肠胃全天候翻江倒海。此类事件在 20 世纪 70 年代较为常见，当时的集体伙食供应者会把炒饭再加热；但今天已属罕见。2010—2014年，英国只报道了两起此类食物中毒暴发，波及 220 人，我也没发现后来还有此类大事。据估计，此类中毒在美国影响2.7 万人，占食物相关病症的 0.2%。而我和我知道的许多人，这辈子都是从冰箱里拿出米饭再加热，完全没有问题，这表明如果你判断得当，在家吃剩饭中毒的风险极低。

顺带一提，人们也毫无必要地扔掉了许多昂贵的药物：多数处方药哪怕过期很久也还可以用，尽管质地可能变化，但有效成分仍在。一项研究严格检测了 150 种药物，发现其中 80% 在过期好些年后仍有药效。[2] 其中有少数例外，比如四环素就失效很快，还有会分层的液体药物。许多医生，包括我自己，柜子里会有许多从来不丢的"过期"药，尽管药效可能损失最多 10%，但我还从没读到过药物过期引发负面作用的报道。有些慈善机构，如无国界医生组织，会从几个西方国家收集药厂回收的过期药，给第三世界人民使用，美国也在有计划、安全谨慎地延长药品的保质期。[3]

我们应该而且能够做得更好。我们需要重新评价食物存储时间的基础规定和安全风险，还需要在颜色或质地稍有改变的过期食品、药品所带来的微小健康风险和 0 风险政策可能造成的其他问题间做出权衡——将过期的食品、药品丢进垃圾箱首先就助长了气候变化，也污染了供水。

杀虫剂和除草剂也对我们的菌群构成了越来越大的潜在问题，体现为多种形式。全球最流行的除草剂是草甘膦（"农达"/Roundup®），它能抑制果蔬发芽，施用给待收获的庄稼则有干燥、防霉变的作用。20 世纪 70 年代，孟山都公司发明了这种除草剂；2014 年，英国有 220 万公顷的土地喷洒了它，而大多数非有机面包（特别是全麦面包）中都检出了草甘膦残留。痕量的草甘膦也见于牛的血液和尿液中，甚至住在城市的人类体内。因为争议巨大，草甘膦在 20 个国家禁用。即便低于中毒剂量，草甘膦也对人体健康有负面影响，并已发现与一些罕见的淋巴癌有关，加州因而最近出现了几起备受关注的诉讼。[4] 我们知道草甘膦会影响土壤菌，但不特别确定它是否也影响人的肠道微生物——但迄今为止的研究都表明它确有害处。[5] 面临最大风险的是孕母，一些研究已表明它会使后代出现类似孤独症和菌群紊乱的问题——尽管这些研究用的是老鼠。[6] 权衡之下，我们或许该接受蔬果腐败得快些，几天就变色，而别用化学物质为其续命，反而伤害了我们的菌群。关于吃有机食物是否有益于人及人的菌群还少有坚实的研究，但一些研究表明，改吃有机产品只需一周，人体内的杀虫剂水平就会大幅下降。[7]

是否该给蔬果去皮以避免杀虫剂？这是一个现代两难。去皮的话会损失大量纤维和营养，而且恐怕也没什么用：大部分杀虫剂都会渗到表皮之下。所以不妨简单洗洗就好。我们在英国肠道项目中遇到一位被试，她的肠道中有些微生物的水平非常高，这很奇怪，因为这些微生物通常只生活在土壤里。后来发现，她特别热衷于有机食品。迄今为止，那些菌通过她肠道时好像没引起什么问题，而且大概还增加了她的菌群多样性。就像我在本书开头提到的人芽囊原虫，有些坏家伙也可以有好作用。

除非我们改变对微生物过度恐慌的态度，否则不可能树立正确的标准，做出有益健康的决策。尽管有机食品还迫切需要更多资金充分的研究，但我们也不应对提升某些"安全"化学物的用量而自鸣得意，毕竟它们仅仅是为了让食品保持更长时间的好卖相而已。

结 语
盘 点

　　现在我们已经逐一梳理了食品标签上的项目，在结束之前有必要再回顾一下饮食方面的主要迷思和其中的谬误，以及我们可以为改善饮食及促进健康做些什么。

　　危害最大的一条迷思就是所有人会对同样的食物有同样的反应，我们如果吃得一样或者遵循同样的饮食方案，就会像实验室的同一批小白鼠那样发生同样的改变。但其实小白鼠也不会如此。我们每个人都是独特的。正因为这样，狭隘地执迷于营养和体重只与热量的摄入和消耗有关，不但无益，还会产生误导。事实上，即使食物和环境都相同，每个人对食物的反应也有差别。回想一下我在本书第 2 章讲过的让苗条的大学生双胞胎过量进食的加拿大试验研究：尽管饮食和运动安排一模一样，但两三个月后他们的增重幅度相差 3 倍之多（最少 4 千克，最多 13 千克）。类似的，在我们的 PREDICT 研究中，同卵双胞胎对同一顿餐食也有非常不同的血糖血脂反应。

不同人的身体会对一切做出迥异的反应，从食物到运动到环境，这种差异会影响我们囤积脂肪和体重增长的多少，还会影响对食物的偏好。我们发现，这种差异部分与基因有关，但同时与盘踞肠道的微生物有关。某些菌种对疾病和体重增长有防护性作用，另一些则会增加这些方面的风险。

尽管我们说每个个体都是独特的，会受不同的影响，但关于饮食还是有一些不争的事实：高糖饮食和加工食品不利于肠道微生物的健康，也不利于人体健康，富含蔬菜水果的食谱则对两者都有益。美国的美食与健康作家迈克尔·波伦（Michael Pollan）曾用简单几个字做了概括："主要吃植物，但别吃太多。"我们可以补充一点："祖奶奶的菌群不当食物的东西，你也别吃。"

人类肠道菌群的多样性每 10 年都会下降，这当然不是好事，而且可能是造成过敏、自身免疫性疾病、肥胖和糖尿病等现代流行病的主要因素。饮食越多样，肠道菌种越丰富，健康状况就越好，这对任何年纪的人都适用。不过要改变旧的生活习惯会容易吗？

饮食新主张：别一个人吃饭

在写作本书并进行相关搜集调研的 5 年中，我对自身以及我与食物的关系有了更深入的了解。我知道，假如再也不吃奶酪，我肯定更可能患上某种致死的疾病，现在大概就在馋酸奶。我的身体对来自肉类蛋白的营养素也有一个最低必需量，我得每个月吃一两次肉，避免维生素缺乏。我发现地中海饮食非常适合我，这可能是因为我有南欧基因，也可能因为我曾经数次在阳光明媚的地方享用过地中海美食。

我很适应早餐吃酸奶、新鲜水果配一点坚果，晚餐吃各种各样的沙拉，用橄榄油佐菜，还有丰富多样的植物及其他食物，偶尔有鱼。我发现减少超精制碳水（白面条、白米饭、土豆等）的量有益于健康，而且用全谷物或豆类来代替它们也挺容易。因为从特级初榨橄榄油中获取了额外的脂肪，我没怎么觉得缺少油水。另一个惊喜是我很热衷但大众一度以为不健康的一些食物，像是浓咖啡、黑巧克力、坚果、高脂酸奶、葡萄酒、奶酪这些，其实对我和我的菌群可能都很有好处。引用《种花种菜种春风》（*Animal, Vegetable, Miracle*）的作者芭芭拉·金索沃尔（Barbara Kingsolver）的话就是："饮食是唯一一处这样的道德领域：这里最符合伦理的选择，通常更可能是令你欢呼和喜悦。"我们或许还可以加上一句，这样的选择也更可能会让你的肠道微生物欢呼喜悦。

扩大食物范围，丰富肠道菌群

大部分饮食方案彼此矛盾，有的说多吃肉类，有的说多吃蔬菜；有的说少吃碳水，有的说少吃脂肪。不过所有专家、书籍和方案都在一点上达成了一致，那就是尽量别吃深加工食品和快餐。我发现，除去偶尔放纵地吃点甘草软糖和薯片，我可以不吃深加工食品而过活。如果你有心改变饮食结构，吃得更健康些，比如多吃点蔬菜和水果，那你可以暂时不吃肉，这样会更容易些。腾出来的空间可以吃更多蔬果，还可以有更好的理由拒绝某些食物而不致扫了主人的兴。汁食对我来说是一种全新的体验，尽管之后要洗很多东西，不过在周末榨汁还是颇有趣味。混合蔬果汁确实看着让人没胃口，但味道其实不坏。这既是消耗冰箱里多余蔬菜的妙法，又能增加饮食多样性。每年一月禁酒 (dry January) 的几周里，我都觉得汁食是不错的替代。

在更懂得听从肠胃的指引后，我发现我不再受传统的一日三餐束缚，这真是一种自由的启迪。我尝试在不同的饭点以不同的方式进食，获益良多。我还发现，忙碌的日子里我可以不吃早餐或午餐，间歇性禁食或限时进食也比我想的容易得多。计划充分的短期完全禁食也是可行的，就像我做肠镜检查前那样。不过，我发现在不太忙、无法转移注意力的情况下，禁食就要难得多；对我来说，周末在家里实行禁食会很折磨。施行某种形式的禁食，本身就是一种有益的尝试，借此你会感觉到，偶尔不吃不喝没什么大不了，不会饿死或昏迷。禁食还能让你的微生物给肠壁做一次有用的大扫除。

我从未尝试低碳水（甚至零碳水）高蛋白饮食——我因为戒肉，已经不怎么受得了吃肉了。我现在也不赞成特意完全不吃某些天然食物（如谷物或豆子），特别是在这些食物富含营养和纤维的情况下。我们吃的食物应该种类越来越多，而不是越来越少。我现在提倡积极尝试新食物，并在忙碌的现代生活允许的范围内尽可能吃得多样。我建议以每周吃 30 种不同的植物（包括种子和调味香草）为目标，这有益于肠道微生物，可作为衡量良好的饮食多样性的标准。如今在忙碌的工作日中午，我会吃一个水果和一把混合坚果，而不是吃医院餐厅的单调饭菜。我告诉自己，晚餐时我会弥补——我也正是这样做的。

了解自己的肠道菌群

过去几年来，我对我的肠道菌群在不同饮食方案下的组成情况做了几十次检测，不过检测的次数还是赶不上那些每天都收集粪便样本的同事（你恐怕不想和他们共用一台冰箱）。如前所述，2014 年，我发起了英国肠道项目（www.britishgut.org），它现在已经纳入了一个更大的全球项目（microsetta.ucsd.edu) 当中。通过邮递和网络，任何人都能检测自己的菌群。[1] 参与者只要愿意将自己的检测结果和世界其他地方的"公民科学家"分享，做少量"捐献"（既指钱，也指样本），就可以参加（所谓"众筹"）。你只需要用棉棒在擦拭过的卫生纸上蘸取少量粪便样本再邮寄给我们，供我们测序。收到检测结果后再与世界其他地方的人做比较，也会令你莫名兴奋吧。连我在了解自己的肠道菌群组成时都会流露激动之情。将我的肠道细菌与一般的美国人、委内瑞拉人和非洲马拉维人进行比较，我发现我兼有北美人和南美人的特点，这意味着我的菌群比普通美国人（也比我那吃汉堡的儿子）有更高的多样性，而且竟然和迈克尔·波伦很像——但远不及普通非洲人丰富。

旧时的检测只看一种细菌基因（16S），而今基因技术在不断发展，科研越来越多地为所有细菌基因全面测序（宏基因组）。作为和 ZOE 合作的 PREDICT 研究的一环，我也自测了菌群，欣慰地发现我有很高的肠道健康分，15 种好微生物的水平很高，坏菌种则水平很低。我也有幸被人芽囊原虫寄生，从而得以保持较低体重。

肠道菌群及其基因的多样性，比起是否拥有某种微生物，能更好地指示健康状况。在做完肠镜后，我吃了许多富含益生元的蔬菜，终于让我的肠道菌群变得更健康了一些，但比起传统的狩猎采集者还是差得太远。

如果你想要更大的甚至永久性的改变，又该怎么做呢？可以学不走寻常路的杰夫·利奇，他就不满意自己的西方人肠道菌群，想寻求些变化。

肠道菌群大改造

"我两手托胯，屁股靠着块大石头，努力把双腿举在空中，脚尖朝着我认为的南十字星方向——它在傍晚的天空中渐渐浮现、依稀可辨——做蹬自行车的动作来打发时间。此时远处夕阳西沉，从坦桑尼亚的埃亚西湖（Lake Eyasi）上方消失，而近半小时前，我刚刚用烤火鸡的滴油管把一个哈扎人的粪便注进我屁股，我的远端结肠下部，现在正努力让这片新的生态留在我体内。哈扎部落是世界上仅存的狩猎采集者部落，我的捐献者就是其中一员。"

这好像有点太极端了，不过如我们前面所见，杰夫可是真正的勇士。为了改变自己的微生物组成，他在雨季和四处觅食的哈扎人同吃同住了好些日子。他喝过沾染了狒狒粪便的水，吃过野生蜂蜜，嚼过难以下咽的块茎和偶尔猎捕的斑马肉。他的菌群已然改变，但与他的目标还相差太远。正因为如此，他才想出了这个邪门法子——人倒立着，用超大滴管把来自30岁部落男性（已做艾滋和乙肝病毒检测）的"捐献"注入自己"后面"。杰夫是真正的先锋，不过也有人叫他疯子，特别是他这么做只是"为了科学"，自己并没得病。

不过杰夫这种借助捐献，试图让自己的肠道有新菌群定植的冲动，并不像听上去那么独特或疯狂。全世界有成千上万的重度艰难梭菌感染患者接受了粪便移植。大部分移植在专门的诊所里进行，成功率也很高，虽然有时为找到有益菌种根治艰难梭菌感染得多试几次。与杰夫的情况不同，大部分移植不用滴油管做（我偶然发现，自行人工授精也可能用这东西）。正规诊所用和肠镜检查一样的软管，有时为提高成功率也会从鼻孔插入更细的软管，直接穿过胃部。

出于不言而喻的原因，研究人员还是改良出了更好接受的方法。他们将捐献者的粪便冻干保存，装入胶囊，这些胶囊能抵抗胃酸，但会在结肠溶解，将恢复活性的微生物释出。这种"屎胶囊"（crapsule）的成功率与液态移植相当，与被塑料管插进不同的孔同时还要约略担心泄漏相比，志愿者们无疑更愿意在两天时间里吞 15 粒"有机"胶囊。[2]

此外，一些公司现在还提供经充分检测特别健康的人的粪便用于移植，以治疗重度艰难梭菌感染、某些肠炎及其他严重的肠道病。[3] 在美国，和捐献精子、卵子一样，健康的捐粪者也会在成功捐赠后得到报酬（40 美元）。这现在是主流的医学手段，仅美国每年就有 1 万次此类移植操作。我访问过一家波士顿的非营利公司，叫"开放生物组"（Open-Biome），截至 2020 年，这家公司已经为美国的各移植中心提供超过 5.5 万份粪便样本，而它们只来自不到 20 名捐献者。在其他国家比如英国，公费医保系统对此类技术的接纳更慢一些。所有移植方法共有约 90% 的成功率，效果大大优于抗生素，后者只能帮到约 25% 的人，还有负面作用。[4] 粪便移植操作特别安全，还以美国为例，开放生物组公司提供了5.5 万份样本后，只有 6 例移植报告了感染。

菌群置换能否治疗肥胖？

尽管这种方法目前只在肥胖小鼠身上发现了明确的益

处，但有一项针对人类的小规模先导性研究从苗条的捐献者处获得粪便样本，再移植给 9 名人类肥胖被试，该研究未发现体重的显著变化，但发现了血糖、胰岛素曲线的改善和产丁酸菌的增加。[5] 用粪便移植来治疗人类肥胖只是时间问题。一名来自罗德岛的 32 岁女性由于大量使用抗生素导致艰难梭菌反复感染，粪便移植治好了她。她终于不用一天跑 20 趟厕所了，对此她满心感激。本来她体重正常，在艰难梭菌感染前一直保持稳定，但 16 个月后她回到诊所，诉称体重大幅增加，从正常的 62 千克增至 80 千克，BMI 高达 34，已然肥胖。随后 10 个月的受监控饮食也没有任何效果。她选了自己的 16 岁女儿做捐献者。当时女儿身体健康，体重 63 千克，只是略有超重；但青春期的孩子变化很快，之后两年她长了 14 千克，由超重变为肥胖。[6] 迄今为止，关于肥胖的人体试验数据都令人失望，但偶然的成功和动物数据显示，微生物有在人身上引发或治愈肥胖的潜力。如今在英国及其他国家，这是一门蓬勃发展的民间生意，但其中的信息很明确：选捐献者要当心。

对退役运动员和超模来说，成为捐献者或许是收获颇丰的新事业开端，虽然对造成厌食的细菌你可能想敬而远之。多数人还是觉得粪便移植太极端了，哪怕换成术语叫 FMT（"粪菌移植"）也一样。所以，如果你体重超标，健康不佳，但不愿意接受粪便移植，请记得可选的还有胃束带（胃旁路）手术，这算是一种对微生物区系进行大转移的自体移植。持续 9 年的跟踪研究似乎表明，该手术的效果能够持久。

万一两种方法哪个你都不喜欢，还有别的选项吗？如何运用关于饮食结构、微生物和食物的新知指导减重？

如果真想减点分量，就不要一阵阵地投入不可持续的限制性饮食计划，这样绝对会反弹。成功的关键在于一开始就抛弃传统的节食想法，不仅从食物的量着眼，也要考虑食物的组成、种类、进食时间等因素，重塑饮食结构，从而在保证营养的前提下，以可行的方式持续实现体重的小幅下降。别忘了，每个人及其肠道微生物都是独特的，我们要找的是最适合自己的方法，而不是某套固定配方。这样的一个额外好处是，就算减重态势没能长期维持，只要没有大的反弹，你终生患心脏病的风险也会降低。[7] 通过间歇性禁食快速减重似乎更有可能让肠道菌群变健康。关键在于如何保持。

丰富食材，亲近动物

"了解了自己的微生物组以后，我完全改变了饮食习惯，换了东西吃。"凯伦（Karen）是一位 37 岁的单身母亲，在伦敦做研究工作。"因为体重超标，而且 14 岁就得了肠易激综合征，我就对微生物组产生了兴趣。在生了女儿、停止练习空手道后的几年里，我快速长了近 5 英石，情况变得更糟了。我尝试过种种常规节食方案，结果都没作用，我就很想试试别的办法。我在网上查到了这种增加微生物组多样性的饮食方案。它提倡在两个月的时间里吃尽可能多种类的水果、豆类、蔬菜（生吃，最好洗都不洗），最好每星期超过 30 种；同时每天抚摸一种动物。其他的天然（非加工）食物可以想吃就吃，但不提倡吃谷物。这和常规饮食大不一样。

"我轻轻松松就减了 3 千克，不过买少见的蔬菜比我想的要难，也更贵。追着松鼠摸也不容易。接下来的半年，我仍然采用这种饮食方案，但把每周的食材种类减到了 20 种。我又在三个月里减了 3 千克，但后来基本又长回来了。让人伤心的是，在努力了接近一整年后，我的体重并没有大变化——好在 15 年来我的肠道功能好像首次恢复了正常。我再也不用一天跑 10 次厕所了，而只用上一次，这可太棒了。"

虽然感觉自己更健康了，但凯伦又一次开始施行这种富含多种益生元的"20 种植物饮食法"，不过这一次她在最开始先用泻药排空了肠道。她进一步减轻了 5 千克体重，我随后建议她可以通过长期间歇性禁食改变肠道微生物组成，同时减轻体重。3 个月后，她又瘦了 5 千克，现在她比以前轻了 10 千克，更重要的是，她整个人感觉更好了。现在还无法确定停止间歇性禁食后，禁食所带来的微生物改变能否持续存在，不过在禁食期间，以肠壁细胞为食的细菌发挥了清理肠壁的作用，肠道微生物的组成也发生了较大改变。[8]

尽管凯伦的事例只是个案，远非科学试验或证据，但依然能说明一些问题。单是知道体内有一群未曾谋面的微生物与你休戚与共，就能从心理上帮你改善对待食物的方式。

正如中国的肥胖问题专家赵立平所说："在知道了自己体内存在大量微生物而且它们还会影响健康后，我在上海那些需要实行特殊饮食的病人，态度都发生了转变。他们能更好地执行饮食计划，也不纠结于体重数字了。"关注点也不再只是身上的肥肉，而是优先改善整体健康状况，这点也很重要。因此在开始减肥这一长期任务前，凯伦大概必须先调理好肠易激综合征，而富含益生元的饮食产生了很好的效果。

如果你身体大致不错但还想变得更健康，遵照我前面建议的方法去优化微生物，能很容易达成目标。增加食材种类，特别是水果、橄榄油、坚果、蔬菜和豆类，也多摄入纤维和多酚。不吃深加工食品，不吃任何宣称特别低脂的产品或成分太多的产品，减少肉类摄入。吃传统工艺奶酪和全脂酸奶，不吃合成的乳制品。尝试在饮食中增加发酵食物的品类，如酸乳酒、腌菜（如辣白菜）、康普茶或豆制品。我认同人类祖先的饮食很不规律也有很强的季节性，因此间歇性禁食、连续几个月不吃肉或是每天少吃一两顿，应该都能加深你对食物多样性的理解。尽量全年吃应季的蔬菜水果，好增加食材的种类。减少从液体如含糖果汁和其他饮料中，以及蛋糕和零食中摄取热量，也要避免经常摄入人工甜味剂。

毒药变良药？

尼采说："那没能杀死我的，必使我更强大。"数据表明，多样性的食物及偶尔的组成变动能促进肠道微生物的健康，那少量的有毒物质会不会对人有益呢？许多人认为小剂量的砷能增进健康（请勿自行在家尝试）。认为小剂量的毒性物质能促进整体健康的理论名为"兴奋效应"（hormesis），该词源自希腊文，意为"触发"。我认为顺势疗法的大师们将这种作用吹嘘得太过了，他们宣称，高度稀释后的有毒物质哪怕连一个分子都不够，也能对身体产生重要影响——这就好比在大西洋里撒了泡尿，然后说自己发现了不同。

不过在许多生物领域，低水平的压力（应激）对有机体——小到细胞大至全身——确实有益。例如，短期应用氧化剂和制造高温环境会使蠕虫活得更久，小剂量的抗生素能锻炼细菌，极低剂量的抗癌药物能使癌细胞更加耐药。[9] 运动对身体来说其实也是一种压力，而众所周知锻炼有益健康。同样，间歇性禁食也会延长小动物的寿命——一晚上不吃东西或者不吃早餐也能造成有益的"兴奋效应"。

所以我们必须抱持开放心态。每年放纵一次，大吃一顿垃圾食品或是油腻的全英式煎炸早餐，能出乎意料地让身体保持警醒，同时精调我们的菌群和免疫系统。同样，素食者一年吃一次牛排，或是肉食者偶尔来份沙拉，也有奇效。这也不失为一个稍稍自我放纵的好托词。但别忘了，这只适合偶尔为之，而不是天天甚至顿顿这样吃，平时则都要执行高纤维且有益于菌群的饮食。

尽管我们还不清楚兴奋效应的机制，但这一观念确有益处，谨慎应用有助于我们实现饮食多样化这一一般性目标。园丁们都有体会，不经历一些次试错，永远无法预料何种土壤最适合何种植物生长。考虑到每个人的肠道环境都独具特色，积极的尝试和开放的心态也有助于我们踏上健康之路。

我曾在飞机上遇到一位富于企业家精神的科学家，他叫达里尔（Darryl），是印度果阿（Goa）人。从剑桥搬到纽约后他长胖了许多，花大价钱咨询饮食专家也是毫无效果。那之后他开始自行解决。他坚持把每餐食物都用 iPad 拍照，再把餐食照片与记录自身感受的日记关联起来。在尝试一天两顿以酸乳酒（类似酸奶，富含益生菌）和肉类为主的高蛋白低碳水饮食时，6 个星期里他腰围缩小了 5 厘米，整个人活力充沛，几乎不需要睡觉。但是精力过旺导致好斗，在成年后他第一次打了架。他意识到高蛋白饮食不适合自己。接下来他又体验了"果食"，吃大量水果特别是椰子，几乎不吃蔬菜，结果发现体重又增加了。他仍在尝试其他饮食方案，但已主要采用精制碳水量低而富含蔬菜和豆类的地中海饮食。他以每周努力增加肠道微生物多样性为乐，对自己目前的体重也很满意。

达里尔的事例约略透露出了一幅未来的图景。和基因检测一样，很快我们也将从出生起就定期接受微生物及其产物的检测，因为这些检测会变得比血常规检测更便宜。随着技术会不断提升和低价化，未来将越来越多地涌现类似个人血糖监测仪的发明，以及个性化饮食指导。现在已经有手机应用程序（比如我和 ZOE 一起开发的那种）能通过条码和照片帮你记录食物，并将其与你的食欲、精力、睡眠等情况的分数相关联。此类应用现在能根据你的菌群、血液代谢物、血糖血脂的反应等，出具个性化的食物分数。这就是在提供真正的个性化营养建议，不仅能告诉你吃什么最好，还能告诉你最好什么时候吃。这些预测已经相当精准，随着时间的推移还会越来越好。[10]

打理微生物花园

读者诸君在读罢本书后，虽然也还是可以把我的话和自己的肠道微生物都置之脑后，但大多应能做出明智的决定：是否要改变自己的饮食习惯，哪些食物应该多吃或少吃。不过还是有许多人做不到，因为他们缺乏相应的条件或信息渠道。但我们每个人对肥胖流行这一全球问题都负有责任，我们应该敦促政府做出改变：让我们呼吁政府减少对玉米、大豆和糖补贴，它们都是生产加工食品的原料；同时增加对蔬菜和水果种植户的补贴，降低这些食物的价格。

我们还应采取其他一些全球性措施来促进微生物和人类的健康。有过硬的证据显示，多吃健康食物（主要是植物）能减缓全球变暖，从而对地球有益（反之亦然）。[11]对于减少抗生素滥用，特别是在最易受其负面影响的儿童身上滥用的行为，应予以激励。还应减少剖宫产，提倡自然顺产。

我们也应重新理解"卫生"（hygiene）概念，减少相关纠结——这个词一度就是指不在野外排泄，可现在却成了一种要消除身上尤其是口腔内所有天然气味及微生物的执念。家里打扫得好像无菌实验室，厨房更像是手术室，而食物则闷在塑料包装里。我们要让孩子们去满是泥土的户外玩耍，尽可能和小伙伴、和动物亲密接触，交换微生物。食物或许也不该清洗过头——有机食品许能占到这项好处。有研究表明，包含新鲜蔬菜水果的多样化饮食能带给人许多健康的活性微生物，这应对身体有益。[12] 我们争论转基因作物利弊时也该调整焦点，关注其带来的土壤和植被环境的变化是否对人体肠道菌群有害。据称养花种草的人平均而言更健康、更少抑郁，这可能是因为他们常与泥土和微生物亲密接触。

没有一种饮食方案能适用于所有人。本书中反复出现的一个主题就是我们每个人和每个人的肠道、大脑都是独特的，会对食物做出非常不同的反应，而这些反应也不是一成不变的。我们的人生就是寻找什么最适合自己的发现之旅。我希望众多关于食物和饮食法的迷思在本书中都得到了匡正，也希望你在遇到相关说法时，不管它兜售给你时显得有多可信，你都能抱持更多的怀疑。在饮食健康这个广阔的领域里，改头换面的旧论调远远多于严谨的实验，没有专家会永远正确，也没有人能完全避免偏颇。我们已经能合成DNA、能克隆动物，却对赖以维生的食物仍知之甚少。

本书的目的是驱散饮食方面的迷思和武断规则，我一直试图将它们替换为知识，而不是新的规则和限制。像打理花园那样照顾你的微生物是不会错的。给它们足够的肥料：益生元、纤维和各种营养素。常吃富含益生菌的食物和吃没吃过的食物，以"播种"新的微生物。偶尔禁食，好让肠道这片"土壤"休耕。尽情尝试，但要避开对微生物花园有害的防腐剂、消毒漱口水、抗生素、垃圾食品、甜味剂和糖。

如此一来，多样化的菌种将蓬勃生长，给身体提供最全面的营养。你的花园也能更好地应对偶发的"洪水""干旱""毒草蔓生"，即丰盛的大餐、一时的饥饿，或是感染、癌细胞的侵袭。灾难过后，尽管伤亡不可避免，但多样且平衡的肠道菌群会促成重生，甚至更加生机勃勃，健康则会一直相伴。不要再将身体看作不可触碰的圣殿，而要将它想象成一座宝贵的花园，细心打理。

探索的道路还很长，但我的直觉是：关键在于多样性。

致 谢

本书经过漫长的孕育，它的面世一路得到了许多人的帮助，无论是偶一为之的评论、详尽的解说还是发给我稀奇古怪的 YouTube 视频片段。万事开头难，感谢我的经纪人和朋友，来自 Conville & Walsh 公司的 Sophie Lambert 女士给了我极大的支持，没有她就没有这本书。感谢 Weidenfeld & Nicolson 出版社经验丰富的编辑 Bea Hemming，继而是修订版的优秀编辑 Maddy Price，在她们的热心指点之下，书稿数次脱胎换骨，和他们共事我非常愉快且收获良多。

我还要特别感谢一些人。Kirsten Ward 和我那直觉敏锐的助手 Victoria Vazquez 一起，协助我研究了众多主题，挑选病例，并认真阅读了粗糙初稿的部分内容。可靠的老友 Robyn Fitzgerald、Roz Kadir、Bryan Fehilly 和 Frannie Hochberg 阅读了修改后的版本并提出了改进意见。

研究肥胖遗传学、营养学和微生物组学的同行给我提供了宝贵的尚未发表的前沿资讯，包括和我合作研究微生物的露丝·雷和罗伯·奈特，以及后者领导的美国肠道项目团队的成员 Dan McDonald 和 Luke Thompson；还有达斯科·埃尔利希、Peter Turnbaugh、保罗·奥图尔、Glen Gibson、Susan Erdman、Stan Hazen、Amir Zarrinpar、马蒂·布莱泽、Maria Dominguez-Bell、Patrice Cani、Kevin Tuohy、Laurel Lagenaur、Rashmi Sinha、Jim Goedert，还有我在伦敦国王学院团队的成员 Michelle Beaumont、Jordana Bell、Craig Glastonbury 和 Matt Jackson。我还请教过 Steve O'Rahilly、George Davy Smith、Mark McCarthy、David Allison、Clare Llewellyn、Kirsi Pietiliänen、Ele Zeggini、Alina Farmaki、Barbara Prainsack、奥布里·舍伊汉、Leora Eisen 及 David Morgan。

和伦敦国王学院的同事凯文·维兰、杰里米·桑德森、Phil Chowienczyk、Sarah Berry 和 Tom Sanders 的交谈让我获益良多。感谢巴塞罗那慷慨的东道主：Xavier Estivill、Ramón Estruch、Mark Nieuwenhuijsen、Susana Puig 及 Josep Malvehy，他们知识广博，热情好客。从 Paul Neale、Jon Schofield、Nigel White 和 Eric Biseaux 那儿我学到了许多有关奶酪的知识，而从 Julian Baggini 那里我了解了与食物有关的哲学。感谢提出宝贵意见的 Ian Weir、Aine Kelly、Isgar Boss、Amanda Bailey、John Hemming、Swami、Brenda Sambrook、Lesley Bookbinder、Vivienne Hall，还有其他我参阅的食物及饮食法主题书籍的作者，以及我没记起名字但同样给予了有用建议的人。感谢我富有才干的儿子托马斯（汤姆）

为研究垃圾食品而献身，也感谢其他所有充满冒险精神、辛勤参与试验、尝试各种饮食的人，以及所有英国双胞胎项目的志愿者。感谢圣托马斯医院（St Thomas' Hospital）、伦敦国王学院、欧盟、英国国家健康研究所（NIHR）、惠康信托（Wellcome Trust）和 ZOE 国际有限公司的资助者们，以及无与伦比的双胞胎志愿者，他们为我的研究创造了完美条件。感谢 Veronique、Sophie 和汤姆容忍了我因写作本书而在生活中的长期缺位。

最后，这是一个宏大而日新月异的科学领域，尽管有上述诸多帮助，但错漏在所难免，责任全在我个人，也恳请各位不吝赐教。

术语解释

白藜芦醇 resveratrol   食物和葡萄酒中天然存在的一种多酚，对动物有抗衰老作用。必须大量摄入才可能产生有益效果。曾有过量食用带来副作用的报道。

饱和脂肪 saturated fat   一种不含氢键的脂肪，大量存在于椰子油和棕榈油等油品、乳制品及肉类中。以往人们认为它对健康有害。

表观遗传 epigenetic   指化学信号在不改变 DNA 结构的前提下启动或沉默基因表达的机制。是婴儿身上和人生长发育中的自然过程，会被饮食和化学物质改变，改变或可持续数代。

丙硫氧嘧啶 PROP (6-N-Propylthiouracil)   尝起来极苦或完全无味（取决于人的不同基因型）的一种物质。用来在实验中测试味觉。

病毒 viruses   数量是细菌 5 倍的一种更小微生物，* 许多病毒以细菌为食（叫"噬菌体"），能控制细菌的数量。病毒大部分对

---

* 现在或认为病毒并非生物，但就本书的目的而言可将其纳入微生物考虑。

人无害，寄居在人体内还可能对人有益。

测序 sequencing 确定有机体关键 DNA 和基因的一种技术。通常将 DNA 分解为千百万个小片段，再进行重组（常称为"鸟枪法"）。可用于精细识别微生物的物种及人体中与疾病有关的基因。

肠易激综合征 IBS (irritable bowel syndrome) 一种常见不适，关于成因尚无一致意见。主要症状是排便次数改变、腹痛和胀气。与肠道菌群异常有关。可能包含多种疾病，其中一些或与特殊纤维饮食有关。

大肠杆菌 E. coli (Escherichia coli，E. coli) 人类结肠中的一种常见细菌，偶尔在感染或使用抗生素后会成为致病菌。

[新陈]代谢 metabolism 机体和细胞都有的过程，会消耗能量。受许多因素影响，如温度、运动和疾病情况等。

代谢率 metabolic rate 衡量能量摄入和消耗过程速率的指标。

代谢组学 metabolomics 研究细胞特征性代谢物分子的科学。学界认为人体血液中的代谢物分子约有 3000 种。

胆固醇 cholesterol 为保持细胞的完整性，机体自身合成的一种不可或缺的脂质。由脂蛋白运输到身体各部位。高血胆固醇水平与心脏病风险相关，但风险被夸大了。存在于多种食物中，包括鱼和坚果。正常的血胆固醇水平应低于 5 毫摩尔 / 升，而英国人的平均血胆固醇水平在 6 毫摩尔 / 升左右。

低密度脂蛋白 LDL (low-density lipoproteins) 脂质转运蛋白的不健康形式。吸收入血后可引起动脉堵塞（动脉粥样硬化）。

低脂食品 low-fat products 意思可能只是脂肪含量略低于通常，

或为保证适口性而用糖、蛋白质（如大豆）及多种化学物质代替了脂肪。

"地中海饮食防治力"研究 PREDIMED study (PREvención con DIeta MEDiterránea) 西班牙的一项临床研究，它将 7000 名病人随机分组，或执行低脂饮食，或执行典型地中海饮食，并跟踪他们 4 年。该研究发现，地中海饮食在降低心脏病和糖尿病风险及降低体重方面更优。

淀粉酶 amylase 存在于唾液中，胰腺也可生成，能将淀粉分解成葡萄糖并释放出能量。由于基因差异，每个人体内淀粉酶的水平都不相同。

丁酸 [盐] butyrate 结肠的细菌消化分解含有纤维和碳水化合物特别是含有多酚的食物时，生成的一种对健康有益的短链脂肪酸。它具有抗氧化和抗炎作用，能激活免疫系统。

多不饱和脂肪酸 PUFA (polyunsaturated fatty acids) 含有不止一个双键的长链脂肪酸，存在于多种食物当中，通常认为有益健康。

多酚 polyphenols 微生物分解食物后释放出的一类化学物质，种类繁多，且许多对健康有益。包括具有抗氧化作用的类黄酮和白藜芦醇。存在于蔬菜、水果、坚果、茶、咖啡、巧克力、啤酒和葡萄酒中。

发酵 fermentation 一种有微生物参与的过程，会使食物发生改变，起到保存的作用。在酿制啤酒或葡萄酒时会生成酒精，涉及乳制品或泡菜时则生成乳酸。

反式脂肪 trans fats 也叫氢化脂肪，是经化学工艺转化而来的不饱和脂肪，使用方便但难以被身体分解。常用作乳制品的替代，亦常见于垃圾食品当中。是导致心脏病和癌症的重要危险因素。一些国家已经禁止，另一些国家也在逐渐停用。

粪菌移植 FMT (faecal microbial transplant)　将健康捐献人（供体）的粪便通过滴管或可口服的药片接种到受体的结肠内。字母缩写显得文雅一点。

高密度脂蛋白 HDL (high-density lipoprotein)　脂质与蛋白质的结合物，能将脂肪转运到身体各部位而不危害健康。血检得到的高密度脂蛋白水平，要与有害的脂蛋白——低密度脂蛋白进行比较。

观察性研究 observational study　一种将风险因素（如食物）与疾病等结果加以比较进而得出推论的流行病学研究方法。横断面性观察性研究的证据等级较低，但如果跟踪观察对象较长时间（前瞻性观察性研究或队列研究），结论的可信度会增加。所有观察性研究都可能存在偏倚。

果糖 fructose　一种碳水化合物，食用的蔗糖中有 50% 是果糖，甜度比食糖还要高得多。存在于大部分水果中，也可用玉米糖浆人工生产，常添加进各种软饮中。

宏基因组 metagenome　某菌群（如肠道菌群）中每个微生物的每个基因的全部基因序列。

厚壁菌门 Firmicutes　肠道细菌的一大门类，包含许多与人体健康有关的菌种，部分受基因影响。

后生元 postbiotic　一个新词，指对人体有益的微生物产物。

荟萃分析 meta-analysis　将不同研究或试验的结果加以综合分析

并得出一个概括性结论的方法。比单个研究更可信，但如果纳入的研究都存在偏倚，荟萃分析的结果也会产生误导。

基因 gene 带有遗传信息的 DNA 片段，能控制蛋白质的合成。人体每个细胞内约有 2 万个基因，基因的确切定义不同，数量的估计也有差别。

艰难梭菌 C. diff (Clostridium difficile) 一种致病菌，存在于 3% 的人的肠道内，通常与人和平共处，但在过量抗生素杀灭了能抑制其生长的菌种时会大量繁殖，在肠道中占据主导地位。它会生成毒素，引起严重的肠损伤（结肠炎）。抗生素治疗往往对其无效甚至会加重病情。治愈之法常常只有粪菌移植。

酵母 yeast 一类能将糖类转变成酒精和二氧化碳的真菌。用于生产面包及酿酒。或有利于肠道中的有益微生物。基本能在肠道与人和平共处，只有极少数情况致病，如念珠菌感染。

结肠 colon 肠道的下段，体内大部分菌及其他微生物都位于其中。能分解上段的小肠无法吸收的富含纤维的食物。

结肠炎 colitis 由感染或自身免疫病引起的结肠炎症。

菊粉 inulin 一种益生元物质，大大有利于有益菌增殖。富含于菜蓟、菊苣、大蒜、洋葱之中，面包中也有少量。

抗生素 antibiotics 本是微生物生成的用于自我防御的化学物质，已被人类生产用于治疗细菌感染。过去 30 年中，人们没有开发出新的抗生素，而许多细菌已演化出了耐药性。

抗氧化剂 antioxidant 任何能清除有害细胞产物如自由基的有益物质。

克里斯滕森氏菌 Christensenella 存在于少数人肠道内的一种古老

细菌，研究发现它有抵御肥胖的作用。与产甲烷菌有关。

流行病学 epidemiology 为查明致病原因，针对大规模人群开展的研究。

内分泌干扰物 endocrine disruptors 能在表观遗传层面改变激素水平的化学物质，如塑料奶瓶中的双酚 A。

内分泌器官 endocrine 任何能生成激素的组织结构（如甲状腺、胰腺等）。

内脏脂肪 visceral fat 肠道和肝脏周围积聚的脂肪。过多的内脏脂肪是心脏病和糖尿病的风险因素。内脏脂肪比身体外周的脂肪危害更大。

拟杆菌门 Bacteroidetes 一种常见的肠道菌门（拟杆菌属是其下的亚类），数量会随着环境和饮食的变化而变化。

omega-3 脂肪酸 omega 3 fatty acid 一种多不饱和脂肪酸，3 号碳原子上有 1 个双键，存在于许多含油量高的鱼体内。常被当作一种能促进心脑健康的补剂（功效被大大夸大了）。是一种人体自己不能合成的必需脂肪酸。

omega-6 脂肪酸 omega 6 fatty acid 6 号碳原子上有 1 个双键的多不饱和脂肪酸，存在于许多食材如大豆、棕榈油、鸡肉及坚果等种子中，是人体必需的脂肪酸。一般认为它对健康不利（但并无科学根据）。

普雷沃氏菌属 Prevotella 在素食者肠道内蓬勃生长而罕见于肉食者肠道的一类细菌。通常被认为是饮食健康的标志。

肉碱 carnitine 在体内以氨基酸为原料合成，是为身体供能的重要物质，大量存在于肉类中。消化分解后会引起氧化三甲胺水平升高，增加患心脏病的风险。健美运动员服用肉碱补剂减脂增肌。

乳杆菌 lactobacillus 能将奶和其他糖中的乳糖分解成乳酸的一种细菌。许多食物（如奶酪、酸奶、腌菜等）中的重要成分，能改变该食物的酸度并利于其保存。

三甲胺和氧化三甲胺 TMA and TMAO 三甲胺是肉类和大型鱼类含有的一种物质，在肠道微生物的作用下生成氧化三甲胺，后者能加速动脉粥样硬化和心脏病的出现。

神经递质 neurotransmitters 脑内的一些化学物质（如血清素、多巴胺等），神经细胞（神经元）借以传导信息、调控心境。

生酮饮食 ketogenic diet 使身体不利用葡萄糖而要用来自蛋白质和脂肪的酮体供能的一种饮食法。高脂肪低碳水饮食（脂肪占总摄入 70%）以及禁食都是生酮饮食的例子。

瘦素 leptin 脑释放的一种激素，与体脂水平密切相关。

双歧杆菌 Bifidobacteria 一种细菌的属，其下的菌种一般是益生菌，存在于乳制品（包括酸奶）及母乳中。一般认为西方人肠道中的双歧杆菌是对健康有益的。

随机对照试验 randomised controlled trial 流行病学中的证据金标准。将被试随机分组，并将试验组（接受受检验治疗或施行某种饮食）的效果与作为对照的标准疗法组（阳性对照）或安慰剂组（阴性对照）进行比较，再跟踪随访几个月或数年时间（参见 PREDIMED 研究）。

TAS1R 和 TAS2R 遍布口腔的味觉受体的两类主要编码基因，会影响人对甜味和苦味的知觉。

糖 sugar　可溶性碳水化合物的常见称呼；也指我们食用的蔗糖，它是葡萄糖（glucose）和果糖（fructose）的混合物。-ose 后缀指"糖类"（又如乳糖 /lactose）。

糖尿病 diabetes　两种不同的疾病，皆由血糖（葡萄糖）浓度过高引起。最常见的是 2 型糖尿病，它与肥胖和基因有关，会引发胰岛素抵抗，导致血糖水平升高，而机体为了代偿会生成过量胰岛素。

体重指数 BMI (body mass index)　估算体脂含量的公式，用体重（千克）除以身高（米）的平方。例如，身高 1.8 米、体重 70 千克的男性，BMI 就是 70/(1.8 × 1.8)=21.6。BMI 大于 25 属于超重，大于 30 算肥胖。BMI 不能很好地反映肌肉和脂肪的比例。

调节性 T 细胞 Treg cell (regulatory T cell)　一种重要的免疫细胞，控制自身免疫反应，与肠道菌群之间有双向信号传导。

脱氧核糖核酸 DNA (deoxyribonuclei acid)　遗传物质的组成单元；在每个体细胞内以双螺旋形式位于第 23 对染色体上，含有约 2 万个基因片段。

微生物 microbe　借助于显微镜才能看见的生物，包括细菌、病毒、酵母，还有一些昆虫幼虫以及蠕虫。

微生物区系（微生物群）microbiota　指构成一个群落的各菌种。

微生物组 microbiome　肠道、口腔或土壤中可由基因检测（通常为 16S 法）确定的微生物形成的整个群落。

维生素 vitamin（19 世纪时写作 vitamine）　对机体的生化反应过程很关键的分子。人体的大部分维生素来自食物、光照（维生素 D）和肠道菌群。

细菌 bacteria 结构简单但适应性极强的古老微生物，世界上每个角落及人体的每个体腔内都有它们的踪迹。大部分是无害的，少数致病（病原菌），许多都对人体有益。

下丘脑 hypothalamus 脑底部的一个区域，控制多种激素的释放，包括与情感、压力和食欲有关的激素。

纤维 fibre 难以消化的碳水化合物，到达结肠后可以被肠道细菌分解利用，大量存在于水果、豆类及其他蔬菜、全谷物和坚果中。还有用作添加剂的人工纤维。

鲜味 umami 第五种味觉，像肉的味道，来自谷氨酸盐。蘑菇也有鲜味。现在人们提出可能还有第六种味觉"浓厚味"（kokumi）。

血糖指数 GI (glycaemic index) 衡量不同食物引起血糖进而血胰岛素水平升高速度的指标。低 GI 食物是许多饮食方案的基础。与芹菜等低 GI 食物相反，高 GI 食物（如土豆泥）中的糖分会很快释放，从而使血糖和血胰岛素水平快速出现峰值。人们目前还不清楚，与微生物相比，这一机制在肥胖的发病中起多大作用。

芽囊原虫 blastocystis 一种寄生生物，可见于 1/3 健康人的肠道，有助于减轻体重，减少内脏脂肪。

炎症 inflammation 身体对损伤、感染或压力（如被蜜蜂叮咬）的一种正常反应，包含多个不同的过程。通常会引起细胞通透性增加，激活有修复作用和防御作用的细胞，从而导致红、肿、热、痛，影响正常功能。

胰岛素 insulin 响应血糖的一种激素，调控将多少葡萄糖以糖原形式储存进肝脏，又将多少以脂质形式储存进脂肪细胞。

胰岛素抵抗 insulin resistance　产生的原因是身体摄入葡萄糖后感
知不到胰岛素水平有对当的升高，于是胰腺为控制血糖水平
只得生成更多的胰岛素。会引发糖尿病。

胰岛素样生长因子 1 IGF-1 (insulin-like growth factor 1)　与多种身
体机能有关包括老化和修复速度的一种激素。有过硬证据表
明它能延长动物的寿命，但对人类是否有此作用尚不确定。

遗传率 heritability　性状的差异中遗传因素所占的比例，确切地
说，是指人与人之间性状或疾病的差异中可以用遗传（基因）
因素解释的部分。变化范围从 0 到 100%。

益生菌 probiotic　可作为膳食补剂添加的一批细菌。可冻干制成，
也见于腌菜（如德式酸菜、韩式辣白菜）、发酵的乳制品
（酸奶、酸乳酒）、茶饮（康普茶）或豆制品（味噌）中。人
们认为益生菌对健康有益。

益生元 prebiotic　任何能提供营养促进有益菌发展壮大的食物组
分。存在于所有母乳中。细菌常以益生元为食。通常包括菊粉，
而这种成分在菊芋、菜蓟、芹菜、大蒜、洋葱和菊苣根中含
量很高。

**"饮食组成的个体化反应试验 1 期"研究 PREDICT study (Personalized
Responses to Dietary Composition Trial-1)**　一系列大型营养学
干预研究，由 ZOE 资助，纳入了上千名志愿者，他们吃一样
的餐食，目标是指定个性化饮食方案。缩写意为"预测"。

油酸 oleic acid　一种（单不饱和）脂肪酸，是橄榄油的主要成分
之一。

油脂 oil 室温下为液态的一种脂质。

ZOE 一家数据科学公司，开发了定制营养方案、抗击新冠的应用程序（zoe.com）。

真菌 fungi 一大类（界）古老生物，包括酵母、霉菌、蘑菇等。

脂肪（胖） fat 一个多义词，作为医学名词指脂质。

酯交换脂肪 interesterified fats 人工重组脂肪。通过将脂肪酸移至不同的点位来改变油脂的熔点，延长保存期。

脂质 lipids 脂肪的科学用语，包含脂肪酸等许多其他分子。与蛋白质结合后称脂蛋白，后者形状大小各异，在周身游弋。

中链甘油三酯 medium-chain triglycerides 含有与母乳或牛奶中的脂肪酸不同的中链脂肪酸。比其他脂肪更易生成酮体。尽管证据不足，但有些人仍认为它有健康功效。存在于棕榈油和椰子油中。

自由基 free radicals 细胞正常代谢过程中生成的小分子，大量聚集对身体有害，可为抗氧化剂清除。

注 释

再版序

1　Menni, C., *Lancet* (20 Jun 2020); 395(10241): e107–e108. Quantifying additional COVID-19 symptoms will save lives.

引言　现代饮食危机

1　Well, J.C., *Lancet* (4 Jan 2020); 395(10217): 75–88. The double burden of malnutrition: aetiological pathways and consequences for health.

2　Pietiläinen, K.H., *Int J Obes* (Mar 2012); 36(3): 456–64. Does dieting make you fat? A twin study.

3　Ochner, C.N., *Lancet Diabetes Endocrinol* (11 Feb 2015); pii: S2213-8587 (15)00009-1. doi: 10.1016/S2213-8587(15)00009-1. Treating obesity seriously: when recommendations for lifestyle change confront biological adaptations.

4　Goldacre, B., *Bad Science* (Fourth Estate, 2008); www.quackwatch. com/04ConsumerEducation/nutritionist.html

第1章　标签上没有标出的成分：微生物

1　Lyons, K.E., *Nutrients* (9 April 2020); 12(4): 1039. Breast Milk, a Source of Beneficial Microbes and Associated Benefits for Infant Health.

2　Aagaard, K., *Sci Transl Med* (21 May 2014); 6(237): 237ra65. The placenta harbors a unique microbiome.

3　Funkhouser, L.J., *PLoS Biol* (2013); 11(8): e1001631. Mom knows best: the universality of maternal microbial transmission.

4　Koren, O., *Cell* (3 Aug 2012); 150(3): 470–80. Host remodeling of the gut microbiome and metabolic changes during pregnancy.

5 Hansen, C.H., *Gut Microbes* (May–Jun 2013); 4(3): 241–5. Customizing laboratory mice by modifying gut microbiota and host immunity in an early 'window of opportunity'.

6 http://www.britishgut.org and http://www.americangut.org

7 Afshinnekoo, E., *CELS* (2015); http://dx.doi.org/10.1016/j.cels.2015.01. 0012015. Geospatial resolution of human and bacterial diversity with city-scale metagenomics.

第 2 章 能量与热量

1 Kavanagh, K., *Obesity* (Jul 2007); 15(7): 1675–84. Trans fat diet induces abdominal obesity and changes in insulin sensitivity in monkeys.

2 Hall, K.D., *Cell Metabolism* (2 July 2019); 30 (1): 66–77.e3. Ultra-Processed Diets Cause Excess Calorie Intake and Weight Gain: An Inpatient Randomized Controlled Trial of Ad Libitum Food Intake.

3 Novotny, J.A., *American Journal of Clinical Nutrition* (1 Aug 2012); 96(2): 296–301. Discrepancy between the Atwater Factor predicted and empirically measured energy values of almonds in human diets.

4 Bleich, S.N., *Am J Prev Med* (6 Oct 2014); pii: S07493797(14)00493-0. Calorie changes in chain restaurant menu items: implications for obesity and evaluations of menu labelling.

5 Sun, L., *Physiol Behav* (Feb 2015); 139: 505–10. The impact of eating methods on eating rate and glycemic response in healthy adults.

6 Sacks, F.M., *JAMA* (17 Dec 2014); 312: 2531–41. Effects of high vs low GI of dietary carbohydrate and insulin sensitivity: the OmniCarb RCT.

7 Zeevi, D., *Cell* (19 Nov 2015); 163/5): 1079–94. Personalized nutrition by prediction of glycemic responses.

8 Berry, S.E., *Nat Med* (Jun 2020); 26(6): 964–73. Decoding Human Postprandial Responses to Food and their Potential for Precision Nutrition: the PREDICT 1 Study.

9 Bouchard, C., *N Engl J Med* (24 May 1990); 322(21): 1477–82. The response to long-term overfeeding in identical twins.

10 Samaras, K., J *Clin Endocrinol Metab* (Mar 1997); 82(3): 781–5. Independent genetic factors determine the amount and distribution of fat in women after the menopause.

11 Stubbe, J.H., *PLoS One* (20 Dec 2006); 1: e22. Genetic influences on exercise participation in 37051 twin pairs from seven countries.

12 Neel, J.V., *Am J Hum Genet* (Dec 1962); 14: 353–62. Diabetes mellitus: a 'thrifty' genotype rendered detrimental by 'progress'?

13 Song, B., *J Math Biol* (2007) 54: 27–43. Dynamics of starvation in humans.

14 Speakman, J.R., *Int J Obes* (Nov 2008); 32(11): 1611–17. Trifty genes for obesity: the 'drifty gene' hypothesis.

15 Speakman, J.R., *Physiology* (Mar 2014); 29(2): 88–98. If body fatness is under physiological regulation, then how come we have an obesity epidemic?

16 Mustelin, L., *J Appl Physiol* (1985) (Mar 2011); 110(3): 681–6. Associations between sports participation, cardiorespiratory f tness, and adiposity in young adult twins.

17 Ogden, C.L., *JAMA* (26 Feb 2014); 311(8): 806–14. Prevalence of childhood and adult obesity in the United States, 2011–12.

18 Rokholm, B., *Obes Rev* (Dec 2010); 11(12): 835–46. The levelling off of the obesity epidemic since the year 1999 – a review of evidence and perspectives.

19 Lee, R.J., *J Clin Invest* (3 Mar 2014); 124(3): 1393–405. Bitter and sweet taste receptors regulate human upper respiratory innate immunity.

20 Negri, R., *J Pediatr Gastroenterol Nutr* (May 2012); 54(5): 624–9. Taste perception and food choices.

21 Keskitalo, K., *Am J Clin Nutr* (Aug 2008); 88(2): 263–71. The Three-factor Eating Questionnaire, body mass index, and responses to sweet and salty fatty foods: a twin study of genetic and environmental associations.

22 Fushan, A.A., *Curr Biol* (11 Aug 2009); 19(15): 1288–9. Allelic polymorphism within the TAS1R3 promoter is associated with human taste sensitivity to sucrose.

23 Mennella, J.A., *PLoS One* (2014); 9(3): e92201. Preferences for salty and sweet tastes are elevated and related to each other during childhood.

24 Mosley, M., *Fast Exercise* (Atria Books, 2013)

25 Stubbe, J.H., *PLoS One* (20 Dec 2006); 1: e22. Genetic influences on exercise participation in 37,051 twin pairs from seven countries.

26 den Hoed, M., *Am J Clin Nutr* (Nov 2013); 98(5): 1317–25. Heritability of objectively assessed daily physical activity and sedentary behavior.

27 Archer, E., *Mayo Clin Proc* (Dec 2013); 88(12): 1368–77. Maternal inactivity: 45-year trends in mothers' use of time.

28 Gast, G-C. M., *Int J Obes* (2007); 31: 515–20. Intra-national variation in trends in overweight and leisure time physical activities in the Netherlands since 1980: stratifcation according to sex, age and urbanisation degree.

29 Westerterp, K.R., *Int J Obes* (Aug 2008); 32(8): 1256–63. Physical activity energy expenditure has not declined since the 1980s and matches energy expenditures of wild mammals.

30 Spector, T.D., *BMJ* (5 May 1990); 300(6733): 1173–4. Trends in admissions

for hip fracture in England and Wales, 1968–85.

31 Hall, K.D., *Lancet* (27 Aug 2011); 378(9793): 826–37. Quantifcation of the effect of energy imbalance on bodyweight.

32 Williams, P.T., *Int J Obes* (Mar 2006); 30(3): 543–51. The effects of changing exercise levels on weight and age-related weight gain.

33 Hall, K.D., *Lancet* (27 Aug 2011); 378(9793): 826–37. Quantifcation of the effect of energy imbalance on bodyweight.

34 Turner, J.E., *Am J Clin Nutr* (Nov 2010); 92(5): 1009–16. Nonprescribed physical activity energy expenditure is maintained with structured exercise and implicates a compensatory increase in energy intake.

35 Strasser, B., *Ann NY Acad Sci* (Apr 2013); 1281: 141–59. Physical activity in obesity and metabolic syndrome.

36 Dombrowski, S.U., *BMJ* (14 May 2014); 348: g2646. Long-term maintenance of weight loss with non-surgical interventions in obese adults: systematic review and meta-analyses of randomised controlled trials.

37 Ekelund, U., *Am J Clin Nutr* (14 Jan 2015). Activity and all-cause mortality across levels of overall and abdominal adiposity in European men and women: the European Prospective Investigation into Cancer and Nutrition Study.

38 Hainer, V., *Diabetes Care* (Nov 2009); 32 Suppl 2: S392. Fat or fit: what is more important?

39 Fogelholm, M., *Obes Rev* (Mar 2010); 11(3): 202–21. Physical activity, fitness and fatness: relations to mortality, morbidity and disease risk factors.

40 Viloria, M., *Immunol Invest* (2011); 40: 640–56. Effect of moderate exercise on IgA levels and lymphocyte count in mouse intestine.

41 Matsumoto, M., Biosci, *Biotechnol Biochem* (2008); 72: 572–6. Voluntary running exercise alters microbiota composition and increases n-butyrate concentration in the rat cecum.

42 Hsu, Y.J., *J Strength Cond Res* (20 Aug 2014). Effect of intestinal microbiota on exercise performance in mice.

43 Clarke, S.F., *Gut* (Dec 2014); 63(12): 1913–20. Exercise and associated dietary extremes impact on gut microbial diversity.

44 Kubera, B., *Front Neuroenergetics* (8 Mar 2012); 4: 4. The brain's supply and demand in obesity.

第 3 章　总脂肪

1 de Nijs, T., *Crit Rev Clin Lab Sci* (Nov 2013); 50(6): 163–71. ApoB versus non-HDL-cholesterol: diagnosis and cardiovascular risk management.

2 Kaur, N., *J Food Sci Technol* (Oct 2014); 51(10): 2289–303. Essential fatty

acids as functional components of foods, a review.

3 Chowdhury, R., *Ann Intern Med* (18 Mar 2014); 160(6): 398–406. Association of dietary, circulating, and supplement fatty acids with coronary risk: a systematic review and meta-analysis.Manson, J.E., *N Engl J Med* (3 Jan 2019); 380(1): 23–32. Marine n-3 Fatty Acids and Prevention of Cardiovascular Disease and Cancer

4 Würtz, P., *Circulation* (8 Jan 2015). pii:114.013116. Metabolite profiling and cardiovascular event risk: a prospective study of three populationbased cohorts.

5 Albert, B.B., *Sci Rep* (21 Jan 2015); 5: 7928. doi: 10.1038/srep07928. Fish oil supplements in New Zealand are highly oxidised and do not meet label content of n-3 PUFA.

6 Ackman, R.G., *J Am Oil Chem Soc* (1989); 66: 1162–64. EPA and DHA contents of encapsulated fish oil products.

7 Opperman, M., *Cardiovasc J Afr* (2011); 22: 324–29. Analysis of omega-3 fatty acid content of South African fish oil supplements.

8 Micha, R., *BMJ* (2014); 348: g2272. Global, regional, and national consumption levels of dietary fats and oils in 1990 and 2010: a systematic analysis including 266 country-specific nutrition surveys.

9 Campbell, T.C., *Am J Cardiol* (26 Nov 1998); 82(10B): 18T–21T. Diet, lifestyle, and the etiology of coronary artery disease: the Cornell China study.

10 Campbell, T.C., *The China Study* (BenBella Books, 2006)

第 4 章　饱和脂肪

1 Law, M., *BMJ* (1999); 318: 1471–80. Why heart disease mortality is low in France: the time lag explanation.

2 Bertrand, X., *J Appl Microbiol* (Apr 2007); 102(4): 1052–9. Effect of cheese consumption on emergence of antimicrobial resistance in the intestinal microflora induced by a short course of amoxicillin-clavulanic acid. Sanchez-Rodriguez, E., *Nutrients* (2020); 12(3): 605. The Gut Microbiota and Its Implication in the Development of Atherosclerosis and Related Cardiovascular Diseases.

3 https://www.asm.org/Articles/2016/December/The-Natural-History-of-Cheese-Mites

4 Le Roy, C.I., *BMC Microbiol* 22, 39 (2022). doi: 10.1186/s12866-021-02364-2. Yoghurt consumption is associated with changes in the composition of the human gut microbiome and metabolome.

5 Teicholz, N., *The Big Fat Surprise* (Simon & Schuster, 2014)

6 Goldacre, B., *BMJ* (2014); 349. doi: https://doi.org/10.1136/bmj.g4745. Mass treatment with statins.

7 Harborne, Z., *Open Heart* (2015); 2: doi:10.1136/openhrt-2014-000196. Evidence from randomised controlled trials did not support the introduction of dietary fat guidelines in 1977 and 1983: a systematic review and meta-analysis.

8 Siri-Tarino, P.W., *Am J Clin Nutr* (2010); 91: 535–46. Meta-analysis of prospective cohort studies evaluating the association of saturated fat with cardiovascular disease.

9 Companys, J., *Critical Reviews in Food Science and Nutrition* (21 May 2020) Fermented dairy foods rich in probiotics and cardiometabolic risk factors: a narrative review from prospective cohort studies. doi: 10.1080/10408398. 2020.1768045.

10 Gardner, C., *JAMA* (20 Feb 2018); 319(7): 667-679. Effect of Low-Fat vs Low-Carbohydrate Diet on 12-Month Weight Loss in Overweight Adults and the Association With Genotype Pattern or Insulin Secretion The DIETFITS Randomized Clinical Trial.

11 Rice, B.H., *Curr Nutr Rep* (15 Mar 2014); 3: 130–38. Dairy and Cardiovascular Disease: A Review of Recent Observational Research.

12 Tachmazidou, I., *Nature Commun* (2013); 4: 2872. A rare functional cardioprotective APOC3 variant has risen in frequency in distinct population isolates.

13 Minger, D., *Death by Food Pyramid* (Primal Blueprint, 2013).

14 Chen, M., *Am J Clin Nutr* (Oct 2012); 96(4): 735–47. Effects of dairy intake on body weight and fat: a meta-analysis of randomized controlled trials.

15 Martinez-Gonzalez, M., *Nutr Metab Cardiovasc Dis* (Nov 2014); 24(11): 1189–96. Yogurt consumption, weight change and risk of overweight/obesity: the SUN cohort.

16 Jacques, P., *Am J Clin Nutr* (May 2014); 99(5): 1229S–34S. Yogurt and weight management.

17 Kano, H., *J Dairy Sci* (2013); 96: 3525–34. Oral administration of Lactobacillus delbrueckii subspecies bulgaricus OLL1073R-1 suppresses inflammation by decreasing interleukin-6 responses in a murine model of atopic dermatitis.

18 Daneman, N., *Lancet* (12 Oct 2013); 382(9900): 1228–30 A probiotic trial: tipping the balance of evidence?

19 Valdes, A.M., *BMJ* (13 Jun 2018); 361:k2179. Role of the Gut Microbiota in Nutrition and Health.

20 Jones, M.L., *Br J Nutr* (May 2012); 107(10): 1505–13. Cholesterol-lowering

efficacy of a microencapsulated bile salt hydrolase-active *Lactobacillus reuteri* NCIMB 30242 yoghurt formulation in hypercholesterolaemic adults.

21 Khare, A., *Review Curr Microbiol* (Apr 2020); 77(4): 638–644. Cholesterol-Lowering Effects of Lactobacillus Species.

22 Morelli, L., *Am J Clin Nutr* (2014); 99(suppl): 1248S–50S. Yogurt, living cultures, and gut health.

23 McNulty, N.P., *Sci Transl Med* (26 Oct 2011); 3:106. The impact of a consortium of fermented milk strains on the gut microbiome of gnotobiotic mice and monozygotic twins.

24 Idem n4.

25 Goodrich, J.K., *Cell* (6 Nov 2014); 159(4): 789–99. Human genetics shape the gut microbiome.

26 Roederer, M., *The Genetic Architecture of the Human Immune System* (*Cell*, 2015)

27 Pandiyan P., *Front Immunol* (8 March 2019); 10:426. Microbiome Dependent Regulation of Tregs and Th17 Cells in Mucosa.

28 Chong P.P., *Front Microbiol* (10 Jun 2019); 10:1136. The Microbiome and Irritable Bowel Syndrome – A Review on the Pathophysiology, Current Research and Future Therapy. doi: 10.3389/fmicb.2019.01136.

29 Sachdev, A.H., *Curr Gastroenterol Rep* (Oct 2012); 14(5): 439–45. Antibiotics for irritable bowel syndrome.

30 Tillisch, K., *Gastroenterology* (Jun 2013); 144(7): 1394–401. Consumption of fermented milk product with probiotic modulates brain activity.

31 Tillisch, K., *Gut Microbes* (May–Jun 2014); 5(3): 404–10. The effects of gut microbiota on CNS function in humans.

第 5 章　不饱和脂肪

1 这首儿歌暗暗涉及查理一世不得人心的征税，甚至更早时候查王和他的弟弟约翰间的争端。

2 Daniel, C.R., *Public Health Nutr* (Apr 2011); 14(4): 575–83. Trends in meat consumption in the United States.

3 Dehghan, M., *Lancet* (4 Nov 2017); 390(10107): 2050–2062. Associations of fats and carbohydrate intake with cardiovascular disease and mortality in 18 countries from five continents (PURE): a prospective cohort study.

4 Heileson, J.L., *Nutrition Reviews* (1 Jun 2020); 78(6): 474–485. Dietary saturated fat and heart disease: a narrative review.

5 Ho, F.K., *BMJ* (18 Mar 2020); 368:m688. Associations of fat and carbohydrate intake with cardiovascular disease and mortality: prospective cohort

study of UK Biobank participants.

6 Price, W.A., *Nutrition and Physical Degeneration*, 6th edn (La Mesa, Ca, Price-Pottenger Nutritional Foundation, 2003)

7 Willett, W.C., *Am J Clin Nutr* (Jun 1995); 61(6 Suppl): 1402S–6S. Mediterranean diet pyramid: a cultural model for healthy eating.

8 Estruch, R., *N Engl J Med* (4 Apr 2013); 368(14): 1279–90. Primary prevention of cardiovascular disease with a Mediterranean diet.

9 Salas-Salvadó, J., *Ann Intern Med* (7 Jan 2014); 160(1): 1–10. Prevention of diabetes with Mediterranean diets: a subgroup analysis of a randomized trial.

10 Guasch-Ferré, M., *BMC Med* (2014); 12: 78. Olive oil intake and risk of cardiovascular disease and mortality in the PREDIMED Study.

11 Konstantinidou, V., *FASEB J* (Jul 2010); 24(7): 2546–57. In vivo nutrigenomic effects of virgin olive oil polyphenols within the frame of the Mediterranean diet: a randomized controlled trial.

12 Mompeo, O., *Nutrients* (3 Jun 2020); 12(6): E1871. Consumption of Stilbenes and Flavonoids is Linked to Reduced Risk of Obesity Independently of Fiber Intake.

13 Ahmad, A.F., *Am J Physiol Heart Circ Physiol* (1 Nov 2019); 317(5): H923-H938. The gut microbiome and cardiovascular disease: current knowledge and clinical potential.

14 Asnicar, F., *Nat Medicine* (in press 2020). Microbiome connections with host metabolism and habitual diet from the PREDICT 1 metagenomic study.

15 Vallverdú-Queralt, A., *Food Chem* (15 Dec 2013); 141(4): 3365–72. Bioactive compounds present in the Mediterranean sofrito.

第 6 章　反式脂肪

1 https://www.youtube.com/watch?v=zrv78nG9R04

2 Lam, H.M., *Lancet* (8 Jun 2013); 381(9882): 2044–53. Food supply and food safety issues in China.

3 Mozaffarian, D., *N Engl J Med* (2006); 354: 1601–13. Trans fatty acids and cardiovascular disease.

4 Kris-Etherton, P.M., *Lipids* (Oct 2012); 47(10): 931–40. Trans fatty acid intakes and food sources in the U.S. population: NHANES 1999–2002.

5 Tomas, L.H., *Am J Clin Nutr* (1981); 34: 877–86. Hydrogenated oils and fats: the presence of chemically-modified fatty acids in human adipose tissue.

6 Berry, S.E., *Nutrition Bulletin* (Dec 2019) 44(4): 363–380. Interesterified fats: What are they and why are they used? A briefing report from the Roundtable on Interesterified Fats in Foods.

7　Iqbal, M.P., Pak J Med Sci (Jan 2014); 30(1): 194–7. Trans fatty acids – a risk factor for cardiovascular disease.

8　Kishino, S., *Proc Natl Acad Sci* (29 Oct 2013); 110(44): 17808–13. Polyunsaturated fatty acid saturation by gut lactic acid bacteria affecting host lipid composition.

9　Pacifco, L., *World J Gastroenterol* (21 Jul 2014); 20(27): 9055–71. Nonalcoholic fatty liver disease and the heart in children and adolescents.

10　Mozaffarian, D., *N Engl J Med* (3 Jun 2011); 364(25): 2392–404. Changes in diet and lifestyle and long-term weight gain in women and men.

11　Hall, K.D., *Cell Metab* (2 Jul 2019); 30(1): 67–77.e3. Ultra-Processed Diets Cause Excess Calorie Intake and Weight Gain: An Inpatient Randomized Controlled Trial of Ad Libitum Food Intake.

12　http://www.dailymail.co.uk/news/article-2313276/Man-keepsMcDonalds-burger-14-years-looks-exactly-the-day-flipped-Utah.html

13　Moss, M., *Salt, Sugar, Fat: How the Food Giants Hooked Us* (WH Allen, 2013)

14　Johnson, P.M., *Nat Neurosci* (May 2010);13(5): 635–41. Dopamine D2 receptors in addiction-like reward dysfunction and compulsive eating in obese rats.

15　Avena, N.M., *Methods Mol Biol* (2012); 829: 351–65. Animal models of sugar and fat bingeing: relationship to food addiction and increased body weight.

16　Taylor, V.H., *CMAJ* (9 Mar 2010);182(4): 327–8. The obesity epidemic: the role of addiction.

17　Bayol, S.A., *Br J Nutr* (Oct 2007); 98(4): 843–51. A maternal 'junk food' diet in pregnancy and lactation promotes an exacerbated taste for 'junk food' and a greater propensity for obesity in rat offspring.

18　David, L.A., *Nature* (23 Jan 2014); 505(7484): 559–61. Diet rapidly and reproducibly alters the human gut microbiome.

19　Chassaing, B., *Nature* (5 Mar 2015); 519: 92–6. Dietary emulsiïers impact the mouse gut microbiota promoting colitis and metabolic syndrome.

20　Poutahidis, T., *PLoS One* (Jul 2013); 10; 8(7): e68596. Microbial reprogramming inhibits Western diet-associated obesity.

21　Mazidi, M., *Am J Clin Nutr* (2021) Sep 1;114(3):1028-1038. doi: 10.1093/ajcn/nqab132. Meal-induced inflammation: postprandial insights from the Personalised REsponses to DIetary Composition Trial (PREDICT) study in 1000 participants.

22　Huh, J.Y., *Mol Cells* (May 2014); 37(5): 365–71. Crosstalk between adipocytes and immune cells in adipose tissue inflammation and metabolic dysregulation in obesity.

23　Wang, J., *ISME J* (2015) 9: 1–15; Modulation of gut microbiota during probiotic-mediated attenuation of metabolic syndrome in high-fat-diet-fed mice.

24 Cox, A.J., *Lancet Diabetes Endocrinol* (Jul 2014); 21.pii: S2213–8587. Obesity, inflammation, and the gut microbiota. Bailey, M.A., *Adv Nutr* (1 May 2018); 9(3): 193–206. Microbiome-mediated effects of the Mediterranean diet on inflammation.

25 Christ, A., *Cell* (11 Jan 2018); 172(1–2): 162–175. Western Diet Triggers NLRP3-Dependent Innate Immune Reprogramming.

26 Kong, L.C., *PLoS One* (Oct 2014); 20; 9(10): e109434. Dietary patterns differently associate with inflammation and gut microbiota in overweight and obese subjects.

27 Ridaura, V.K., *Science* (6 Sep 2013); 341(6150): 1241214. Gut microbiota from twins discordant for obesity modulate metabolism in mice.

28 Goodrich, J.K., *Cell* (Nov 2014); 159(4): 789–99. Human genetics shape the gut microbiome.

29 Zierer, J., *Nat Genet* (Jun 2018); 50(6): 790–5. The fecal metabolome as a functional readout of the gut microbiome.

30 Fei, N., *ISME J* (2013); 7: 880–4. An opportunistic pathogen isolated from the gut of an obese human causes obesity in germ-free mice.

31 Backhed, F., *Proc Natl Acad Sci USA* (2004); 101: 15718–15723. The gut microbiota as an environmental factor that regulates fat storage.

32 Backhed, F., *Proc Natl Acad Sci USA* (2007); 104: 979–84. Mechanisms underlying the resistance to diet-induced obesity in germ-free mice.

33 http://www.youtube.com/watch?v=gzL0fRkqjK8

34 Xiao, S., *FEMS Microbiol Ecol* (Feb 2014); 87(2): 357–67. A gut microbiota-targeted dietary intervention for amelioration of chronic inflammation underlying metabolic syndrome.

35 Zhou, H., *Dongjin Dynasty* (Tianjin Science & Technology Press, 2000)

36 Zhang, X., *PLoS One* (2012); 7(8): e42529. Structural changes of gut microbiota during berberine-mediated prevention of obesity and insulin resistance in high-fat diet-fed rats.

37 http://www.sciencemag.org/content/342/6162/1035

38 Alcock, J., *Bioessays* (8 Aug 2014); doi: 10.1002/bies.201400071. Is eating behavior manipulated by the gastrointestinal microbiota? Evolutionary pressures and potential mechanisms. Minaya, D.M., *Nutr Diabetes* (9 Jun 2020); 10(1) :20. Consumption of a high energy density diet triggers microbiota dysbiosis, hepatic lipidosis, and microglia activation in the nucleus of the solitary tract in rats.

39 Vijay-Kumar, M., *Science* (9 Apr 2010); 328(5975): 228–31. Metabolic syn-

drome and altered gut microbiota in mice lacking Toll-like receptor 5. Valdes,
A., *BMJ* (13 Jun 2018); 361: k2179. Role of the gut microbiota in nutrition
and health.

40　Shin, S.C., *Science* (2011); 334 (6056): 670–4. Drosophila microbiome modu-
lates host developmental and metabolic homeostasis via insulin signalling.

41　Niccolai, E., *Nutrients* (12 Jan 2019); 11(1): 156. The Gut-Brain Axis in the
Neuropsychological Disease Model of Obesity: A Classical Movie Revised by
the Emerging Director "Microbiome".

第 7 章　动物蛋白

1　Diamond, J., *Guns, Germs and Steel* (Norton, 1997)

2　Atkins, R., *The Diet Revolution* (Bantam Books, 1981)

3　Lu, M., *Br J Nutrition* (Jan 2018); 119(1): 96–108. Effects of low-fat com-
pared with high-fat diet on cardiometabolic indicators in people with over-
weight and obesity without overt metabolic disturbance: a systematic review
and meta-analysis of randomised controlled trials.

4　Abbasi, J., *JAMA* (16 Jan 2018); 319(3): 215–7. Interest in the Ketogenic
Diet Grows for Weight Loss and Type 2 Diabetes.

5　Yancy, W.S., Jr, *JAMA Intern Med* (1 Dec 2019); 179(12): 1734–5. Ketogenic
Diet for Obesity and Diabetes.

6　Douketis, J.D., *Int J Obes* (2005); 29(10): 1153–67. Systematic review of
long-term weight loss studies in obese adults: clinical signifcance and applica-
bility to clinical practice.

7　Ebbeling, C.B., *JAMA* (27 Jun 2012); 307(24): 2627–34. Effects of dietary
composition on energy expenditure during weight-loss maintenance.

8　Ibid.

9　Ellenbroek, J.H., *Am J Physiol Endocrinol Metab* (1 Mar 2014); 306(5): E552-
8. Long-term ketogenic diet causes glucose intolerance and reduced beta and
alpha cell mass but no weight loss in mice.

10　Cotillard, A., *Nature* (29 Aug 2013); 500(7464): 585–8. Dietary intervention
impact on gut microbial gene richness.

11　Asnicar, F., *Nature Medicine* (Feb 2021); 27(2): 321–332. doi: 10.1038/
s41591-020-01183-8. Microbiome connections with host metabolism and
habitual diet from the PREDICT 1 metagenomic study.

12　McDonald, M., *mSystems* (15 May 2018); 3(3): e00031–18. American Gut:
An Open Platform for Citizen Science Microbiome Research.

13　Willett, W,. *Lancet* (2 Feb 2019); 393: 447–92. Food in the Anthropocene:
the EAT–Lancet Commission on healthy diets from sustainable food systems.

14 Fraser, G.E., *Arch Intern Med* (2001); 161: 1645–52. Ten years of life: is it a matter of choice?

15 Le, L.T., *Nutrients* (27 May 2014); 6(6): 2131–47. Beyond meatless, the health eff ects of vegan diets: findings from the Adventist cohorts.

16 Boomsma, D.I., *Twin Res* (Jun 1999); 2(2): 115–25. A religious upbringing reduces the influence of genetic factors on disinhibition: evidence for interaction between genotype and environment on personality.

17 Key, T.J., *Am J Clin Nutr* (2009); 89; 1613S–19S. Mortality in British vegetarians: results from the European Prospective Investigation into Cancer and Nutrition (EPIC Oxford).

18 Key, T.J., *Am J Clin Nutr* (Jun 2014); 100(Supplement 1): 378S–85S. Cancer in British vegetarians.

19 http://crossftanaerobicinc.com/paleo-nutrition/list-of-foods/

20 Hidalgo, G., *Am J Hum Biol* (10 Sep 2014); 26(5): 710–12. The nutrition transition in the Venezuelan Amazonia: increased overweight and obesity with transculturation.

21 Schnorr, S.L., Nat Commun (15 Apr 2014); 5: 3654.doi: 10.1038/ncomms4654. Gut microbiome of the Hadza hunter-gatherers.

22 Dominguez-Bello, G., Personal communication.

23 Pan, A., *Arch Intern Med* (9 Apr 2012); 172(7): 555–63. Red meat consumption and mortality: results from 2 prospective cohort studies.

24 Rohrmann, S., *BMC Med* (7 Mar 2013); 11: 63. doi: 10.1186/1741-7015-11-6. Meat consumption and mortality – results from the European Prospective Investigation into Cancer and Nutrition.

25 Idem n13.

26 Lee, J.E., *Am J Clin Nutr* (Oct 2013); 98(4): 1032–41. Meat intake and cause-specific mortality: a pooled analysis of Asian prospective cohort studies.

27 Tang, W.W., *N Engl J Med* (25 Apr 2013); 368(17): 1575–84. Intestinal microbial metabolism of phosphatidylcholine and cardiovascular risk.

28 Heianza, Y., *J Am Coll Cardiol* (25 Feb 2020); 75(7): 763–72. Long-Term Changes in Gut Microbial Metabolite Trimethylamine N-Oxide and Coronary Heart Disease Risk.

29 Manson, J., *N Engl J Med* (3 Jan 2019); 380(1): 23–32. Marine n–3 Fatty Acids and Prevention of Cardiovascular Disease and Cancer.

30 Mozaffarian, D., *JAMA* (2006); 296(15): 1885–99. Fish intake, contaminants, and human health: evaluating the risks and the benefits.

31 Lajous, M., *Am J Epidemiol* (1 Aug 2013); 178(3): 382–91. Changes in fsh consumption in midlife and the risk of coronary heart disease in men and

women.

32 O'Dea, K., *Diabetes* (1984); 33: 596–603. Marked improvement in carbohydrate and lipid metabolism in diabetic Australian Aborigines after temporary reversion to traditional lifestyle.

33 Lean, M.E., *Lancet* (10 Feb 2018); 391(10120): 541–51. Primary Care-Led Weight Management for Remission of Type 2 Diabetes (DiRECT): An Open-Label, Cluster-Randomised Trial.

34 Look AHEAD Research Group, *N Engl J Med* (2013); 369: 145–54. Cardiovascular effects of intensive lifestyle intervention in Type 2 diabetes.

35 Franco, M., *BMJ* (9 Apr 2013); 346: f1515. Population-wide weight loss and regain in relation to diabetes burden and cardiovascular mortality in Cuba 1980–2010.

36 Mann, G.V., *J Atheroscler Res* (Jul–Aug 1964); 4: 289–312. Cardiovascular disease in the Masai.

37 Średnicka-Tober, D., *Br J Nutr* (28 Mar 2016); 115(6): 994–1011. Composition differences between organic and conventional meat: a systematic literature review and meta-analysis.

第8章 非动物蛋白

1 Frankenfeld, C.L., *Am J Clin Nutr* (May 2011); 93(5): 1109–16. Dairy consumption is a significant correlate of urinary equol concentration in a representative sample of US adults.

2 Fritz, H., *PLoS One* (28 Nov 2013); 8(11): e81968. Soy, red clover and isoflavones, and breast cancer: a systematic review.

3 Lampe, J.W., *J Nutr* (Jul 2010); 140(7): 1369S–72S. Emerging research on equol and cancer.

4 Soni, M., *Maturitas* (Mar 2014); 77(3): 209–20. Phytoestrogens and cognitive function: a review.

5 Spector, T.D., *Lancet* (1982). Coffee, soya and cancer of the pancreas (letter).

6 Tsuchihashi, R., *J Nat Med* (Oct 2008); 62(4): 456–60. Microbial metabolism of soy isoflavones by human intestinal bacterial strains.

7 Renouf, M., *J Nutr* (Jun 2011); 141(6): 1120–6. Bacteroides uniformis is a putative bacterial species associated with the degradation of the isoflavone genistein in human feces.

8 Pudenz, M., *Nutrients* (15 Oct 2014); 6(10): 4218–72. Impact of soy isoflavones on the epigenome in cancer prevention.

9 Hehemann, J.H., *Nature* (8 Apr 2010); 464(7290): 908–12. Transfer of carbohydrate-active enzymes from marine bacteria to Japanese gut microbiota.

10 Crisp, A., *Genome Biol* (13 Mar 2015); 16 (1): 50. Expression of multiple horizontally acquired genes is a hallmark of both vertebrate and invertebrate genomes.

11 Cantarel, B.L., *PLoS One* (2012); 7(6): e28742. Complex carbohydrate utilization by the healthy human microbiome.

12 Cian, R.E. Mar Drugs (20 Aug 2015); 13(8): 5358–83; Proteins and Carbohydrates from Red Seaweeds: Evidence for Beneficial Effects on Gut Function and Microbiota

13 Brown, E.S., *Nutr Rev* (Mar 2014); 72(3): 205–16. Seaweed and human health.

14 Hehemann, J.H., *Proc Natl Acad Sci* (27 Nov 2012); 109(48): 19786–91. Bacteria of the human gut microbiome catabolize red seaweed glycans with carbohydrate-active enzyme updates from extrinsic microbes.

15 Pirotta, M., *BMJ* (4 Sep 2004); 329(7465): 548. Effect of lactobacillus in preventing post-antibiotic vulvovaginal candidiasis: a randomised controlled trial.

16 Dey, B., *Curr HIV Res* (Oct 2013); 11(7): 576–94. Protein-based HIV-1 microbicides.

17 Hess, J., Nutrients (2 Oct 2018); 10(10): 1402. Impact of Agaricus Bisporus Mushroom Consumption on Gut Health Markers in Healthy Adults.

18 Varshney, J., *J Nutr* (Apr 2013); 143(4): 526–32. White button mushrooms increase microbial diversity and accelerate the resolution of Citrobacter rodentium infection in mice.

第 9 章　乳制品

1 Campbell, T.C., *Am J Cardiol* (26 Nov 1998); 82(10B): 18T–21T. Diet, lifestyle, and the etiology of coronary artery disease: the Cornell China Study.

2 Minger, D., Dairy consumption in rural China; http://rawfoodsos. com/2010/07/07/the-china-study-fact-or-fallac/

3 Madani, S., *Nutrition* (May 2000); 16(5): 368–75. Dietary protein level and origin (casein and highly purif ed soybean protein) affect hepatic storage, plasma lipid transport, and antioxidative defense status in the rat.

4 Brüssow, H., *Environ Microbiol* (Aug 2013); 15(8): 2154–61. Nutrition, population growth and disease: a short history of lactose.

5 Savaiano, D.A., *Am J Clin Nutr* (May 2014); 99(5 Suppl): 1251S–5S. Lactose digestion from yogurt: mechanism and relevance.

6 Tishkoff, S.A., *Nat Genet* (2007); 39: 31–40. Convergent adaptation of human lactase persistence in Africa and Europe.

7 Spector, T., *Identically Different* (Weidenfeld & Nicolson, 2012)

8 Quigley, L., *FEMS Microbiol Rev* (Sep 2013); 37(5): 664–98. The complex microbiota of raw milk.

9 Bailey, R.K., *J Natl Med Assoc* (Summer 2013); 105(2): 112–27. Lactose intolerance and health disparities among African Americans and Hispanic Americans: an updated consensus statement.

10 Suchy, F.J., *NIH Consensus State Sci Statements* (24 Feb 2010); 27(2): 1–27. NIH consensus development conference statement: Lactose intolerance and health.

11 Mei, H., *Nutr J* (25 Oct 2017); 16(1): 72. Effects of cow's milk beta-casein variants on symptoms of milk intolerance in Chinese adults: a multicentre, randomised controlled study.

12 Petschow, B., *Ann NY Acad Sci* (Dec 2013); 1306: 1–17. Probiotics, pre-biotics, and the host microbiome: the science of translation.

13 Prentice, A.M., *Am J Clin Nutr* (May 2014); 99 (5 Suppl): 1212S–16S. Dairy products in global public health.

14 Silventoinen, K., *Twin Res* (Oct 2003); 6(5): 399–408. Heritability of adult body height: a comparative study of twin cohorts in eight countries.

15 Wood, A.R., *Nat Genet* (5 Oct 2014); doi:10.1038/ng.3097. Defining the role of common variation in the genomic and biological architecture of adult human height.

16 Floud, R., *The Changing Body: New Approaches to Economic and Social History* (Cambridge University Press, 2011)

17 https://www.ers.usda.gov/amber-waves/2022/june/fluid-milk-consumption-continues-downward-trend-proving-difficult-to-reverse/; https://www.ers.usda.gov/webdocs/DataFiles/50472/dyfluid.xlsx?v=5060.7

18 Quigley, L., *J Dairy Sci* (Aug 2013); 96(8): 4928–37. The microbial content of raw and pasteurized cow's milk as determined by molecular approaches.

19 Pottenger, F.M., *Pottenger's Cats: A Study in Nutrition* (Price Pottenger Nutrition, 1995)

20 Wells, P.M., *medRxiv* (Dec 2019); doi:10.1101/2019.12.09.19014183. A polygenic risk score for rheumatoid arthritis sheds light on the Prevotella association.

21 Companys, J., *Adv Nutr* (1 Jul 2020); 11(4): 834–63. Fermented Dairy Products, Probiotic Supplementation, and Cardiometabolic Diseases: A Systematic Review and Meta-analysis.

第 10 章 碳水化合物：糖

1 http://www.telegraph.co.uk/news/worldnews/europe/netherlands/10314705/Sugar-is-addictive-and-the-most-dangerous-drugof-the-times.html

2   Locke, A.E., *Nature* (12 Feb 2015); 518(7538): 197-206. Genetic studies of body mass index yield new insights for obesity biology.

3   Qi, Q., *N Engl J Med* (11 Oct 2012); 367(15): 1387–96. Sugar-sweetened beverages and genetic risk of obesity.

4   Keskitalo, K., *Am J Clin Nutr* (Aug 2008); 88(2): 263–71. The Three-Factor Eating Questionnaire, body mass index, and responses to sweet and salty fatty foods: a twin study of genetic and environmental associations.

5   Keskitalo, K., *Am J Clin Nutr* (Dec 2007); 86(6): 1663–9. Same genetic components underlie different measures of sweet taste preference.

6   http://www.who.int/nutrition/sugars_public_consultation/en/

7   https://www.gov.uk/government/uploads/system/uploads/attachment_data/file/470179/Sugar_reduction_the_evidence_for_action.pdf

8   Long, M.W., *Am J Prev Med* (Jul 2015); 499(1): 112–23. Cost eçectiveness of a sugar-sweetened beverage excise tax in the US.

9   Yudkin, J., *Pure, White and Deadly*, reissue edn (Penguin, 2012)

10 Wilska, A., *Duodecim* (1947); 63: 449–510. Sugar caries – the most prevalent disease of our century.

11 Sheiham, A., *Int J Epidemiol* (Jun 1984); 13(2): 142–7. Changing trends in dental caries.

12 Birkeland, J.M., *Caries Res* (Mar–Apr 2000); 34(2): 109–16. Some factors associated with the caries decline among Norwegian children and adolescents: age-specific and cohort analyses.

13 Masadeh, M., *J Clin Med Res* (2013); 5.5: 389–94. Antimicrobial activity of common mouthwash solutions on multidrug-resistance bacterial biofilms.

14 Bescos, R., *Sci Rep* (24 Mar 2020); 10(1): 5254. Effects of Chlorhexidine mouthwash on the oral microbiome.

15 Fine, D.H., *Infect Immun* (May 2013); 81(5): 1596–605. A lactotransferrin single nucleotide polymorphism demonstrates biological activity that can reduce susceptibility to caries.

16 Holz, C., *Probiotics Antimicrob Proteins* (2013); 5: 259–63. *Lactobacillus paracasei* DSMZ16671 reduces mutans streptococci: a short-term pilot study.

17 Villavicencio, J., *J Appl Oral Sci* (14 May 2018); 26:e20170318. Effects of a Food Enriched With Probiotics on Streptococcus Mutans and Lactobacillus Spp. Salivary Counts in Preschool Children: A Cluster Randomized Trial.

18 Glavina, D., *Coll Antropol* (Mar 2012); 36(1): 129–32. Effect of LGG yoghurt on *Streptococcus mutans* and Lactobacillus spp. salivary counts in children.

19 Marcenes, W., *J Dent Res* (Jul 2013); 92(7): 592–7. Global burden of oral conditions in 1990–2010: a systematic analysis.

20　Bernabé, E., *Am J Public Health* (Jul 2014); 104(7): e115–21. Age, period and cohort trends in caries of permanent teeth in four developed countries.

21　Bray, G.A., *Am J Clin Nutr* (2004); 79: 537–43. Consumption of highfructose corn syrup in beverages may play a role in the epidemic of obesity.

22　Ng, S.W., *Br J Nutr* (Aug 2012); 108(3): 536–51. Patterns and trends of beverage consumption among children and adults in Great Britain, 1986–2009.

23　Bray, G.A., *Am J Clin Nutr* (2004); 79: 537–43. Consumption of highfructose corn syrup in beverages may play a role in the epidemic of obesity.

24　Hu, F.B., *Physiol Behav* (2010); 100: 47–54. Sugar-sweetened beverages and risk of obesity and Type 2 diabetes: epidemiologic evidence.

25　Mitsui, T., *J Sports Med Phys Fitness* (Mar 2001); 41(1): 121–3. Colonic fermentation after ingestion of fructose-containing sports drink.

26　Bergheim, I., *J Hepatol* (Jun 2008); 48(6): 983–92. Antibiotics protect against fructose-induced hepatic lipid accumulation in mice: role of endotoxin.

27　Bray, G.A., *Diabetes Care* (Apr 2014); 37(4): 950–6. Dietary sugar and body weight: have we reached a crisis in the epidemic of obesity and diabetes?: health be damned! Pour on the sugar.

28　de Ruyter, J.C., *N Engl J Med* (11 Oct 2012); 367(15): 1397–406. A trial of sugar-free or sugar-sweetened beverages and body weight in children.

29　Sartorelli, D.S., *Nutr Metab Cardiovasc Dis* (Feb 2009); 19(2): 77–83. Dietary fructose, fruits, fruit juices and glucose tolerance status in Japanese–Brazilians.

30　Malik, V.S., *Nutrients* (8 Aug 2019); 11(8): 1840. Sugar-Sweetened Beverages and Cardiometabolic Health: An Update of the Evidence.

31　Kuzma, J.N., *Am J Clin Nutr* (Aug 2016); 104(2): 306–14. No Differential Effect of Beverages Sweetened With Fructose, High-Fructose Corn Syrup, or Glucose on Systemic or Adipose Tissue Inflammation in Normal-Weight to Obese Adults: A Randomized Controlled Trial.

32　Khan, T.A., *Eur J Nutr* (Nov 2016); 55(Suppl 2): 25–43. Controversies about sugars: results from systematic reviews and meta-analyses on obesity, cardio-metabolic disease and diabetes.

第 11 章　碳水化合物：不是糖的 "糖类"

1　Claesson, M.J., *Nature* (9 Aug 2012); 488(7410): 178–84. Gut microbiota composition correlates with diet and health in the elderly.

2　Jackson, M.A., *Genome Med* (29 Jan 2016); 8(1): 8. Signatures of early frailty in the gut microbiota. Verdi, S., *Front Aging Neurosci* (4 Dec 2018); 10: 398. An Investigation Into Physical Frailty as a Link Between the Gut Microbiome and Cognitive Health.

3   Przybylska, S. *Int J Food Sci Technol* (Jul 2019): 55(1): 11–22. Lycopene – a bioactive carotenoid offering multiple health benefits: a review.

4   Mosley, M., and Spencer, M., *The Fast Diet* (Short Books, 2013)

5   Bao, Q., *Mol Cell Endocrinol* (16 Jul 2014); 394(1–2):115–18. Ageing and age-related diseases – from endocrine therapy to target therapy.

6   Hankey, C., *FASEB J* (Apr 2015); 29(1): 117.4. A systematic review of the literature on intermittent fasting for weight management. de Cabo, R., N *Engl J Med* (26 Dec 2019); 381: 2541–51. Effects of Intermittent Fasting on Health, Aging, and Disease.

7   Johnson, J.B., *Med Hypotheses* (2006); 67:209–11. The effect on health of alternate day calorie restriction: eating less and more than needed on alternate days prolongs life. Vallejo, E.A., *Rev Clin Esp*, 63 (1956): 25–7. La dieta de hambre a días alternos en la alimentación de los viejos.

8   Nicholson, A., *Soc Sci Med* (2009); 69 (4): 519–28. Association between attendance at religious services and self-reported health in 22 European countries. Eslami, S., Bioimpacts (2012); 2(4): 213–15. Annual fasting; the early calories restriction for cancer prevention.

9   Carey, H.V., *Am J Physiol Regul Integr Comp Physiol* (1 Jan 2013); 304(1): R33–42 Seasonal restructuring of the ground squirrel gut microbiota over the annual hibernation cycle.

10 Costello, E.K., *ISME J* (Nov 2010); 4(11):1375–85. Postprandial remodelling of the gut microbiota in Burmese pythons.

11 Kaczmarek, J.L., *Am J Clin Nutr* (Nov 2017); 106(5): 1220–31. Time of day and eating behaviors are associated with the composition and function of the human gastrointestinal microbiota.

12 Remely, M., Wien klinWochenschr (Mar 2015) 127: 394–8. Increased gut microbiota diversity and abundance of Faecalibacterium prausnitzii and Akkermansia after fasting: a pilot study. Ozkul, C., *Benef Microbes* (11 May 2020); 11(3): 227–233. Structural Changes in Gut Microbiome After Ramadan Fasting: A Pilot Study.

13 Casazza, K., *N Engl J Med* (31 Jan 2013); 368(5): 446-54. Myths, presumptions, and facts about obesity.

14 Sievert, K., *BMJ* (30 Jan 2019); 364: l42. Effect of Breakfast on Weight and Energy Intake: Systematic Review and Meta-Analysis of Randomised Controlled Trials.

15 Adolphus, K., *Adv Nutr* (16 May 2016); 7(3): 590S–612S. The Effects of Breakfast and Breakfast Composition on Cognition in Children and Adoles-

cents: A Systematic Review.

16 https://blogs.bmj.com/bmj/2019/01/30/tim-spector-breakfast-the-most-important-meal-of-the-day/

17 Desai, A.V., *Twin Res* (Dec 2004); 7(6): 589–95. Genetic influences in self-reported symptoms of obstructive sleep apnoea and restless legs: a twin study.

18 Shelton, H., *Hygienic systems,* vol. II, *Health Research.* (Pomeroy, WA, 1934).

19 Stote, K.S., *Am J Clin Nutr* (Apr 2007); 85(4): 981–8. A controlled trial of reduced meal frequency without caloric restriction in healthy, normalweight, middle-aged adults.

20 Wilkinson, M..J., *Cell Metab* (7 Jan 2020) 31(1): 92–104. Ten-Hour Time-Restricted Eating Reduces Weight, Blood Pressure, and Atherogenic Lipids in Patients with Metabolic Syndrome.

21 Di Rienzi, S.C., *eLife* (1 Oct 2013); 2: e01102. doi:10.7554/eLife.01102. The human gut and groundwater harbor non-photosynthetic bacteria belonging to a new candidate phylum sibling to Cyanobacteria.

22 Watanabe, F., *Nutrients* (5 May 2014); 6(5): 1861–73. Vitamin B12-containing plant food sources for vegetarians.

23 Brown, M.J., *Am J Clin Nutr* (2004); 80: 396–403. Carotenoid bioavailability is higher from salads ingested with full-fat than with fat-reduced salad dressings as measured with electrochemical detection.

24 Sonnenburg, E.D., *Cell Metab* (20 Aug 2014); pii: S1550-4131(14)00311-8. Starving our microbial self: the deleterious consequences of a diet defcient in microbiota-accessible carbohydrates.

25 Wertz, A.E., *Cognition* (Jan 2014); 130(1): 44–9. Tyme to touch: infants possess strategies that protect them from dangers posed by plants.

26 Knaapila, A., *Physiol Behav* (15 Aug 2007); 91(5): 573–8. Food neophobia shows heritable variation in humans.

第 12 章　纤　维

1 Anderson, J.C., *Am J Gastroenterol* (Oct 2014); 109(10): 1650–2. Editorial:constipation and colorectal cancer risk: a continuing conundrum.

2 Threapleton, D.E., *BMJ* (19 Dec 2013); 347: f6879. Dietary fibre intake and risk of cardiovascular disease: systematic review and meta-analysis. Bechthold, A., *Crit Rev Food Sci Nutr* (2019); 59(7): 1071–1090. Food groups and risk of coronary heart disease, stroke and heart failure.

3 Kim, Y., *Am J Epidemiol* (15 Sep 2014);180(6): 565–73. Dietary fiber intake and total mortality: a meta-analysis of prospective cohort studies.

4 Ties, F., *Br J Nutr* (Oct 2014); 112 Suppl 2: S19–30. Oats and CVD risk

markers: a systematic literature review.

5 Musilova, S., *Benef Microbes* (Sep 2014); 5(3): 273–83. Benefcial effects of human milk oligosaccharides on gut microbiota.

6 Ukhanova, M., *Br J Nutr* (28 Jun 2014); 111(12): 2146–52. Effects of almond and pistachio consumption on gut microbiota composition in a randomised cross-over human feeding study.

7 Dunn, S., *Eur J Clin Nutr* (Mar 2011); 65(3): 402–8. Validation of a food frequency questionnaire to measure intakes of inulin and oligofructose.

8 Moshfegh, A.J., *J Nutr* (1999); 129: 1407S–11S. Presence of inulin and oligofructose in the diets of Americans.

9 van Loo, J., *Crit Rev Food Sci Nutr* (Nov 1995); 35(6): 525–52. On the presence of inulin and oligofructose as natural ingredients in the Western diet.

10 Teucher, B., *Twin Res Hum Genet* (Oct 2007); 10(5): 734–48. Dietary patterns and heritability of food choice in a UK female twin cohort.

11 Williams, F.M., *BMC Musculoskelet Disord* (8 Dec 2010); 11: 280. Dietary garlic and hip osteoarthritis: evidence of a protective effect and putative mechanism of action.

12 Lissiman, E., *Cochrane Database Syst Rev* (11 Nov 2014); 11: CD006206. Garlic for the common cold. Josling P., Advances in therapy (2001); 18(4): 189–93. Preventing the common cold with a garlic supplement: a double-blind, placebo-controlled survey.

13 Zeng, T., J *Sci Food Agric* (2012); 92 (9): 1892–1902. A meta-analysis of randomized, double-blind, placebo-controlled trials for the effects of garlic on serum lipid profile. Xu, C., *Clin Nutr ESPEN* (Apr 2018); 24: 148–55. Aged garlic extract supplementation modifies inflammation and immunity of adults with obesity.

14 Louca, P., *MediRX* (in press 2020). The role of dietary supplements in the prevention of infection with SARS-CoV-2: insights from 445,850 users of the COVID Symptom Study app.

15 O'Brien, C.L., *PLoS One* (1 May 2013); 8(5): e62815. Impact of colonoscopy bowel preparation on intestinal microbiota.

16 Kellow, N.J., *Br J Nutr* (14 Apr 2014); 111(7): 1147–61. Metabolic benefits of dietary prebiotics in human subjects: a systematic review of randomised controlled trials. Chao, L., *Front Neurol* (22 May 2020); 11: 421. Effects of Probiotics on Depressive or Anxiety Variables in Healthy Participants Under Stress Conditions or With a Depressive or Anxiety Diagnosis: A Meta-Analysis of Randomized Controlled Trials.

17 Valdes, A.M., *BMJ* (13 Jun 2018); 361: k2179. Role of the gut microbiota in

nutrition and health.

18 So, D., *Am J Clin Nutr* (2018); 107: 1–19. Dietary fiber intervention on gut microbiota composition in healthy adults: a systematic review and meta-analysis.

19 Makki, K., *Cell Host Microbe* (13 Jun 2018); 23(6): 705–15. The Impact of Dietary Fiber on Gut Microbiota in Host Health and Disease.

20 Davis, W., *Wheat Belly* (Rodale, 2011)

21 Murray, J., *Am J Clin Nutr* (2004); 79(4) 669–73. Effect of a gluten-free diet on gastrointestinal symptoms in celiac disease.

22 Perry, G.H., *Nature Genetics* (2007); 39: 1256–60. Diet and the evolution of human amylase gene copy number variation.

23 Falchi, M., *Nature Genetics* (May 2014); 46(5): 492–7. Low copy number of the salivary amylase gene predisposes to obesity.

24 Claussnitzer, M., N Engl JMed (3 Sep 2015); 373(10): 895–907. FTO obesity variant circuitry and adipocyte browning in humans.

25 Rukh, G., *Am J Clin Nutr* (Jul 2017); 106(1): 256–262. Dietary starch intake modifies the relation between copy number variation in the salivary amylase gene and BMI.

26 Staudacher, H.M., *Nat Rev Gastroenterol Hepatol* (Apr 2014);11(4): 256–66. Mechanisms and efficacy of dietary FODMAP restriction in IBS.

27 Menni, C., *Int J Obes* (Lond) (Jul 2017); 41(7): 1099–1105. Gut microbiome diversity and high-fibre intake are related to lower long-term weight gain.

28 Mompeo, O., *Nutrients* (23 Jun 2020); 12(6): 1871. Consumption of Stilbenes and Flavonoids is Linked to Reduced Risk of Obesity Independently of Fiber Intake.

第 13 章　人工甜味剂和防腐剂

1 Di Salle, F., *Gastroenterology* (Sep 2013); 145(3): 537–9. Effect of carbonation on brain processing of sweet stimuli in humans.

2 Toews, I., *BMJ* (2 Jan 2019); 364: k4718. Association between intake of non-sugar sweeteners and health outcomes: systematic review and meta-analyses of randomised and non-randomised controlled trials and observational studies.

3 Lohner, S., *Cochrane Database Syst Rev* (25 May 2020); 5(5): CD012885. Non-nutritive sweeteners for diabetes mellitus.

4 Nettleton, J.A., *Diabetes Care* (2009); 32(4): 688–94. Diet soda intake and risk of incident metabolic syndrome and Type 2 diabetes in the MultiEthnic Study of Atherosclerosis (MESA).

5 Anderson, J.J., *BMC Med* (24 Apr 2020); 18(1): 97. The associations of sugar-

sweetened, artificially sweetened and naturally sweet juices with all-cause mortality in 198,285 UK Biobank participants: a prospective cohort study.

6 Hill, S.E., *Appetite* (13 Aug 2014); p.ii: S0195-6663(14)00400-0. The effect of non-caloric sweeteners on cognition, choice, and post-consumption satisfaction.

7 Blundell, J.E., *Am J Clin Nutr* (1 May 2019); 109(5): 1237–38. Low-calorie sweeteners: more complicated than sweetness without calories.

8 Schiffman, S.S., *J Toxicol Environ Health B Crit Rev* (2013); 16(7): 399–451. Sucralose, a synthetic organochlorine sweetener: overview of biological issues.

9 Veldhuizen, M.G., *Curr Biol* (21 Aug 2017); 27(16): 2476–2485.e6. Integration of Sweet Taste and Metabolism Determines Carbohydrate Reward.

10 Pepino, M.Y., *Diabetes Care* (2013); 36: 2530–5. Sucralose affects glycemic and hormonal responses to an oral glucose load.

11 Dalenberg, J.R.; *Cell Metab* (3 Mar 2020); 31(3): 493–502. Short-Term Consumption of Sucralose with, but Not without, Carbohydrate Impairs Neural and Metabolic Sensitivity to Sugar in Humans.

12 Abou-Donia, M.B., *J Toxicol Environ Health A* (2008); 71(21): 1415–29. Splenda alters gut microflora and increases intestinal p-glycoprotein and cytochrome p-450 in male rats.

13 Thomson, P., *Br J Nutrition* (28 Oct 2019); 122(8): 856–62. Short-term impact of sucralose consumption on the metabolic response and gut microbiome of healthy adults.

14 Plaza-Diaz, J., *Nutrients* (21 Apr 2020); 12(4): 1153. Plausible Biological Interactions of Low- and Non-Calorie Sweeteners with the Intestinal Microbiota: An Update of Recent Studies.

15 Jackson, M., *Gut* (2016) http://gut.bmj.com/content/early/2015/12/30/gutjnl-2015-3108bl.abstract. Proton pump inhibitors alter the composition of the gut microbiota.

16 Suez, J., *Nature*, 514(7521), 181–186. Artificial sweeteners induce glucose intolerance by altering the gut microbiota. doi:10.1038/nature13793

17 Gostner, J., *Curr Pharm Des* (2014); 20(6): 840–9. Immunoregulatory impact of food antioxidants.

18 Nettleton, J.E., *Nutrients* (1 May 2019); 11(6): 1248. Low-Dose Stevia (Rebaudioside A) Consumption Perturbs Gut Microbiota and the Mesolimbic Dopamine Reward System.

第14章 可可和咖啡因

1 Visconti, A., *Nat Commun* (3 Oct 2019); 10(1): 4505. Interplay between the

human gut microbiome and host metabolism.

2 Kelly, J.R., *Gastroenterol Clin North Am* (Sep 2019); 48(3): 389–405. Mood and Microbes: Gut to Brain Communication in Depression.

3 Solano-Aguilar, G.I., Curr Dev Nutr (May 2018); 2(5): nzy011. The Effect of Feeding Cocoa Powder and Lactobacillus rhamnosus on the Composition and Function of Pig Intestinal Microbiome.

4 Stafford, L.D., *Chem Senses* (Mar 13 2015); bj007, pii. Obese individuals have higher preference and sensitivity to odor of chocolates.

5 De Araujo, Q.R., *Crit Rev Food Sci Nutr* (2016); 56(1): 1–12. Cocoa and Human Health: From Head to Foot – A Review.

6 Golomb, B.A., *Arch Intern Med* (26 Mar 2012); 172(6): 519–21. Association between more frequent chocolate consumption and lower body mass index.

7 Khan, N., *Nutrients* (21 Feb 2014); 6(2): 844–80.doi:10.3390/nu6020844. Cocoa polyphenols and inflammatory markers of cardiovascular disease.

8 Jennings, A., *J Nutr* (Feb 2014); 144(2): 202–8. Intakes of anthocyanins and flavones are associated with biomarkers of insulin resistance and inflammation in women.

9 Zięba, K., *J Am Coll Nutr* (Aug 2019) Aug; 38(6): 564-575. Cardioprotective Mechanisms of Cocoa.

10 http://www.cocoavia.com/how-do-i-use-it/ingredients-nutritional-information

11 Martin, F.P., *J Proteome Res* (7 Dec 2012); 11(12): 6252–63. Specific dietary preferences are linked to differing gut microbial metabolic activity in response to dark chocolate intake.

12 Esser, D., *FASEB J* (Mar 2014); 28(3): 1464–73. Dark chocolate consumption improves leukocyte adhesion factors and vascular function in overweight men.

13 Moco, S., *J Proteome Res* (5 Oct 2012); 11(10): 4781–90. Metabolomics view on gut microbiome modulation by polyphenol-rich foods.

14 Langer, S., *J Agric Food Chem* (10 Aug 2011); 59(15): 8435–41. Flavanols and methylxanthines in commercially available dark chocolate: a study of the correlation with non-fat cocoa solids.

15 Zhang, C., *Eur J Epidemiol* (30 Oct 2014); Tea consumption and risk of cardiovascular outcomes and total mortality: a systematic review and meta-analysis of prospective observational studies.

16 Ludwig, I.A., *Food Funct* (Aug 2014); 5(8): 1718–26. Variations in caffeine and chlorogenic acid contents of coffees: what are we drinking?

17 Poole, R., *BMJ* (2017); 359: j5024. Coffee consumption and health: umbrella review of meta-analyses of multiple health outcomes.

18 Denoeud, F., *Science* (2014); 345: 1181–4. The coffee genome provides insight

into the convergent evolution of caffeine biosynthesis.

19 https://eu.usatoday.com/story/news/health/2019/06/04/does-coffee-cause-cancer-california-backtracks-says-risk-low/1338781001/

20 Teucher, B., *Twin Res Hum Genet* (Oct 2007); 10(5): 734–48. Dietary patterns and heritability of food choice in a UK female twin cohort.

21 Amin, N., *Mol Psychiatry* (Nov 2012); 17(11): 1116–29. Genome-wide association analysis of coffee drinking suggests association with CYP1A1/CYP1A2 and NRCAM.

22 Coelho, C., *J Agric Food Chem* (6 Aug 2014); 62(31): 7843–53. Nature of phenolic compounds in coffee melanoidins.

23 Gniechwitz, D., *J Agric Food Chem* (22 Aug 2007); 55(17): 6989–96. Dietary fiber from coffee beverage: degradation by human fecal microbiota.

24 Asnicar, F., *Nat Medicine* (in press 2020). Microbiome connections with host metabolism and habitual diet from the PREDICT 1 metagenomic study.

25 Vinson, J.A., *Diabetes Metab Syndr Obes* (2012); 5: 21–7. Randomized, double-blind, placebo-controlled, linear dose, crossover study to evaluate the efficacy and safety of a green coffee bean extract in overweight subjects. Tabrizi, R., *Crit Rev Food Sci Nutr* (2019); 59(16): 2688–96. The effects of caffeine intake on weight loss: a systematic review and dos-response meta-analysis of randomized controlled trials.

第 15 章 酒 精

1 Rehm, J., *Lancet* (26 Apr 2014); 383(9927): 1440–2. Russia: lessons for alcohol epidemiology and alcohol policy.

2 Spector, T., *Identically Different* (Weidenfeld & Nicolson, 2012)

3 Peng, Y., *BMC Evol Biol* (20 Jan 2010); 10: 15. The ADH1B Arg47His polymorphism in east Asian populations and expansion of rice domestication in history.

4 Criqui, M.H., *Lancet* (1994); 344; 1719-23. Does diet or alcohol explain the French paradox?

5 Yoon, S.-J., *BMC Public Health* (21 Jan 2020); 20(1): 90. The protective effect of alcohol consumption on the incidence of cardiovascular diseases: is it real?

6 Wood, A.M., Lancet. (14 Apr 2018); 391(10129): 1513–1523. Risk thresholds for alcohol consumption: combined analysis of individual-participant data for 599,912 current drinkers in 83 prospective studies.

7 Gepner Y., and R. Golan, *Ann Intern Med* (20 Oct 2015); 163(8): 569–79. Effects of initiating moderate alcohol intake on cardiometric risk in adults with Type 2 diabetes

8   Chawla, R., *BMJ* (4 Dec 2004); 329 (7478): 1308. Regular drinking might explain the French paradox.

9   Spitaels, F., *PLoS One* (18 Apr 2014); 9(4): e95384. The microbial diversity of traditional spontaneously fermented lambic beer.

10 Vang, O., *Ann NY Acad Sci* (Jul 2013); 1290: 1–11. What is new for resveratrol? Is a new set of recommendations necessary?

11 Tang, P.C., *Pharmacol Res* (22 Aug 2014); pii: S1043-6618(14)00138-8. Resveratrol and cardiovascular health – Promising therapeutic or hopeless illusion?

12 Wu, G.D., *Science* (7 Oct 2011); 334(6052): 105–8. Linking long-term dietary patterns with gut microbial enterotypes.

13 Le Roy, C., *Gastroenterology* (Jan 2020); 158(1): 270–2. Red Wine Consumption Associated With Increased Gut Microbiota α-Diversity in 3 Independent Cohorts.

14 Queipo-Ortuño, M.I., *Am J Clin Nutr* (Jun 2012); 95(6): 1323–34. Influence of red wine polyphenols and ethanol on the gut microbiota ecology and biochemical biomarkers.

15 Bala, S., *PLoS One* (14 May 2014); 9(5). Acute binge drinking increases serum endotoxin and bacterial DNA levels in healthy individuals.

16 Blednov, Y.A., *Brain Behav Immun* (Jun 2011); 25 Suppl 1: S92–S105. Activation of inflammatory signaling by lipopolysaccharide produces a prolonged increase of voluntary alcohol intake in mice.

17 Knott, C.S., *BMJ* (2015); 350: h384. All-cause mortality and the case for age-specific consumption guidelines.

18 Ferrari, P., *Eur J Clin Nutr* (Dec 2012); 66(12): 1303–8. Alcohol dehydrogenase and aldehyde dehydrogenase gene polymorphisms, alcohol intake and the risk of colorectal cancer in the EPIC study.

19 Holmes, M.V., *BMJ* (2014); 349: g4164. Association between alcohol and cardiovascular disease: Mendelian randomisation analysis based on individual participant data. Larsson, S.C., Circ Genom Precis Med (Jun 2020); 13(3): e002814. Alcohol Consumption and Cardiovascular Disease: A Mendelian Randomization Study.

20 Palmer, E., Alcohol Alcohol (1 May 2019); 54(3): 196-203. Alcohol Hangover: Underlying Biochemical, Inflammatory and Neurochemical Mechanisms

第 16 章　维生素

1   Goto, Y., *Immunity* (17 Apr 2014); 40(4): 594–607. Segmented f lamentous bacteria antigens presented by intestinal dendritic cells drive mucosal T 17 cell

differentiation.

2   Rimm, E.B., *N Engl J Med* (20 May 1993); 328(20): 1450–6. Vitamin E consumption and the risk of coronary heart disease in men.

3   Lippman, S.M., *JAMA* (2009); 301(1): 39–51. Effect of selenium and vitamin E on risk of prostate cancer and other cancers.

4   Guallar, E., *Ann Intern Med* (17 Dec 2013); 159(12): 850–1. Enough is enough: Stop wasting money on vitamin and mineral supplements.

5   Bjelakovic, G., *Cochrane Database Syst Rev* (14 Mar 2012); 3: CD007176. Antioxidant supplements for prevention of mortality in healthy participants and patients with various diseases.

6   Manson, J.E., *N Engl J Med* (3 Jan 2019); 380(1): 23–32. Marine n-3 Fatty Acids and Prevention of Cardiovascular Disease and Cancer. Khan, S.U., *Ann Intern Med* (6 Aug 2019); 171(3): 190–8. Effects of Nutritional Supplements and Dietary Interventions on Cardiovascular Outcomes: An Umbrella Review and Evidence Map.

7   Qin, X., *Int J Cancer* (1 Sep 2013); 133(5): 1033–41. Folic acid supplementation and cancer risk: a meta-analysis of randomized controlled trials.

8   van Gool, J.D., *Reprod Toxicol* (Sep 2018); 80: 73–84. Folic acid and primary prevention of neural tube defects: A review.

9   Qin, X., *Clin Nutr* (Aug 2014); 33(4): 603–12. Folic acid supplementation with and without vitamin B6 and revascularization risk: a meta-analysis of randomized controlled trials.

10 Murto, T., *Acta Obstet Gynecol Scand* (Jan 2015); 94(1): 65–71. Folic acid supplementation and methylenetetrahydrofolate reductase (MTHFR) gene variations in relation to in vitro fertilization pregnancy outcome.

11 Huang, Y., *Int J Mol Sci* (14 Apr 2014); 15(4): 6298–313. Maternal high folic acid supplement promotes glucose intolerance and insulin resistance in male mouse off spring fed a high-fat diet.

12 Clarke, J.D., *Pharmacol Res* (Nov 2011); 64(5): 456-63.Bioavailability and inter-conversion of sulforaphane and erucin in human subjects consuming broccoli sprouts or broccoli supplement in a cross-over study design.

13 Bolland, M.J., *J Bone Miner Res* (11 Sep 2014); doi:10.1002/jbmr.2357. Calcium supplements increase risk of myocardial infarction.

14 Moyer, V.A., *Ann Intern Med* (2013); 158(9): 691–6. Vitamin D and calcium supplementation to prevent fractures in adults: U.S. preventive services task force recommendation statement.

15 Chang, Y.M., *Int J Epidemiol* (Jun 2009); 38(3): 814–30. Sun exposure and melanoma risk at diff erent latitudes: a pooled analysis of 5700 cases and 7216

controls.

16 Bataille, V., *Med Hypotheses* (Nov 2013); 81(5): 846–50. Melanoma. Shall we move away from the sun and focus more on embryogenesis, body weight and longevity?

17 Gandini, S., *PLoS One* (2013); 8(11): e78820. Sunny holidays before and after melanoma diagnosis are respectively associated with lower Breslow thickness and lower relapse rates in Italy.

18 Hunter, D., *J Bone Miner Res* (Nov 2000); 15(11): 2276–83. A randomized controlled trial of vitamin D supplementation on preventing postmenopausal bone loss and modifying bone metabolism using identical twin pairs.

19 Schöttker, B., *BMJ* (17 Jun 2014); 348: g3656.doi:10.1136/bmj.g3656. Vitamin D and mortality: meta-analysis of individual participant data from a large consortium of cohort studies from Europe and the United States.

20 Reid, I.R., *Nutrients* (7 Apr 2020); 12(4): 1011. Calcium and/or Vitamin D Supplementation for the Prevention of Fragility Fractures: Who Needs It?

21 Bischoff-Ferrari, H.A., *JAMA* (Jan 2016) http://archinte.jamanetwork.com/article.aspx?articleid=2478897. Monthly high-dose vitamin D treatment for the prevention of functional decline.

22 Bjelakovic, G., *Cochrane Database Syst Rev* (23 Jun 2014); 6: CD007469. doi: 10.1002/14651858.CD007469.pub2. Vitamin D supplementation for prevention of cancer in adults.

23 Trajanoska, K., *BMJ* (2018); 362: k3225. Assessment of the genetic and clinical determinants of fracture risk: genome wide association and mendelian randomisation study.

24 Evans, J.R., *Cochrane Database Syst Rev* (Jul 2017); 2017(7): CD000254. Antioxidant vitamin and mineral supplements for slowing the progression of age-related macular degeneration.

25 Martineau, A.R., *BMJ* (15 Feb 2017); 356: i6583. Vitamin D supplementation to prevent acute respiratory tract infections: systematic review and meta-analysis of individual participant data.

26 Xu, Y., Front Microbiol (16 Noc 2018); 9: 2780. Cobalamin (Vitamin B12) Induced a Shift in Microbial Composition and Metabolic Activity in an in vitro Colon Simulation.

第 17 章　可能含有抗生素

1 Shapiro, D.J., *J Antimicrob Chemother* (25 Jul 2013); Antibiotic prescribing for adults in ambulatory care in the USA, 2007–09.

2 Hicks, L., *N Engl J Med* (2013); 368: 1461–2. U.S. outpatient antibiotic

prescribing, 2010.

3 Garrido, D., *Microbiology* (Apr 2013); 159(Pt 4): 649–64. Consumption of human milk glycoconjugates by infant-associated bifidobacteria: mechanisms and implications.

4 Baaqeel, H., *BJOG* (May 2013); 120(6): 661–9.doi:10.1111/1471-0528. 12036. Timing of administration of prophylactic antibiotics for caesarean section: a systematic review and meta-analysis.

5 Kozhimannil, K.B., *PLoS Med* (21 Oct 2014); 11(10): e1001745. Maternal clinical diagnoses and hospital variation in the risk of Cesarean delivery: analyses of a national US hospital discharge database.

6 Kozhimannil, K.B., *Health Aff* (Millwood) (Mar 2013); 32(3): 527–35. Cesarean delivery rates vary tenfold among US hospitals; reducing variation may address quality and cost issues.

7 Zhang, J., *Obstet Gynecol* (2008); 111: 1077–82. Cesarean delivery on maternal request in Southeast China.

8 Dominguez-Bello, M., *Proc Natl Acad Sci USA* (29 Jun 2010); 107(26): 11971–5. Delivery mode shapes the acquisition and structure of the initial microbiota across multiple body habitats in newborns.

9 Grönlund, M.M., *J Pediatr Gastroenterol Nutr* (1999); 28: 19–25. Fecal microflora in healthy infants born by different methods of delivery: Permanent changes in intestinal flora after Cesarean delivery.

10 Cho, C.E., *Am J Obstet Gynecol* (Apr 2013); 208(4): 249–54. Cesarean section and development of the immune system in the offspring.

11 Tavagnanam, S., *Clin Exp Allergy* (Apr 2008); 38(4): 629–33. A meta-analysis of the association between caesarean section and childhood asthma.

12 Gough, E.K., *BMJ* (15 Apr 2014); 348: g2267. The impact of antibiotics on growth in children in low and middle income countries: systematic review and meta-analysis of randomised controlled trials.

13 Blaser, M., *Missing Microbes* (Henry Holt, 2014)

14 http://www.cdc.gov/obesity/data/adult.html

15 Trasande, L., *Int J Obes* (Jan 2013); 37(1): 16–23. Infant antibiotic exposures and early-life body mass.

16 Neuman, H., *FEMS Microbiol Rev* (Jul 2018); 42(4): 489–99. Antibiotics in early life: dysbiosis and the damage done.

17 Bailey, L.C., *JAMA Pediatr* (29 Sep 2014); doi:10.1001/jamapediatrics. Association of antibiotics in infancy with early childhood obesity.

18 Nobel, Y.R., *Nature Comms* (30 Jun 2015); 6: 7486. Metabolic and metagenomic outcomes from early-life pulsed antibiotic treatment.

19 Bar-Meir, M., *PLoS One* (3 Jan 2019); 14(1): e0209581. Mode of delivery and offspring adiposity in late adolescence: The modifying role of maternal pre-pregnancy body size.

20 http://www.wired.com/wiredscience/2010/12/news-update-farm-animalsget-80-of-antibiotics-sold-in-us/

21 Visek, W.J., J *Animal Sciences* (1978); 46; 1447–69.The mode of growth promotion by antibiotics.

22 Pollan, M., *The Omnivore's Dilemma* (Bloomsbury, 2007)

23 http://www.dutchnews.nl/news/archives/2014/06/illegal_antibiotics_found_on_f/

24 Burridge, L., *Aquaculture* (2010); Elsevier BV 306 (1–4): 7–23 Chemical use in salmon aquaculture: a review of current practices and possible environmental effects.

25 Karthikeyan, K.G., *Sci Total Environ* (15 May 2006); 361(1–3). Occurrence of antibiotics in wastewater treatment facilities in Wisconsin, USA.

26 Jiang, L., *Sci Total Environ* (1 Aug 2013); 458–460: 267–72.doi. Prevalence of antibiotic resistance genes and their relationship with antibiotics in the Huangpu River and the drinking water sources, Shanghai, China.

27 Huerta, B., *Sci Total Environ* (1 Jul 2013); 456–7: 161–70. Exploring the links between antibiotic occurrence, antibiotic resistance, and bacterial communities in water supply reservoirs.

28 Falcone-Dias, *M.F, Water Res* (Jul 2012); 46(11): 3612–22. Bottled mineral water as a potential source of antibiotic-resistant bacteria.

29 Blaser, M.J., *Science* (29 Apr 2016); 352(6285): 544–5. Antibiotic use and its consequences for the normal microbiome.

30 Gendrin, M., *Nature Communications* (6 Jan 2015); 6: 592. Antibiotics in ingested human blood affect the mosquito microbiota and capacity to transmit malaria.

31 Hutchings, M.I., *Curr Opin Microbiol* (Oct 2019); 51: 72–80. Antibiotics: past, present and future.

32 Valdes, A.M., *BMJ* (13 Jun 2018); 361: k2179. Role of the gut microbiota in nutrition and health. Goldenberg, J.Z., *Cochrane Database Syst Rev* (19 Dec 2017); 12(12): CD006095. Probiotics for the prevention of Clostridium difficile-associated diarrhea in adults and children.

33 Baud, D., *Front Public Health* (2020); 8: 186. Using Probiotics to Flatten the Curve of Coronavirus Disease COVID-2019 Pandemic.

34 Watson, K.M., *Ann Gastroenterol* (2020); 33(3): 223–36. Understanding the microbiome: a primer on the role of the microbiome in colorectal neoplasia.

第 18 章　可能含有坚果

1　http://www.dailymail.co.uk/news/article-2724684/Nut-allergy-girl-went-anaphylactic-shock-plane-passenger-ignored-three-warnings-not-eat-nutsboard.html

2　Vinson, J.A., *Food Funct* (Feb 2012); 3(2): 134–40. Nuts, especially walnuts, have both anti-oxidant quantity and efficacy and exhibit significant potential health benefits.

3　Bes-Rastrollo, M., *Am J Clin Nutr* (2009); 89: 1913–19. Prospective study of nut consumption, long-term weight change, and obesity risk in women.

4　Estruch, R., *N Engl J Med* (4 Apr 2013); 368(14): 1279–90.

5　van den Brandt, P.A., Int J Epidemiol (Jun 2015); 44(3): 1038–49. Relationship of tree nut, peanut and peanut butter intake with total and cause-speciic mortality: a cohort study and meta-analysis.

6　Schloss, O., *Arch Paed* (1912); 29: 219. A case of food allergy.

7　Golbert, T.M., *J Allergy* (Aug 1969); 44(2): 96–107. Systemic allergic reactions to ingested antigens.

8　West, C.E., *Curr Opin Clin Nutr Metab Care* (May 2014); 17(3): 261–6. Gut microbiota and allergic disease: new findings.

9　Fisher, H.R., J Allergy Clin Immunol Pract (Feb 2019); 7(2): 367–73. Preventing Peanut Allergy: Where Are We Now?

10　Storrø, O., *Curr Opin Allergy Clin Immunol* (Jun 2013); 13(3): 257–62. Diversity of intestinal microbiota in infancy and the risk of allergic disease in childhood.

11　Ismail, I.H., *Pediatr Allergy Immunol* (Nov 2012); 23(7): 674–81. Reduced gut microbial diversity in early life is associated with later development of eczema.

12　Marrs, T., *Pediatr Allergy Immunol* (Jun 2013); 24(4): 311–20.e8. Is there an association between microbial exposure and food allergy? A systematic review.

13　Hesselmar, B., *Pediatrics* (Jun 2013); 131(6): e1829–37. Pacifer cleaning practices and risk of allergy development.

14　Strachan, D.P., *BMJ* (1989); 299: 1259–60. Hay fever, hygiene, and household size.

15　Holbreich, M., *J Allergy Clin Immunol* (Jun 2012); 129(6): 1671–3. Amish children living in northern Indiana have a very low prevalence of allergic sensitization.

16　Zupancic, M.L., *PLoS One* (2012); 7(8): e43052. Analysis of the gut microbiota in the Old Order Amish and its relation to the metabolic syndrome.

17 Shu, S.-A., *Clin Rev Allergy Immunol* (Aug 2019); 57(1): 83–97. Microbiota and Food Allergy.

18 Schaub, B., *J Allergy Clin Immunol* (Jun 2008); 121(6): 1491–9, 1499.e-13. Impairment of T-regulatory cells in cord blood of atopic mothers.

19 Russo, E., *Front Immunol* (22 Nov 2019); 10: 2754. Immunomodulating Activity and Therapeutic Effects of Short Chain Fatty Acids and Tryptophan Post-biotics in Inflammatory Bowel Disease.

20 Hansen, C.H., *Gut Microbes* (May–Jun 2013); 4(3): 241–5. Customizing laboratory mice by modifying gut microbiota and host immunity in an early 'window of opportunity'.

21 Wells, A.D., *Int Immunopharmacol* (31 Jul 2014); pii: S1567–9. Influence of farming exposure on the development of asthma and asthma-like symptoms.

22 Heinritz, S.N., *Nutr Res Rev* (Dec 2013); 26(2): 191–209. Use of pigs as a potential model for research into dietary modulation of the human gut microbiota.

23 Song, S.J., *eLife* (16 Apr 2013); 2:e00458. Cohabiting family members share microbiota with one another and with their dogs.

24 Tun, H.M., *Microbiome* (6 Apr 2017); 5(1): 40. Exposure to household furry pets influences the gut microbiota of infants at 3–4 months following various birth scenarios. Trinh, P., *Front Public Health* (2018); 6: 235. One Health Relationships Between Human, Animal, and Environmental Microbiomes: A Mini-Review.

第 19 章　保鲜期

1 Gormley, F., *J Epidemiol Infect* (May 2011); 139(5): 688–99. A 17-year review of food-borne outbreaks: describing the continuing decline in England and Wales (1992–2008).

2 Lyon, R.C., *J Pharm Sci* (2006); 95: 1549–60. Stability profiles of drug products extended beyond labelled expiration dates.

3 Khan, S.R., *J Pharm Sci* (May 2014); 103(5): 1331–6. United States Food and Drug Administration and Department of Defense shelf-life extension program of pharmaceutical products: progress and promise.

4 Leon, M.E., *Int J Epidemiol* (1 Oct 2019); 48(5): 1519–35. Pesticide use and risk of non-Hodgkin lymphoid malignancies in agricultural cohorts from France, Norway and the USA: a pooled analysis.

5 Myer, J.P., *Environ Health* (17 Feb 2016); 15: 19. Concerns over use of gly-phosate-based herbicides and risks associated with exposures: a consensus statement. Meftaul, I.M., *Environ Pollut* (Aug 2020); 263(Pt A): 114372.

Controversies over human health and ecological impacts of glyphosate: Is it to be banned in modern agriculture?

6　Pu, Y., *Proc Natl Acad Sci USA* (26 May 2020); 117(21): 11753–59. Maternal glyphosate exposure causes autism-like behaviors in offspring through increased expression of soluble epoxide hydrolase.

7　Lu, C., *Environ Health Perspect* (2006); 114: 260–3. Organic diets significantly lower children's dietary exposure to organophosphorus pesticides.

结 语　盘 点

1　http://www.britishgut.org and http://microsetta.usd.edu

2　Youngster, I., *JAMA* (5 Nov 2014); 312(17): 1772–8. Oral, capsulized, frozen, fecal microbiota transplantation for relapsing Clostridium difcile infection.

3　http://www.openbiome.org/

4　Spector, T.D., and R. Knight, *BMJ* (2015); 351: h5149. Faecal transplants. D'Haens, G.R., *Gastroenterology* (Sep 2019); 157(3): 624–36. Fecal Microbial Transplantation for Diseases Beyond Recurrent Clostridium Difficile Infection.

5　Vrieze, A., *Gastroenterology* (2012); 143(4): 9113–6. Transfer of intestinal microbiota from lean donors increases insulin sensitivity in individuals with metabolic syndrome.

6　Kassam, Z., *N Engl J Med* (1 Nov 2019); 381(21): 2070–2. Donor Screening for Fecal Microbiota Transplantation.

7　Charakida, M., *Lancet Diabetes Endocrinol* (Aug 2014); 2(8): 648–54. Lifelong patterns of BMI and cardiovascular phenotype in individuals aged 60–64 years in the 1946 British birth cohort study: an epidemiological study.

8　Depommier, C., *Gut Microbes* (2 Sep 2020); 11(5): 1231–45. Pasteurized Akkermansia muciniphila increases whole-body energy expenditure and fecal energy excretion in diet-induced obese mice.

9　Zimmermann, A., Microbial Cell (2014); 1(5): 150–3. When less is more: hormesis against stress and disease.

10　Berry, S.E., *Nature Med* (Jun 2020); 26(6): 964–73. Human postprandial responses to food and potential for precision nutrition.

11　Clark, M.A., *PNAS* (12 Nov 2019); 116 (46): 23357–62. Multiple health and environmental impacts of foods.

12　Lang, J.M., *PeerJ* (9 Dec 2014); https://peerj.com/articles/659/. The microbes we eat: abundance and taxonomy of microbes consumed in a day's worth of meals for three diets.

译名对照表

A 阿尔茨海默病：Alzheimer's disease

阿克曼氏菌：Akkermansia

阿司匹林：aspirin

阿斯巴甜：aspartame

艾滋病（获得性免疫缺陷综合征）：acquired immunodeficiency syndrome，AIDS

艾滋病毒（人免疫缺陷病毒）：human immunodeficiency virus，HIV

安赛蜜：Acesulfame potassium，AceK

氨：ammonia

氨基酸：amino acid

氨氯地平：amlodipine

B 巴氏灭菌：pasteurised

巴西莓：acai berry，Euterpe oleracea

白藜芦醇：resveratrol

白油（起酥油）：shortening

斑块：plaque

斑贴：patch

半乳寡糖（低聚半乳糖）：galacto-oligosaccharide，GOS

半乳糖：galactose

棒状菌：corynebacteria

孢子：spore

饱和脂肪：saturated fat

保鲜期：best-before date

保质期（货架期）：shelf life

苯甲酸盐：benzoate

鼻窦炎：sinusitis

吡喃半乳糖苷：galactopyranoside

扁桃体炎：tonsillitis

变形链球菌：Strep mutans

便秘：constipation

表观遗传学：epigenetics

冰期：ice age

丙硫氧嘧啶：propylthiouracil，PROP

丙酸[盐]：propionate

丙烯酰胺：acrylamide

病毒：virus

病原体：pathogen

不饱和脂肪：unsaturated fat

布鲁氏菌病：brucellosis

C 菜蓟（朝鲜蓟）：globe artichoke，
　　Cynara scolymus

　草甘膦：glyphosate

　肠壁：gut wall

　肠道：gut，intestine

　肠道激素：gut hormones

　肠杆菌：enterobacter

　[结]肠镜检查：colonoscopy

　肠漏：leaky intestine

　肠易激综合征：irritable bowel
　　syndrome，IBS

　常量（宏量）营养素：
　　macronutrient

　出血：haemorrhage

　处方：prescription

　磁共振成像：magnetic resonance
　　imaging，MRI

　雌激素：oestrogen

　促炎[症]：pro-inflammatory

　催化剂：catalyst

　痤疮：acne

D 大肠：large intestine

　大肠杆菌：Escherichia coli，E. coli

　大鼠：rat

[新陈]代谢：metabolism

代谢[产]物：metabolite

代谢转换：metabolic switch

代谢组学：metabolomics

代谢组学[生物]标志物：meta-
　bolomic [bio-]marker

单不饱和脂肪：mono-unsaturated
　fat，MUFA

单次剂量：bolus dose

单糖：monosaccharide

胆固醇：cholesterol

胆碱：choline

胆囊：gall bladder

胆盐（胆汁酸盐）：bile salt

胆汁酸：bile acid

弹性素食：flexitarianism

地壳：[earth] crust

低密度脂蛋白：low density lipo-
　protein，LDL

低血糖：hypoglycaemia

第四[对]颅神经：fourth cranial
　nerve

碘：iodine

淀粉：starch

淀粉酶：amylase

调节性 T 细胞：T-regulatory cell，
　Treg

丁酸[盐]（酪酸）：butyrate

东非大裂谷：Great Rift Valley

动脉：artery

动脉粥样硬化：atherosclerosis，AS

短链脂肪酸：short-chain fatty acid，SCFA

队列研究：cohort study

多巴胺：dopamine

多不饱和脂肪：polyunsaturated fat

多发性硬化：multiple sclerosis，MS

多酚：polyphenol

多氯联苯：polychlorinated biphenyl，PCB

多糖：polysaccharide

多形拟杆菌：Bacteroides thetaiota-omicron

多元醇：polyol

E　恶病质素：cachexin

耳鼻喉科医生：otolaryngologist，ENT surgeon

二噁英：dioxin

二糖：disaccharide

F　发酵剂：starter culture

番茄红素：lycopene

防腐剂：preservative

放线菌：Actinobacter

肺炎：pneumonia

粪菌移植：faecal microbiome transplant，FMT

风味：flavour

呋喃果糖基：fructofuranosyl

麸质（面筋）：gluten

浮游生物：plankton

腹股沟：groin

[婴儿]腹绞痛：colic

腹痛：abdominal pain

腹泻：diarrhoea

G

钙：calcium

甘油三酯：triglyceride

肝衰竭：liver failure

肝硬化：liver cirrhosis

干酪乳杆菌代田株：Lactobacillus casei Shirota

高胆固醇血症：hypercholesterol-aemia

高果糖玉米糖浆：high fructose corn syrup，HFCS

高密度脂蛋白：high density lipo-protein，HDL

高血压：hypertension，high blood pressure

睾酮：testosterone

更年期：menopause

共生：symbiotic

[欧盟]共同农业政策：Common Agricultural Policy，CAP

佝偻病：rickets

枸杞：goji berry，Lycium

孤独症（旧：自闭症）：autism

谷氨酸单钠（味精）：monosodium glutamate，MSG

股癣：jock rot

骨折：fracture

骨质疏松：osteoporosis

寡糖（低聚糖）：oligosaccharide

关节炎：arthritis

观察性研究：observational study

灌肠：enema

广谱：broad spectrum

[伦敦]国王学院医院：King's College Hospital

果寡糖（低聚果糖）：oligofructose, fructo-oligosaccharide，FOS

果浆：puréed fruit

果聚糖：fructan

果糖：fructose

过敏（变态反应）：allergy, anaphylaxis

过敏原：allergen

H　海带：kelp，Laminariales

海洛因：heroin

海苔：nori，Pyropia yezoensis

汉麻（火麻）：hemp

豪猪：porcupine

合成代谢类固醇（蛋白同化激素）：anabolic steroid

合生元：synbiotic

横断面研究：cross-sectional study

喉炎：laryngitis

猴面包树：baobab，Adansonia

厚壁菌门：Firmicutes

后生元：postbiotic

胡萝卜素：carotene

坏血病：scurvy

患病率：morbidity

黄斑变性：macular degeneration

黄连：Coptis chinensis

黄连素（小檗碱）：berberine

黄酮醇：flavonol

茴芹籽：aniseed

荟萃分析：meta-analysis

惠康信托：Wellcome Trust

火葱：shallot，Allium cepa var. aggregatum

J

肌红蛋白：myoglobin

肌肉上瘾症：bigorexia

基督复临安息日会：Seventh Day Adventist，SDA

基因测序：gene sequencing

基因交换：gene swapping

激素：hormone

激素替代疗法：hormone replacement treatment，HRT

集体诉讼：class action

集中式动物饲养操作场：concentrated animal feeding operation，CAFO

脊柱裂：spina bifida

假膜性结肠炎：pseudo-membranous colitis

甲烷：methane

甲状旁腺激素：parathyroid hermone，PTH

甲状腺：thyroid

间歇性禁食：intermittent fasting

艰难梭菌（艰难拟梭菌）：Clostridium difficile，C. diff

健走：power walking

姜黄：turmeric

焦虑：anxiety

脚癣：athlete's foot

酵母［菌］：yeast，Saccharomyces

节俭基因假说：thrifty gene hypothesis

结肠：colon

结核：tuberculosis

金标准：gold-standard

浸润：infiltrate

精神益生菌：psychobiotic

静脉滴注：intravenous infusion

静脉曲张：varicose vein

静息能量：resting energy

韭葱：leek，Allium porrum

臼齿：molar

菊粉（菊糖）：inulin

菊苣（苦菊）：chicory，Cichorium intybus

菊芋（洋姜）：Jerusalem artichoke，Helianthus tuberosus

菌落形成单位：colony-forming unit，CFU

菌株：strain

K　康普茶（红茶菌）：kombucha

抗性淀粉：resistant starch

抗炎：anti-inflammatory

抗氧化剂：antioxidant

考科蓝系统评价：Cochrane [Systematic] Review

可的松：cortisone

可卡因：cocaine

可可（植物）：Theobroma cacao

克里斯滕森氏菌：Christensenella

空热量：empty calorie

恐猫：Dinofelis

髋部：hip

溃疡：ulcer

括约肌：sphincter

蜡样芽孢杆菌：Bacillus cereus　　　　L

阑尾：appendix

蓝细菌（旧称"蓝绿藻"）：cyanobacterium

酪蛋白：casein

酪酪肽：peptide tyrosine-tyrosine，PYY

类风湿关节炎：rheumatoid arthritis，RA

类固醇激素：steroid hormone

类黄酮：flavonoid

藜麦：quinoa

李斯特菌病：listeriosis

利马豆：lima beans

链球菌：streptococcus

林羚：kudu，Tragelaphus

淋巴瘤：lymphoma

磷酸：phosphoric acid

流行病学：epidemiology

硫胺素（维生素 B1）：thiamine

《柳叶刀》：*Lancet*

鹿角菜：carrageen，Irish moss，Chondrus crispus

卵清蛋白：egg albumin

伦敦卫生 [与热带医] 学院：the London School of Hygiene & Tropical Medicine，LSHTM

罗伊氏乳杆菌：Lactobacillus reuteri

螺旋藻：Spirulina

旅行者腹泻：travellers' diarrhea

氯己定：chlorhexidine

氯原酸：chlorogenic acid，CGA

M 麻木：numbness

盲肠：caecum

毛豆：edamame

酶：enzyme

美国国家卫生研究院：US National Institute of Health，NIH

美国黄石国家公园：Yellowstone National Park

美国营养咨询师协会：American Association of Nutritional Consultants，AANC

门（生物分类）：phylum

孟德尔随机化：Mendelian randomisation，MR

米诺环素（二甲胺四环素）：minocycline

米色脂肪：beige fat

免疫疗法：immunotherapy

缅甸蟒：Burmese python

面筋 [蛋白]：gluten

蘑菇属：Agaricus

木薯：manioc，cassava，Manihot esculenta

奶酪螨：cheese mite

南方古猿：Australopithecus   N

脑肠轴：brain-gut axis

内毒素：endotoxin

内分泌干扰物：endocrine disruptor

内窥镜医师：endoscopist

内脏（腹部）脂肪：visceral (belly) fat

拟杆菌门：Bacteroidetes

拟杆菌属：Bacteroides

黏膜层：mucosal layer

念珠菌（假丝酵母菌）：candida

念珠菌阴道炎：thrush

尿酸：uric acid

柠檬黄：tartrazine

柠檬酸：citric acid

凝乳块：curd

牛虻：horsefly，gadfly，Tabanus

浓厚味：kokumi

疟疾：malaria

P 皮肤点刺：skin-prick

皮质醇：cortisol

皮质类固醇：corticosteroid

偏倚：bias

漂移基因假说：drifty gene hypothesis

剖宫产：cesarean section，C-section

葡萄球菌：Staphylococcus，staph

葡萄糖：glucose

普拉德-威利综合征：Prader-Willi syndrome

普雷沃氏菌［属］：Prevotella

普氏栖粪杆菌（普拉梭菌）：Faecalibacterium prausnitzii，F. prausnitzii

Q 前体：precursor

前瞻性城乡流行病学：Prospective Urban Rural Epidemiology，PURE

强迫性行为：obsessive-compulsive behaviour

茄科：nightshade plants，Solanaceae

青霉菌：penicillium

氢化：hydrogenation

情绪：emotion

秋葵：okra，Abelmoschus esculentus

龋齿：dental caries

全科医师：general practitioner，GP

犬羚：dik-dik，Madoqua

裙带菜：wakame，Undaria pinnatifida

R 染料木黄酮：genistein

热力学：thermodynamics

热量限制：Caloric Restriction，CR

人口结构变化：demographic change

人类肠道宏基因组学：Metagenomics of the Human Intestinal Tract，MetaHIT

人造黄油：margarine

溶剂：solvent

肉食者饮食：Carnivore diet

乳杆菌：lactobacillus

乳化剂：emulsifier

乳糜泻：coeliac disease

乳清：whey

乳酸菌：lactic acid bacteria，LAB

乳糖：lactose

乳糖酶：lactase

S 三甲胺：trimethylamine，TMA

三聚氰胺：melamine

三氯蔗糖（蔗糖素）：sucralose

色氨酸：tryptophan

沙门氏菌［属］：Salmonella

山药：Chinese yam，Dioscorea polystachya

善品糖：Splenda®

膳食脂肪：dietary fat

烧心（胃灼热）：heartburn

砷：arsenic

神经递质：neurotransmitter

神经内科：neurology

肾上腺素：adrenalin

生境：habitat

生酮饮食：ketogenic diet

生物量：biomass

生物膜：biofilm

生物素：biotin

失智（痴呆）：dementia

湿疹：eczema

十二指肠：duodenum

十字花科的：cruciferous

食用期：use-by date

世界卫生组织（世卫组织）：the World Health Organization，WHO

噬菌体：phage

[英国] 首席医疗官：chief medical officer，CMO

受体：receptor

瘦素：leptin

薯蓣：yam，Dioscorea

树脂：resin

双酚 A：bisphenol A

双歧杆菌 [属]：Bifidobacteria，bifidos

双脱氧：dideoxy

水平基因转移：horizontal gene transfer，HGT

水源性荨麻疹：aquagenic urticaria

顺势疗法：homeopathy

丝状镰刀 [真] 菌：Fusarium venenatum

丝状细菌：filamentous bacteria

四环素：tetracycline

四季豆（菜豆）：green beans，Phaseolus vulgaris

酥油：ghee

酸乳酒：kefir

随机对照试验：randomised controlled trial，RCT

梭菌目：Clostridiales

T

他汀：statin

胎盘：placenta

贪食症：bulimic

碳水 [化合物]：carbohydrate，carb

碳酸饱充：carbonation

糖精：saccharine

糖尿病：diabetes

糖尿病前期患者：prediabetes

特化：specialised

体重指数：body mass index，BMI

天然奶酪：real cheese

甜 [叶] 菊：stevia

甜菊叶：stevia leaf

铁人三项：triathlon

同卵双胞胎：identical twins

同型半胱氨酸：homocysteine

酮体：ketone body

痛风：gout

头孢菌素：cephalosporin

头孢曲松：ceftriaxone

突变：mutation

脱氧核糖核酸：deoxyribonucleic acid，DNA

唾液：saliva

W 弯曲杆菌：campylobacter

卫生假说：Hygiene Hypothesis

未代谢叶酸：unmetabolised folic acid，UMFA

味道：taste

胃束带（胃旁路）手术：bariatric surgery（gastric bypass）

胃液：gastric juice

无国界医生组织：Médecins sans Frontières

无菌：sterile，germ-free

X 西猯：peccary，Tayassuidae

硒：selenium

细菌：bacterium

下丘脑：hypothalamus

先导性研究：pilot study

纤维肌痛：fibromyalgia，FM

限时进食：time-restricted eating

线粒体：mitochondria

腺苷：adenosine

消化[内]科：gastroenterology

硝酸盐：nitrate

销售日期：sell-by date

小肠：small intestine

小球藻：Chlorella

小鼠：mouse

哮喘：asthma

心境：mood

心律：heart rhythm

心律失常：arrhythmia

心率：heart rate

心内科：cardiology

心脏病发作（急性心肌梗死，心梗）：heart attack

《新英格兰医学杂志》：*The New England Journal of Medicine*，NEJM

兴奋效应：hormesis

眩晕：vertigo

学术假：sabbatical

血清素：serotonin

血糖指数：glycaemic index，GI

血脂：blood lipid

荨麻疹：urticaria

荨麻疹性血管炎：urticarial vasculitis

Y 牙菌斑：[dental] plaque

牙釉质：enamel

芽囊原虫：blastocystis

亚临床炎症：sub-clinical inflammation

亚麻短杆菌：Brevibacteria linens

亚麻籽：linseed，flaxseed

亚硝酸盐：nitrite

亚油酸：linoleic acid

烟酸：niacin

盐卤：brine

眼科：ophthalmology

厌食：anorexia

咽痛：sore throat

养护院：nursing home

养老院：residential home

氧化三甲胺：trimethylamine N-oxide，TMAO

叶黄素：lutein

叶绿体：chloroplast

叶酸：folate，folic acid

依从性：compliance

胰岛素：insulin

胰岛素抵抗：insulin resistance

胰岛素曲线：insulin profile

胰岛素样生长因子 1：insulin-like growth factor 1，IGF-1

胰腺：pancreas

遗传率：heritability

乙醇：ethanol

乙醇脱氢酶：alcohol dehydrogenase，ADH

乙肝（乙型肝炎）：hepatitis B

乙醛：acetaldehyde

异黄酮：isoflavone

异卵双胞胎：fraternal twins

抑郁：depression

易感基因：predisposing genes

益生菌：probiotic

益生元：prebiotic

应激（压力）：stress

英格兰公共卫生局：Public Health England

英国国家健康研究所：National Institute for Health and Care Research，NIHR

英国国家卫生与优质临床优化研究所：the National Institute for Clinical Excellence（1999—2005），the National Institute for Health and Care Excellence，NICE

英国生物样本库：the UK Biobank

婴儿双歧杆菌：Bifidobacteria infantis

营养补充剂（补剂）：supplement

营养学家：nutritionist

营养咨询师：nutritional consultant

硬 [脊] 膜外注射：epidural injection

优生菌：optibiotic

优质特级初榨橄榄油：high-quality extra virgin olive oil

幽门螺杆菌：Helicobacter pylori，H. pylori

油酸：oleic acid

幼年型类风湿关节炎（幼年特发性关节炎）：juvenile rheumatoid arthritis，JRA（juvenile idiopathic arthritis，JIA）

羽衣甘蓝：kale，Brassica oleracea var. acephala

玉米黄素：zeaxanthin

原产地命名控制：Appellation d'Origine Contrôlée，AOC

原始人饮食：paleo diet

原质：plasmodia

芸薹属：brassica group

Z 载脂蛋白 B：apolipoprotein B，ApoB

择期手术：elective operation

掌状红皮藻：dillisk，dulse，Rhodymeni apalmata

蔗糖：sucrose

真菌：fungus

真菌蛋白：mycoprotein

震颤性谵妄：delirium tremens

支气管炎：bronchitis

脂蛋白：lipoprotein

脂多糖：lipopolysacchride，LPS

脂质：lipid

直肠：rectum

直立人：Homo erectus

植酸：phytate

酯交换反应：interesterification

质子泵抑制剂：proton pump inhibitor，PPI

致癌物：carcinogen

痔疮：haemorrhoid

智人：Homo sapiens

中风（脑卒中）：stroke

肿瘤坏死因子：tumor necrosis factor，TNF

重油蛋糕（磅蛋糕）：pound cake

粥样硬化斑块：atheromatous plaque

昼夜节律：circadian rhythm

主任医师：consultant

注册营养师：registered dietician

转化糖浆：invert sugar syrup

转基因（基因修饰）：genetically modified

[癌症]转移：metastatic

紫菜：laver，Porphyra

自身免疫病：autoimmune disease

自身免疫反应：autoimmune reaction

自由基：free radical

棕榈酸：palmitic acid

组胺：histamine

组织化植物蛋白：textured vegetable protein，TVP

左旋肉碱：L-carnitine

佐贝尔氏菌[属]：Zobellia